芸術療法

1 理論編

監修　徳田良仁・大森健一・飯森眞喜雄・中井久夫・山中康裕

岩崎学術出版社

芸術療法

2 実践編

監修　徳田良仁・大森健一・飯森眞喜雄・中井久夫・山中康裕

岩崎学術出版社

教育科学精品教材译丛

芸 術 療 法

艺术疗法

[日] 山中康裕　饭森真喜雄
德田良仁　等著

吉沅洪　黄正国　顾佩灵
铁　拳　穆旭明　金开宇　译
吉沅洪　审校

凤凰出版传媒集团
江蘇教育出版社

著作权合同登记图字：10－2010－062号
图书在版编目（CIP）数据

艺术疗法／（日）德田良仁等著；吉沅洪等译.
—南京：江苏教育出版社，2010.3
（教育科学精品教材译丛）
ISBN 978－7－5343－9613－7

Ⅰ.①艺… Ⅱ.①德…②吉… Ⅲ.①艺术-应用-精神疗法 Ⅳ.①R749.055

中国版本图书馆CIP数据核字（2010）第036947号

GEIJYUTSU RYOHO 1、2：*RIRON-HEN* supervised by Yoshihito Tokuda，Ken'ichi Omori，Makio Limori，Hisao Nakai，and Yasuhiro Yamanaka

教育科学精品教材译丛

艺术疗法
［日］山中康裕　饭森真喜雄　德田良仁　**等著**
吉沅洪　黄正国　顾佩灵　铁　拳　穆旭明　金开宇　**译**　吉沅洪　**审校**
责任编辑　陈爱芳

出版　凤凰出版传媒集团　江苏教育出版社
（南京市湖南路1号A座，邮编：210009　网址：www.1088.com.cn）
发行　江苏省新华发行集团有限公司
照排　南京紫藤制版印务中心
印刷　江苏凤凰盐城印刷有限公司（盐城市纯化路29号，邮编：224001）

开本　787×1092毫米　1/16　印张17　字数347 000
2010年3月第1版　2010年3月第1次印刷
印数　1－3 000册
ISBN　978－7－5343－9613－7
定价　36.00元

批发电话　025－83657791，83658558，83658511
邮购电话　025－85400774，8008289797
短信咨询　02585420909
E-mail　jsep@vip.163.com
盗版举报　025－83658551

苏教版图书若有印装错误可向承印厂调换
提供盗版线索者给予重奖

中的研究方法与表达方式，促进我国教育科学学术事业的进步，并为其走向世界奠定基础和开辟道路。

《译丛》是建国以来从海外引进的规模最大、门类最全的教育学科教材，被国内媒体称为"又一次重要的拿来主义"。在科教兴国的基本国策背景下，它所蕴涵的巨大社会意义已经超出教材本身。因此，《译丛》的编委会和出版者——江苏教育出版社对此高度重视，并为此做了大量的细致而扎实的工作。第一，组建了强大的编委会和翻译队伍。《译丛》的编委会阵容整齐，有各师范大学的博士生导师、教授以及一批海外教育专家；主要翻译人员和审校者均是教育科学专业的博士或教育科学领域的教授，其中一些译者长期旅居国外，并从事教育科学专业的研究和教学工作，他们均在教育科学领域具有相当深厚的积累，可以确保《译丛》的翻译质量。第二，精心筛选选题。《译丛》的入选图书品质上乘，所有选题皆经中、日、美等国专家反复磋商论证，精选而成。其中一些书目为国外学术机构所推荐，在国外大学拥有广泛的学术声誉。许多教材一版再版，最多的已达第十七版。

我们希望，这套教材能成为国内教育科学的替代课本或重要参考书，同时也能作为各地教师继续教育的重要资料。

我们期待，这套教材能给中国教育理论界带来一些观念和方法上的启示，为我国的教育科学的教学和研究，尤其是教材编写工作提供一定的借鉴。

我们相信，这套教材会得到许多中小学教师、校长、教育行政机关干部、教育科学研究人员、教育专业的研究生以及高校在校学生的关注和选用。

当然，我们更希望、更期待的是创新和超越。希望和期待我国的教育科学工作者编写出高水平的、具有中国特色的教材。站得更高才能看得更远，看得更远才能做得更佳，希望我们这套教材能使中国教育理论界有一个更高的起点，使中国的教师和师范学生有一个开阔的眼界。需要说明的是，原书附有大量的各类索引，但为降低图书成本，减轻读者负担，我们只好割爱，敬请诸君谅解。

我们欢迎各种形式的参与和合作，欢迎专家和读者随时为我们荐书，随时提出各种建议和评论。

《教育科学精品教材译丛》编委会

二〇〇二年四月

教育科学精品教材译丛

总序

作为高校教师，我们中的许多人常常为教育科学教材的陈旧落后而痛心疾首；作为教育学人，我们中的许多人也常常对经济学、社会学等显学学科教材建设的突飞猛进而称羡不已。

于是，我们坐卧不安，我们摩拳擦掌，我们立志超越，我们走到了一起。经过几年的努力，涵盖当代高等学校教育学专业的全部主干课程的大型海外教材《教育科学精品教材译丛》（下面简称《译丛》）终于呈现在读者面前。

许多年来，我国高等师范教育和高等学校教育学专业课程改革的步伐极为缓慢，师范教育的教育学、心理学、教材教法这三门课程多年不变，教育学专业的课程内容陈旧，课程的选择空间相当狭小。可以说，改变高等师范教育课程和高等学校教育学课程的落后状况，是《译丛》最为基本的宗旨。

另一方面，随着教育事业改革的深化，教育实践中产生的问题日益复杂，解决这些问题需要极为丰富的教育科学知识和能力。《译丛》追求的另一宗旨正是通过奉献世界上最先进的教育科学知识体系，促进我国教育事业改革的深化。

在过去的几年中，高等学校课程改革已经取得了相当明显的成效。深化课程改革的一条重要途径是引进国外尤其是发达国家的高校教材，藉此提高教育质量和增进学生的学习能力。《译丛》的宗旨和思路与我国高校教材改革的这种方向是一致的，而且是高校教材改革过程的组成部分。

促进学术交流，是《译丛》向往的又一宗旨。学术沟通的障碍，表征是交际语言，而深层原因则是学术语言与学术规范。《译丛》希望通过引进国外的教育科学知识体系和贯穿其

中文版序

本书是为了纪念日本艺术疗法学会成立三十周年而编写的。日本的艺术疗法学会经由德田良仁先生的不懈努力而最终得以创立。在学会创立三十周年的纪念大会上，由第二任会长、独协医科大学的大森健一教授倡议而编写了本书。现在回想起来，那已是十二年前的事情了。因此本书堪称那一阶段艺术疗法集大成的作品。

这次本书能在中国翻译出版，其间与出版社的联系交涉，以及版权、中介和翻译工作等多赖日本广岛市立大学国际学部副教授吉沅洪博士的努力。受其委托，本人有幸承担撰写中文版序言的任务。

若本书能为有志于吸收他国文化，抱持积极的心态进行学习的各位中国读者提供一个阅读与学习的机会，那真是十分值得高兴的。作为日本艺术治疗领域的代表之一，我想利用这个机会，简单地介绍一下同为编者的五位教授的情况，并写下我的一点感想。对编者的介绍按顺序首先是德田良仁教授。德田良仁先生(Tokuda Yoshihito)是日本艺术治疗的创始人。从东京慈惠医科大学毕业成为医生以后，他又考入东京大学研究生院学习。他极力推广绘画治疗，成立了艺术治疗研究会。在研究会升格为学会以后，他在担任第一任理事长达三十年之后让贤。现在他虽是高龄，但仍在医院做临床，同时他还是一位小有名气的画家。大森健一先生(Ohmori Kenichi)是独协医科大学的精神科教授，后来还担任了校长。他原来是绘画治疗领域的表现精神病理学者，现任日本艺术治疗学会的第二任理事长。饭森真喜雄先生(Iimori Makio)为东京医大精神科教授，是日本迄今为止为数极少的生物学系出身的精神科教授之一(并不是说生物学系出身不行,而是撰写基于实证的论文远比需要长年经验和实践的心理疗法、艺术疗法的论文要来得容易得多)。饭森先生的专攻领域是诗歌疗法。中井久夫先生(Nakai Hisao)曾任神户大学精神科教授。从神户大学退休后,他被转聘为甲南大学教授。不过现在中井先生已经完全退休了,享受着悠然自得的生活。中井先生翻译的希腊籍诺贝尔奖获奖诗人塞菲里斯和埃利蒂斯,及法国诗人保罗·瓦列里的诗歌广为人知。他也是对感觉统合失调症进行治疗的第一人,并开发了风景构成法等众多咨询和治疗的新技术,堪称天才似的人物。最后就是我本人山中康裕(Yamanaka Yasuhiro)了,自1967年以来,我以绘画疗法为中心从事心理治疗,1972年我把箱庭疗法的原著翻译成日语介绍到日本。我和业已去世的河合隼雄先生一起常年致力于箱庭疗法的普及和实践推广。在京都大学执教25年之后,我现在在滨松大学研究生院担任教授。

2003年世界心理学大会在北京举办,这也是该会首次在亚洲地区举办。以参加那次大会为开端,我曾数度访问贵国。这次,我很荣幸地担任了在中国苏州举办的第二届表现疗法学会(中国首届国际表达性心理治疗研究会)的海外会长一职,并在大会上做了特别演讲。本书中所提及的艺术疗法一说,也有学者从治疗的角度出发,认为称为“表现疗法”更为合适,这样的说法也是存在的。此外,以我的艺术治疗实践经历而创作的处女作《少年时期的心灵》一书,在穆旭明先生的努力下先于本书出版了中文版。该书介绍了箱庭疗法、绘画疗法、照片疗法的相关案例,若能为读者提供更丰富的参照信息的话,我将深感荣幸。另及,我的《沙游疗法与表现疗法》等数册著作也将被翻译为中文出版,这是很令人高兴的。最后,对本书的翻译者吉沅洪女士,以及在日本学习临床心理学的黄正国(日本广岛大学)、顾佩灵(日本九州大学)、铁拳(日本九州大学)、穆旭明(日本关西大学)、金开宇(日本广岛市立大学)的辛勤工作致以谢意。

诚盼本书能作为艺术疗法的指南性读物广为传播,为贵国心理咨询和治疗业的同行们提供实践和应用方面的辅助。

编者代表

京都大学名誉教授·滨松大学研究生院教授

医学博士　山中 康裕　谨识

2009年6月18日

前 言

看一下目前的艺术疗法，人们对其基本理论的发展，各种技巧的开发以及心理临床应用日趋深入，这让人觉得，它确实在精神科治疗的心理临床实践上可以发挥许多作用。不过，到目前为止的艺术疗法的发展道路是很不平坦的。日本艺术治疗学会三十年的历史发展进程，以及很多相关学会的研究发展道路都很清楚地证明了这个事实。

艺术治疗的发展，最早是从对精神病人自发画出的绘画的研究开始的。如果把1922年普林茨霍恩的研究看做是表现病理学的开端的话，艺术疗法就已经有了七十余年的发展历史。但是，艺术形式和精神医学之间的相关治疗理论的建立只经过了很短的时间。

这期间进行的许多研究为今天的表现精神病理学奠定了基础，研究对象也从一开始的以分裂症患者的表达为主，向忧郁症和神经症患者的表达拓展。进入20世纪60年代以后，随着美国心理学家玛格丽特·南伯格研究出带有动力指向性质的艺术疗法，人们开始普遍认识到，精神治疗中能够使用绘画表达。以此为契机，在精神分析学派、创造学派、人本主义学派、存在主义学派和荣格分析心理学派等的研究对象之外，诞生了一个只有学派才具有的新的研究对象——艺术表达，之后，社会上对于艺术疗法的基本理论的可用性评价渐渐提高了。

日本在艺术疗法方面出现了一些具有深远意义的新见解，也就是以风景构成法和加框法为代表的治疗方面的基本理论，这对艺术疗法的发展是非常有利的。这些新见解使以往被评价为适合在精神病院中使用的艺术疗法向更加注重患者的内心,更加明确具体的治疗方法的方向发展。

另外,音乐疗法在经历过各种错误的尝试之后,治疗的基本方法理论已经发展完善。在日本,以20世纪60年代的奥尔女士的研究为开端,在研究日本国内的许多基本方法理论以及心理临床实践的基础上,音乐疗法现在正迅速并且扎实地渗透进精神治疗的心理临床实践,并且不断地发展。

另外,日本一直致力于研究如何把心理剧等基本理论运用到诗歌疗法(俳句/连句疗法)、沙盘(箱庭)疗法、陶艺疗法、故事疗法、舞蹈疗法的实际治疗中。而在实际治疗中,各种带有艺术创作形式的作业疗法日趋精炼。针对如何取得更好的治疗效果而进行的研究也在精神保健的各个相关机构热烈展开。

我想我可以说,现在这里有一种形式能够把这些丰富多样的治疗技巧和致力于心理临床实践及科学研究的工作者们取得的成果概括起来。若把"表达"这个简洁又严肃的事物称为艺术的话,可以说艺术的表达形式隐藏着无限的可能性。本书中归纳的各种各样的艺术疗法不就是艺术巨大的可能性吗?

在艺术巨大的可能性中,对于患者创作的"表达",治疗师要正确判断它包含的患者的身体、精神能量的意义,完完全全地把握"表达出来的事物"本身以及它所传达的信息,正是因为能够做到这些,日本的艺术疗法才能获得现今的高度评价。

可以说因为艺术表达具有无限的可能性,或者说正是因为如此,艺术疗法基本方法理论的未来无限广阔。衷心希望专业人士能以收入此书的研究成果为坚实的基础,在挑战新的治疗手段的道路上不断向前。

本书的结构是,第一部分主要以介绍艺术疗法的理论基础为主,第二部分进一步结合实践展开论述。

最后,衷心感谢为本书出版付出努力的岩崎学术出版社的各位。

德田 良仁

1998年 初秋

目 录

目　录

理 论 篇

第一章 精神医学和艺术疗法

医疗和艺术医学

治疗是什么？精神保健是什么？艺术疗法是什么？这些问题的答案和社会文化以及社会思想有很大的关系。为什么呢？我想是因为这些答案是从对构成社会的基础——人类的认识和理解的方法中得出的，同时和各种社会现象、社会病理相关，甚至和疾病以及治疗的方法有关。

古代把音乐当做特别的，和数学、几何学、天文学一样重要的学科的是古希腊的毕达哥拉斯，而阿里斯特莱斯认为音乐是能够净化感情的。那个时代的人曾经认为，艺术和医疗领域的基础部分之间有密不可分的关系，甚至可以说是同一范畴的事物。但是随着时间的推移，医疗技术发展得越先进，科学和艺术之间的隔阂就变得越大，从而进入了艺术属于文化范畴，医学属于科学范畴，两者被看做是完全不同领域的事物的时代。

不过之后，在精神医学和心理学领域中，绘画、音乐、舞蹈等，开始受到来自临床医疗方面的关注。通过对表达、创造欲求和人格机制间的关联、天才论、梦境分析等研究，以及对病迹学、创造性、身体论的研究，人们开始认识到，绘画、造型、诗歌、舞蹈等活动，和人们的心理活动以及身体的构造有密不可分的关联。人们甚至更进一步认识到，这些对于人类的生命活动和生命感情而言，是不可缺少的机能。可以说喜怒哀乐、忧郁、不安、苦恼等，这些人类身上不断出现的心理活动，和具有表达活动、艺术活动形式的精神保健、医疗之间有很大的关系。

人类的身心机能包括看、听、说、歌唱、绘画、书写、舞蹈等。这些行为都是在整合和运作身体机能的基础上产生的具体的表达行为。这些发挥作用的身体机能，都和心理学、精神医学、生物学、脑机能学紧密相关。因此作为各种艺术疗法的手段，这些表达活动和所有的脑机能甚至可以说是和医疗活动有紧密联系的，可以通过这些手段从心理方面活跃那些机能。人类左右脑的机能分化，导致人存在语言优势、意象优势、非语言优势等机能差异。这种种机能使以艺术疗法为基础的相关治疗医学的发展成为可能。

身体各种机能所反映的信息

最近随着感知性信息科学的发展，脑科学方面的研究期望，心理学方面的研究期望，信息科学、工程学方面的研究期望，语言学方面的研究期望等可以得到进一步的提高。回到我们的立场上，和脑科学、精神病理学一样，通过艺术表达进一步探索咨询者身体机能方面的信息非常重要。在绘画疗法和音乐疗法中，包含着言语描述方面的意象特征，同时以超越这些特征的灵活的意象形式表达出来；在心理剧中，言语和超越言语的非言语态度及行为在很多方面发挥着重要作用；在舞蹈中，以身体的舞动作为表达和交流的最直接的手段；黏土疗法和陶艺疗法等，在以泥土作为媒介的制作过程中，综合发挥了身体一系列的机能，特别是手的活动进一步运用了形成感觉、感情的机能，我们把这些称为治疗的机能。

在这些表达活动中，患者和别人接触，释放感情，或者表达一些不能用语言描述的感情，在治疗师包容接纳的基础上，能够达到治疗患者内心创伤的效果。

着眼于这些非言语的表达和伴随着的肢体行为，通过观察这些表达过程的变化，我们可以了解患者内心的起伏。患者的这些表达行为（包括肢体行为），被治疗师（同时也是同伴）守护着、注视着，它在精神治疗中承担着重要的作用。

致力于医疗，或者是非常关心人类科学领域的人，在洞悉患者的各种表达行为、创造活动及其形成背景的基础上，一定要再次尝试把它和患者内心及身体的问题联系起来。隶属于精神医学领域的我们，必须在科学和艺术、医疗和艺术、意象表达和言语表达、大脑的各种机能和艺术活动，甚至文化和医疗的广阔领域中，不断地研究和验证。

服务于人类的医学艺术

我想要指出的是，在尖端科学迅速发展，尤其是医学研究显著进步的今天，我们在以微观视角看问题的同时，必须完整地、宏观地审视人类的重要性。

在现代精神医学的发展过程中我们曾经经历过各种尝试，有过反对精神医学的迷惑，有过对各种精神分析流派的质疑，有过科学万能主义和实证主义的看法，看着这些观点诞生和变化的过程，我心里出现了什么是艺术治疗的疑问，而现在对这个问题我有了自己的回答。通过对这个问题的思考，我们能够看到事物原始的样子，这就是人性中最本质的东西，是看着自己的整体形象，表达出来的最自我的东西，也就是所谓的能够探究自我形象的东西。作为活生生的人，患者和治疗师相互面对，或者相伴共同前进，这样的治疗行为本身就是所说的艺术疗法的综合。治疗的过程，以促进意象化活动作为开始，然后调整、稳定情绪，进而促进意识、欲求和各种感觉的活跃和整合，再期待能够产生身体方面的运动，最后实现身心整合。日本的艺术医学和艺术疗法立足于临床医学，并且作为科学的医疗方法日趋成熟，对此我由衷地感到高兴。

艺术疗法学会自 1969 年诞生开始不断成长和发展，作为发展的必然趋势，它分化出许多研究学会。在一个会场中有音乐、舞蹈、心理剧、箱庭、绘画等，可以说使用不同手法能够进一步探索治疗效果，它从以前的混沌但是充满研究热情的学会时代，进入了一个分化更加细致、更加专业的学会时代。不过我觉得治疗方法能够分化得这样专业、这样深入都是因为有了“艺术疗法”，因为需要对人类有一个整体的认识，所以必须重新认识到建立“艺术疗法学会”这样的宏观学会的必要性。

如果进一步站在从整体上认识人类的角度来明确各种艺术疗法各自的意义，那么医疗和艺术就会联系得更加紧密。另外我相信在日本艺术疗法三十余年的历史发展道路上，在众多研究者和临床工作者的真挚努力和诚挚热情下，医疗和艺术的距离能够进一步拉近，并取得更加丰硕的成果。

精神医学、心理学和艺术疗法的各个领域

首先，对于精神医学、心理学和艺术疗法的各个领域的关联，在现有的基础上，我试着通过图 1－1 进行说明。

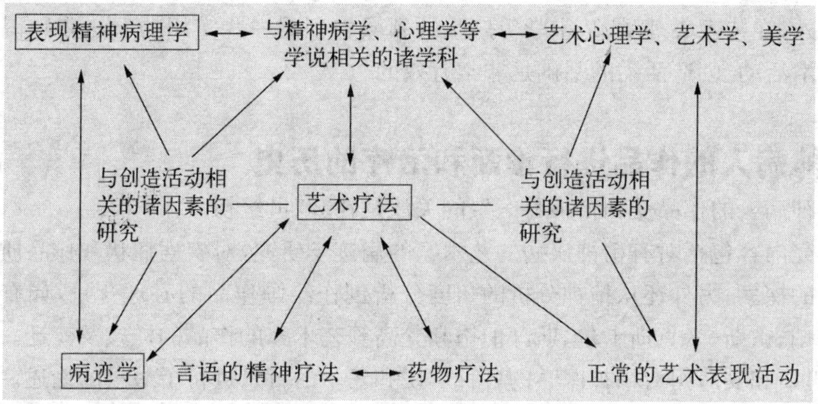

图 1－1 精神医学、心理学与艺术等领域间的关系

该图包括了表现精神病理学（psychopathology of expression）、病迹学（pathography）、艺术疗法（arts therapy）、艺术心理学、艺术学、美学以及健全人的各类艺术活动，甚至还涉及发展心理学等学科中的创造性，显示了对这些领域的整体展望。这些学科不是单独孤立的存在，而是有机地、有动力指向性地存在各种联系。这里简单叙述一下和艺术疗法密切相关的一些内容。

首先是表现精神病理学，这是一个通过研究和考察神经症患者等创造出来的绘画或者造型作品来探究它们和疾病之间的联系，并得到对于治疗有用的研究信息的学科。人类在表达活动和创造行为的所有领域中所制作的绘画、造型、音乐、舞蹈、诗歌

(俳句和连句)、文艺、心理剧、箱庭和陶艺等都是探讨研究的对象。总之,表现精神病理学的视点是,各种有精神障碍和疾病的人的表达都具有方向性,各种创造的动力产生各种活动,要把所有的活动作为研究的对象。

病迹学是从杰出人物(出色的作家、艺术家、音乐家、科学家等)的人物史开始进行精神状态的研究,另外从精神医学、心理学甚至是创造学角度对他们的精神产物(艺术作品)进行研究。在很多被称为天才的人中,有不少人有精神方面的问题,那些精神障碍或困苦的心理状况,像弹簧一样,通过创造性行为不断地支撑他们克服困难。

病迹学的见解运用到艺术疗法上能够更加有效地对理解患者的作品所表达的含义和背后隐藏的心理起到辅助作用。总之,作为精神疗法的线索,探究疾病同创造活动、创造出的作品之间的联系,对探究表达和作品背后蕴藏的临床疾病方面的信息和确诊临床病例可以起到有效的作用。

我认为在精神医学治疗中,以适当的比例将言语精神疗法和以精神药物为主的药物疗法,以及艺术疗法(以非言语治疗为主)结合起来使用很重要。当然在实际治疗中,结合程度的深浅如何把握,在和患者的互动(了解患者)中,再结合疾病的情况自然就会明白。

另外,在艺术心理学、艺术学等广阔的领域中积累一些实用的看法和知识以作为理解艺术活动、创造活动的基础是非常有效的。

对精神病人的作品进行诊断和治疗的历史

精神病人的作品受到精神科医生的关注是在20世纪初。

研究内容包括对有精神疾病的艺术家的病迹学研究,对疾病症状和作品质量之间的关联的探索,另外还从精神分析的角度分析创作绘画作品的心理背景,如有人论述了加斯帕、雷斯、米克斯卡尔、斯汀伯格和梵高等艺术家的作品的样式及变迁。摩根斯勒、克里斯和安海姆对精神医学的各种学说和艺术的背景进行了最早的论述。继续西蒙的研究,普林茨霍恩博士根据他对精神病患者的绘画和作品的广泛记述和解释,出版了《精神病人艺术作品选》(1922),之后翻译成英文版本(1972)。以从欧洲各地的精神病院收集的五千余份患者的绘画和造型作品为资料编著的《精神病人艺术作品选》,被评价为表现病理学的先驱作品和重要遗产。

杰克比在1956年对精神障碍患者的绘画表达特征进行了详细的论述。1995年,卢卡斯整理了杰克比的研究,出版了《表现精神病理学作品集》一书。它将从表现病理学开始的精神医学和艺术,以及与绘画和造型有关的病理研究等许多成果,通过一篇篇论文联系起来。1998年出版了在杰克比的初版内容基础上大幅度补充后的改订版。这本《艺术隐藏的秩序》由艾伦茨维格撰写。他设想了诗的创作过程,从深层心理学、临床心理学的角度阐明了艺术的创造性。沃玛特于1956年总结了巴黎召开的精神医学国际会议上发表的精神病患者的绘画分析，编成了《艺术精神病理学》这本书。在那之后，他组织了以欧洲的精神医学者为主的国际表现病理学会，并努力促进其发展。随后该学会也接收美国和日本的学者。瑞纳特于 1966 年撰写了《精神分裂症之特征》一书。书中详细分析了精神分裂症的形象性特征。在 1976 年巴德和纳瓦利蒂编写的《瓦恩和现实》一书中，详细论述了精神医学的历史，绘画生物学、心理学的进程，创造的过程和脑机能，病人和艺术家，各种艺术疗法等内容。1978 年，比利格和伯顿·布莱德雷撰写了《绘画中的信息》，论述了空间概念、创造性和精神病表达、分裂症表达和西欧艺术，还有与新几内亚风格艺术等内容。麦克格雷洛在 1989 年的《疯狂艺术的探索》中列出了详细的文献一览表，论述了创作出独特艺术作品的精神病人和艺术家的关系，表达主义和病人的关系，精神分析和精神病人的艺术创作的关系，超现实主义和病人的艺术作品的关系，原生艺术和杜布菲的关系等内容。1997 年纳瓦利蒂发表了他花费了漫长的岁月和精力，在治疗病人的过程中对病人的绘画作品进行分析的研究成果，这为通过绘画作品的微妙变化来研究由疾病产生的退行现象提供了重要的研究线索。穆勒·托勒海姆在 1966 年以“疾病是什么”为主题，列举了艾尔弗雷德·库宾等例子，针对与创造性相关的内心结构发表了自己的见解。

艺术疗法的发展趋势

日本的艺术治疗走的是和欧美学会有所不同的道路，具有自身独特的价值和效果。

在学会的构成方面，美国等国家对于医师和非医师的界限分得很清楚。以动力分析理论为基础的学派、荣格派、自我心理学派等，在进行各自的医疗活动时，精神科医生、分析专家、临床咨询师、艺术疗法咨询师，都有属于各自领域的学会，并发行各自的学会杂志。另一方面，在欧洲，在医师指导下进行表现病理学方面的研究占主导地位，从普林茨霍恩开始的对传统原生艺术的分析和收集工作做得十分出色。当然，在将艺术理论运用到实践方面并没有在国际上形成统一的局面。在法国举行的第一届表现疗法国际学会上，杜波斯和韦伯创立了《艺术疗法国际杂志》(1997)。日本的艺术疗法也受到欧洲学者的影响，并已经有了三十多年的发展历史。在巴黎举行的第一届表达性治疗国际学会上，高良博士响应法国的沃玛特的号召，展示了以癫痫病人的绘画作品作为参考依据的治疗方法。之后，以日本 1965 年发生的校园斗争为开端，出现了将大学医疗单位解体、废除实习医生等争论，甚至进入了精神医疗学会被批判、被攻击的时代。在这样的背景下，1968 年日本艺术治疗研究学会成立，1969 年在东京神经研究所举行了第一届日本艺术治疗研究大会(从第四届开始变成学会)。1970 年，作为学术杂志的第一期《艺术治疗杂志》发行了。在学会的发展中，会员试图不断地深化表现病理学和病迹学的相关见解(野村、岛崎、宫本等)，同时针对医疗活动、治疗行为在临床应用方面的有效性和技巧展开了热烈的讨论。治疗结构理论因此得到了迅速的发展，从而构成了现在艺术治疗的基础，并使对各种技巧的开发的尝试成为可能。在这过程中，不断出现新的临床见解，不断进行新的尝试，从而产生自由并具有创造性的学术气氛。在这期间，国际学会之间的交流日益频繁，接连举办了1977年的德国巴登符腾堡年会，1978年的英国爱丁堡年会，1979年的意大利维罗纳市第九届国际表现病理学会(SIPE)。在SIPE之后的历届年会中，日本人士积极参与学会、发表著作，日本的研究成果终于被海外承认了。可以说日本的学会和学会杂志日趋活跃，甚至外国的研究者也对我们敞开了学术的大门。1982年在德国精神分析学界表现精神病理学会召开之际，德田教授被授予了普林茨霍恩金牌。1984年在美国举行的表现病理学会同样将恩斯特・克里斯奖授予了德田教授。此后，山中也被授予了恩斯特・克里斯奖。日本对治疗学方面的艺术疗法的尝试，在欧美的研究者中间也开始被广泛地认可了，人们对学会杂志的重视和关心也与日俱增。在日本引以为豪的独创研究成果中，中井的"风景构成法"受到了国内外的广泛关注，另外作为日本独特传统的"连句、俳句疗法"(饭森、浅野等)也引起了海外的兴趣和关注。这些进步对整个治疗学也产生了积极的影响。1985年，国际艺术医学协会在美国费城举办并在其后不断发展。之后，1993年，由日本艺术疗法学会和国际艺术治疗协会协力举办的首届日美艺术医学指导者会议(德田、饭森、长谷川)在东京召开。1994年在京都召开的国际表现病理学会・艺术疗法・京都国际会议(山中康裕教授主持)标志着日本艺术疗法学会开始面向世界。在会上大家接受了日本艺术治疗学会的意见，在表现病理学会的专业名称中，加入了艺术疗法这种治疗医学方面的说法。日本之所以能够拥有从表现病理学领域到治疗学领域的广阔的视野，最大的原因是因为学会成员的职业多样，而且他们具有丰富的认识和见解。医生、临床心理保健师、艺术治疗师、护士、作业疗法治疗师、社会福利工作者等，多种领域、不同立场的人齐聚一堂，进行讨论，他们彼此之间没有特别大的隔阂，立场不同在另一方面也形成了一种优势。

学会杂志第二十五期中以《日本艺术疗法学会的二十五年》为题，论述了由霜山、松井、中井、中川、村井、大森、高江洲和饭森等人各自的立场和方法论得来的综合的宏观推论。本学会有艺术疗法的理论和表现病理学的基础，不久之后也有和病迹学有关的表现病理论文相继发表。将来也将向原始艺术疗法种类的研究、临床心理学的研究，甚至是临床方面的圆形测试、绘画疗法与表现病理学的融合等领域延伸。

在1970年第一期学会杂志发行以后，杂志几乎每年都会选登各个流派中引人关注的内容。通过它们我们可以接触到艺术疗法的各种综合的、先进的观点，也可以了解各个流派大致的发展情况。第一期不能涵盖现今所有相关流派的发展情况，那些部分希望在"实践篇"中进行论述。

首先一直引领着艺术疗法研究的是中井久夫，他在学会杂志创刊早期发表了《精神分裂症患者的精神治疗中绘画的使用》(Vol. 2)。关于分裂症患者绘画的《自然史》

一文,被认为是可以帮助我们宏观地审视分裂症患者的所有绘画活动的文章。文章论述了"涂鸦法""风景构成法"和"加框法"等,以及把种种技法运用到绘画治疗中的情况。在《通过绘画探究精神障碍者尤其是精神分裂症患者的内心结构》(Vol. 3)一文中,作者论述了青春期痴呆型行为是"antisystemism",妄想型行为是"parasyntagmatism",这些虽然是记号学方面的诊断,但若把这些和与分裂症相关的精神病理学法则运用到绘画疗法中去,就不应该孤立地对分裂症患者的绘画进行研究。在《精神分裂症患者的治疗过程中非言语形式的接近疗法的治疗效果》(Vol. 4)中,中井提出"在对精神分裂症患者进行非言语式的接近疗法的临床操作方面,首先要开始开发使用范围更广的技巧,以此为基础,对精神分裂症患者的治疗过程进行纵向追踪观察,在这个过程中在有分裂体验或者分裂行为的妄想症或者青春期痴呆症中,寻找特别有代表性的案例"。和其他疾病相比,在针对精神障碍进行艺术疗法研究的时候,更多的是研究精神分裂症。不过可以看到,当时对于分裂症的表现病理的研究方向有一点点偏。但是,正是有了中井的一系列研究,之后积极地通过绘画,从相关信息中诊断、治疗、推测出今后疾病的发展趋势的划时代的研究开始了,这也使更多治疗师认识到作为治疗技巧的艺术疗法的意义和实用性,为今后的发展作出了贡献。高江洲等人在《慢性分裂症患者的绘画疗法中的"最佳时机"》(Vol. 8)中,重新研究了人与人之间的基本动力,使人们更加理解分裂症患者的生存状况。"最佳时机"是在采用团体精神疗法治疗慢性精神分裂症患者的时候,在达到理想的治疗效果的实践报告的基础上得出的。有杉野、久保在研究论文《绘画疗法中"背对着这边的形象"》(Vol. 12)中提出,这种"背对着这边的形象"在分裂症患者中出现的次数很多,并且会出现这样的倾向:"背对着的形象"出现时机的差异,和临床治疗情况的差异一致。关于这种先后看的镜像,吉野在《忧郁和描画》(Vol. 2-3)中也指出,强烈地意识到自己的内在时会形成背对着的镜像。根据考察研究,他还论述了从疾病好转开始,可以描绘出风景和背影这样的表现病理学的观点。在《绘画疗法和退行表达》(Vol. 27)中,三根、石川等人十分重视治疗的过程中所产生的退行现象和退行表达,提取出分裂症、边缘病例、情感障碍(躁狂和抑郁)病例中出现的作品的特征。在《探究面向青春期痴呆症患者的内心世界的意象绘画疗法》(Vol. 6)中,丸野、德田等人对青春期痴呆症病患陆续导入"房树人"测验,在病患把自我形象、家庭形象、家庭状况描绘成具体可见的形式的过程中,渐渐达到治疗疾病的目的,以此为例,提高了艺术精神疗法的意义。在研究病例的同时,要尽可能正确地分析客观数据,开发出能满足治疗要求的各种和绘画有关的检查方法。首先细木、中井等人策划了《多方面的 HTP 法的尝试》(Vol. 3)。这就是在使用 HTP 法时,通过加框和分割改变空间结构,观察由于 HTP 的相互干涉造成的形态变化。之后中河原、小见山发表了《"房树人"合成法表达出来的绘画样式的研究》,接着中西发表了《后续:"房树人"合成法治疗的意义》。温尼科特提出的和患者同时完成一张绘画的"涂鸦法",高江洲等人提出的"二人绘画法",以及中里的"交互色彩分割法"等,虽然是非常简洁的治疗手段,但是能够使医患关系充分建立并变得牢固，这是它们的优点。使用两种色彩的酒木、小山内的"黄黑交互彩色法"（YG法）对病人的主体性的侵袭度很低。作为对尝试的一种新的治疗方法的论述，武井的《对慢性分裂症患者做的黄黑交互彩色法及二色交互彩色法的尝试》发表了。在《尼泊尔的风景构成法——风景构成法的比较研究（预报）》（Vol. 16）中，大场、村上等人展示了对居住在尼泊尔这个特别区域中的人们（高原普通学校、高原寺院院校、都市贫民学校、登山者）进行风景构成法测试而得出了一些很有意思的结果。为了对表现病理学方面的研究有所贡献，研究小组的铃木和饭森等人在《对婆罗洲岛卡央族人实施的HTP试验》一文中，对绘画具有的意义做了如下的阐述：随着现代文明的建立和发展，渐渐地每个人从狭窄的世界进入了广阔的世界，渐渐地绘画从团体行为变成了个人行为，渐渐地它从单一样式变化为多种形式，这些通过处在旋涡之中的卡央族人的绘画确实地反映了出来，另外也显现出风景构成法的对象在要素上有扩大化的倾向。如伊集院在《扩大构成法中天气、地面情况的表达和精神视野》（Vol. 20）中，提出了和风景构成法有关的对天空的描绘和"从天空到地面状况"的描绘方式，这对于拓展风景构成法的治疗范围具有重要意义。《关于诱导补充线条法的新方法和解释》是松井和鹤田研究的成果，他们认为在治疗疑难病患的过程中，患者拒绝进行风景构成法和空间分割法等疗法的时候，可以考虑使用诱导补充线条法。《聚集聊天场所的绘画疗法的经验》（Vol. 24）一文中，花房、青木和中野等人，让妄想症和青春期痴呆型精神分裂病人配合使用放射、格子轴和水平活动轴建立直角坐标，尝试固定患者作品的位置，以收集相关的治疗信息。《聚集聊天场所的绘画疗法的经验2》（Vol. 25）中，作者研究了患者如何利用实施绘画疗法的场所，以及这个场所有了怎样的变化。作者发现在该场所由封闭变得开放的过程中，患者经历了自己治好自己的尝试。

粘贴画作为一种创作形式，和艺术疗法中的形式很相似。和粘贴画疗法有关的著作有《粘贴疗法入门》（山中、入江、杉浦、森谷编）和《粘贴疗法》（杉浦）等。森谷的《心理疗法中粘贴（剪贴游戏）的利用》和杉浦、入江的《粘贴疗法的尝试》对粘贴画疗法进行了初期的概括归纳。高江洲、大森在《粘贴的表达和艺术疗法》（Vol. 23）中指出了粘贴疗法是从事箱庭疗法的治疗师自发尝试后发展出来的，同时指出了粘贴疗法和绘画疗法、箱庭疗法及其他治疗方法的联系。

日本音乐疗法的发展也非常显著。在《美国音乐疗法的历程》（Vol. 4）中，村井写总论的时候是1971年，之后该疗法的发展速度非常显著。对具有日本特色的音乐疗法的发展的描述在松井编著的《音乐疗法的实际》（牧野出版社出版）中记载得很详细。另外在《艺术疗法》（德田、村井编著）中，对于音乐疗法的意义也论述得很详细。在精神医疗中人们关注最多的是预防分裂症的复发，村井从早期开始就关注这个方面，他在《分裂症复发的预防中利用音乐疗法的可能性》（Vol. 12）中，以施瓦布的RMT（regulative musik therapie）为基础，使用音乐实施精神安定疗法，达到了防止复发的目标。泉谷在《使用音乐刺激的意象诱导疗法》（Vol. 25）中，以音乐投影法为重点，通过和患者收听同样的音乐，使患者安心地将收听音乐时体会到的意境描述出来，并通过不断地仔细处理那些意境，充分地激发出患者的抽象能力，从而进行深入治疗。吉田和松井等人在《集体音乐活动中所起作用的意义》(Vol. 23)中，立足于边缘型人格障碍，提出对于那些患者，最好在抓住问题重点的同时给予任务，并构造情境，给他们提供改正的机会。北本在《对痴呆老人的音乐疗法》(Vol. 23)中，列举了在痴呆患者治疗中音乐疗法的作用：(1) 加深程式记忆；(2) 缓和人际关系紧张；(3) 提供生存意义；(4) 活化残余语言机能等。此外，对音乐疗法进行总结的著作还有杰克·约苏托所著的《法国音乐疗法》。

我国的诗歌疗法从俳句、连句开始发展，期望能够在临床上得到应用。1990 年出版的德田、饭森、浅野编著的《俳句、连句疗法》，引起了广泛的关注。1977 年，饭森在《俳句疗法》中指出了该疗法作为传统诗歌疗法的实用性。1978 年，饭森以《精神分裂症和诗歌》(Vol. 9)为题，介绍了通过俳句接近慢性分裂症患者以进行精神治疗的尝试。此后，浅野发表了《连句疗法尝试》(Vol. 14)和《共同造句的连句疗程》(Vol. 15)。田村在《使用连句疗法治疗躁郁症的经验》(Vol. 19)中，探讨了连句疗法作为精神疗法的可操作性，指出该疗法可用于狂躁、抑郁等轻度神经症患者，帮助患者恢复解决问题的能力，提高患者的社会适应能力。1991 年，饭森在《俳句疗法》(Vol. 2－3)中强调了俳句疗法对于弄清分裂症病情的有效性。

舞蹈疗法被认为是在人类具有的想跳舞的天性基础上建立起来的身心疗法，它在精神科领域的发展也十分显著。学会建立初期发表了坂田、霜山的《舞蹈疗法的一种尝试》(Vol. 2)。1990 年，山本、平井发表了《把舞蹈运动作为研究对象的尝试》，探讨在精神治疗场所进行临床实践，尝试把身体的动作作为研究对象，并从文献中寻找舞蹈疗法有效性的依据。1993 年，荻原、畑中、小森等人在《精神病院中舞蹈、运动疗法的实践》(Vol,24)中，概括舞蹈疗法的治疗目的如下：(1) 促进身体的协调和感情的整合；(2) 通过身体的运动适当地表达感情和体会感情；(3) 觉察自己的行动；(4) 社交性的互动，通过舞蹈在团体中产生非言语的人际交流和社交性互动，提供学习如何得体交流的机会。1997 年，崎山、平井进行了《舞蹈、运动疗法中身体接触的考察》的总结。身体接触是通过身体和动作和别人建立联系，这个是治疗活动的重点，也是舞蹈疗法的特色。石井(千)、石井、宫下等人在《精神科的有氧舞蹈的活用Ⅱ》(Vol. 24)中，指出在选择有氧舞蹈常用的乐曲中，对节拍的把握很重要。《舞蹈疗法》是海伦·瑞夫克所著，平井以十分简单的形式论述了团体舞蹈的动力学原理。1990 年，山本、平井还发表了《把舞蹈运动作为研究对象的尝试》(Vol. 21)。

因为篇幅的关系，我很难在这里介绍分支众多的艺术疗法的全部内容，在“实践篇”里有对艺术疗法的理论及其实践的总述，希望可以作为补充，供大家参考。

(德田 良仁)

第二章 艺术疗法的有效性与注意事项

随着新技巧的开发，艺术疗法的使用范围扩大了，所以必须弄清楚各种技巧之间的联系，同时，要尽可能划清技巧的适用范围。这七八年来我一直尽力朝着这个方向努力，现在我试图站在临床角度谈一谈，在一对一进行精神治疗时，作为交流的工具，艺术疗法使用时的有效性和注意事项。这里我只论述单独进行精神治疗的场合，另外，也只限于以分裂症为首的重症患者，如边缘病例、厌食症、重度强迫症等重度神经症，以及以酒精中毒为主的嗜好癖和疯狂迷恋症患者。因为对于忧郁症和癫痫症患者，艺术治疗到底有没有效还没有定论，所以这里不做论述。另外，我认为，对于治疗一般神经症，应该以成人式的言语交流为主，艺术疗法是第二位的。这里我又想起了巴林顿提出的，对于有俄狄浦斯情节的病患使用言语治疗可以达到很好的效果，但是对于前俄狄浦斯情节用言语治疗是不够的。他的观点从临床角度看，是非常正确的。

参与并观察

或许，对于艺术疗法的有效性，最容易理解的就是“参与并观察”这样的形式。沙利文的这个说法虽已被今日的精神医学界广泛认同，但要做到这点很难。治疗师往往忙于记录与患者的交流信息，要把患者的言行记录下来，同时还要应对患者突然采取的行动。一方面他们忙于对患者模糊的没有条理的语言进行联想，并以此作为诊断治疗的线索，另一方面还要承接患者的话题并和他进行交流。

在这种“紧迫”的治疗过程中，如果患者和治疗师之间存在一种媒介，如一张画纸、一块橡皮泥的话就会轻松很多，冷场也就没有那么尴尬了。让患者再次用画笔和手指描绘的时候（临摹的同时观察他们，会渐渐发现一些重要的细节），这期间的对话也会变得充实很多。有时即使漏掉只言片语，通过观察患者运用画笔和手指的创作活动，也可以重新回忆起来，并能更好地把握这些活动的内涵。

实际上，患者使用画笔时的停顿，对某个部分用什么颜色的犹豫，在完成某个黏土创作中遇到的困难等，确实可以告诉我们很多信息。例如，用泥土制作鲸鱼时对牙齿的犹豫，做了很多种精密的牙齿形状却总是嵌不进去，以及最后没有给任务上色，等等。

不仅仅是这样，在进行涂鸦疗法的时候，治疗师会不知不觉地思考如果是自己的话会如何解读图形，听到患者的回答，会想“啊，原来是用了那条线啊”，这种预想和实际的出入，让我们也感受到了一种很有趣的冲击。我们会思考“这条线是这么伸展的”“这个部分是这么上色的”“如果风景构成法中河流这么流的话，山成了什么山，会是什么形状呢”。这时候我们对于患者就会产生新的了解。有猜中的时候，也有乍一看很温和的风景在上色之后，出乎意料地变成很荒凉的狭小的世界的情况。

这些作品可以说是参与和观察过程中最单纯同时又是最可靠的东西。绘画和橡皮泥等没有对错之分，具有很多解读方式，它们对我们来说也没有好坏之别。一般我们在和患者一起参与活动时，把握好治疗的流程就可以了。之前的论文中也论述过，在治疗酒精依赖的患者的时候，言语像薄纸一样缺少厚度，而使用艺术疗法的话，他们就不需要虚伪和掩饰，或是一边重复陈腔滥调一边痛苦地回忆，而且不论创作了什么也不需要担心被看不起，这些都是很宝贵的。他们一开始对于这些不需要言语的治疗场景会感到拘束，或者觉得治疗师是“不怀好意的”，但这些随着治疗的深入很快就会消失。在他们的作品中，经常会有“自嘲的戏谑”（galgenhumor，原意是绞刑架上的幽默）这样的注解，它们就是那样的，“自嘲的戏谑”在酒精依赖者的治疗中是一把钥匙，它变成黑色幽默，渐渐它变得不是那么黑暗，这些都是对这类患者的精神治疗中非常实际的治疗指标。

“治疗师的自由联想”也不是所谓的海底捞针，它是以作品为核心的。“承接话题”因为有了正在创作的作品和已经完成的作品也变得更加容易把握了。

行动化、迁移和解释

患者的真实行动也因为这些具体媒介的存在而变得缓和了，在治疗或创作作品的过程中，仅做出一些象征性的行为，然后就到此为止，这样的案例很多。有些患者在治疗的过程中所做的行为显示出来的唐突和激烈程度很高，对于这样一定要使用艺术疗法才能彻底根治的案例，我立刻就能想起多例。对于自己的攻击性感到非常害怕而不能表达出来的患者，在挥汗如雨地用橡皮泥制作鲨鱼的过程中投入感情，并以此为契机，使自己的愤怒和不满能够以更加合理的形式表现出来，这样的案例也很多。

即使是最糟糕的创作情况也能对极端行为起到预知作用。这可能是患者有意无意地想向治疗师传达一种信息，希望治疗师制止自己。如有患者创作出十字路口发生交通事故的箱庭，询问他之后，他回答说是“实际上，差一点就想把妹妹杀掉”。而据我们了解，因为疾病，昨晚他被狠狠地羞辱了。这样的例子不胜枚举。

像南伯格所指出的，迁移也具有行动色彩，而且迁移后的行动更加缓和。

解释也是一种不显眼的自然的形式。南伯格也指出，在很多情况下都不需要言语解释，很多时候作品一完成，或者完成之前患者的解释就出来了。如反复要求出院的患者描绘羽翼未丰的鸟，这意味着他知道现在出院还为时尚早，但是同时他又想在这样的条件下试着飞翔，这反映了患者的反复强迫症。患者说“总觉得这只鸟还是等待羽翼丰满比较好”，治疗师只须回答“这只鸟是这个样子的呢”就很到位了。很多医生都有只要被患者要求就不得不回答的强迫症，这个比起患者的问题，实际上更多的反映的是治疗师为了维持“威信”的非治疗方面的问题，实际状况就像沙利文说的那样，“解释，很多时候是解释的人非常想解释，但是对方其实并没有那么想要解释”。在艺术疗法中，解释的时机也是很自然地在作品中预示出来的。解释有没有效，百分之九十以上取决于解释的时机。另外，正确的解释应把各种事情指向一个方面。方向很凌乱的解释，一般认为是不正确的。这时候艺术疗法的各种手段提供的线索（作品）不仅可以防止出现急匆匆的解释，而且可以大幅减少错误的解释。

“表达”和“述说”

兰格曾经说过，言语是用来论辩的优秀的东西，绘画是用来表达的优秀的东西，后者比起一元性质的前者，能够表达前者无法表达的复杂的内容。维特根斯坦也提过“绘画不能表达否定，那到底能不能否定绘画呢”这样的问题。艺术疗法这个方面的有效性前面已经论述过，这里不再重复，另外在临床治疗上艺术疗法还具有不需要叙述因果关系的优点。有很多患者在被问“为什么是那样呢”的问题时很困窘，在重复一些老套的回答时，他们感到非常不安和紧张。但是不管是患者还是普通人，我们都是想好了“充分、必要”的理由之后再行动的。当然很多时候隐藏动机本身也是一种疾病。但是，用维特根斯坦的话来说，实际上很多时候，动机应该是比述说更加直接的事物。艺术疗法确实是不用言语的直接“表达”。

艺术疗法的神奇不仅仅是“表达”，它还能辅助“述说”。这不仅是指围绕创作引出话题，当然那也是重要的作用，不过我还多次遇到更加直接的辅助述说的案例。曾经有一位不能理清思考内容的患者，在对其采用橡皮泥疗法的时候，他一边捏着橡皮泥一边说话，令人称奇的是，此时他居然可以很有条理地说话了。我一开始也不是因为这个而特意使用橡皮泥疗法的，不过患者时而把橡皮泥捏成团，时而把橡皮泥拉长，在创作的同时，他很有感情地用概括故事的形式说着话。橡皮泥发挥了芥川龙之介的短片小说《手帕》中夫人的手帕的作用。

作为“第三者”

这种作为第三者而存在的介质，对于巴林顿所说的“基本缺陷”型患者特别有用。巴林顿认为俄狄浦斯关系本质上是三角关系，与此相对的，“基本缺陷”型患者是二人关系发生混乱。这种缺陷和口唇期、肛门期等的缺陷是属于不同层次的，严谨地说的话，口唇期发生问题的俄狄浦斯型患者也存在这样的缺陷。患者在处理二人关系时有一种不安全感或者说困难感，因为有的地方加强的话有的地方就会变弱，有的地方正确的话有的地方就会发生错误。巴林顿认为“基本缺陷”型患者或许很不容易处理好恋爱关系、夫妻关系等二人关系。巴林顿曾经使用健全人格的言行来治疗“基本缺陷”的患者，结果患者一步一步地变得依赖而贪婪。当对这样的患者使用积极的精神治疗手法时，治疗师很容易受到患者纠缠，被没完没了地依赖，被不停地要求，由此给他们带来很多困扰，这样的临床实例不少。艺术疗法这种介质的导入，某种程度上具有预防这种危险出现的作用。因为在某种程度上，它引入了第三者。作品是没有生命的物体，也不属于任何人，它不是治疗师的东西，也不是患者的东西，实在要说的话，它是属于医学治疗场所的，并且具有使患者新生的能力。治疗师只要不降格为“作品审查员”，就能够在某种程度上缓和二人关系中存在的危险，如把握不好二人关系中强弱对错的问题，也能够在某种程度上使治疗场景接近一种“三点关系”。在这样的场景中，不是拥有稳定患者并使他们的言语获得新生的能量吗？至少对患者和治疗师来说，可以从维持健全性的压力中释放出来，使治疗向着有希望的方向发展，也促使他们对治疗采取开放性的态度。患者和治疗师之间由于有了第三者，治疗变得更加轻松，这一点对于治疗师来说尤其明显。

巴林顿认为，对于治疗“基本缺陷”的患者，建立关系比解释更加重要，那个关系就像承载船的水、承载事物的大地一样。我们很容易忘记的是，在每次面谈时，由于治疗师对患者的某些话题的不重视，让患者以为“医生是不好的”。之前曾经提到过医生有回答问题的强迫症，与此相对的，患者也有提供话题的强迫症，这一般也是不利于治疗的，对于建立巴林顿所说的理想的“像承载船只的水”那样的关系也是不利的。不用谈话也没有关系，在治疗的时候，治疗师“一边参与一边观察”，而患者创作出某种作品，然后回去，这样的治疗方式具有让患者摆脱那种没用的强迫症状的效果。每次都有很多像那样的在数月或数年的面谈中完成作品然后回去的患者。在这个过程中，恐怕是“天生”的恢复力，即萨利巴恩所说的“人类与生俱来的保持精神健康的能力”在发挥作用吧。这期间患者时不时会出现好转的迹象，而“一次次的沉默，孕育着一次次果实的成熟”，很多时候我都觉得事实确实是那样。

防止治疗师的注意力下降

艺术治疗有更加浅显但是经常被人遗忘的效果，我觉得在治疗师救助的对象大部分是慢性精神分裂症病人时尤其如此，这种效果讲得更加粗俗一点，就是能够有效防止治疗师的“无聊”。当然对于治疗感到无聊不应该是医生应该有的态度。但是长期对同一批慢性分裂症患者一如既往地保持关心，这也绝不是容易的事情。这个不仅仅局限于住院患者，我觉得“医院综合征”这样的词汇会产生，或者说正在产生，因此治疗师觉得厌倦以后，也无法期待他们一如既往地对患者保持高度的关心。但是，当几乎不会说话的青春期痴呆型患者或者年纪大的人不断地创作出带有新含义的绘画时，你想觉得无聊都不行了。电光、暴雨、晴天、河流、竹船、花果等经常出现在总是笑的患者的绘画作品中。还不仅仅是这些长时间的变化，像本书登载的论文中野村琉璃子叙述的那样，在揉橡皮泥的时候，平时看不到任何细微情绪变化的患者居然能够投入感情地活动。这些都是使治疗师对患者的治疗再次投入精力的契机。

由于艺术疗法的媒介有很多种，所以对于患者可以采取不同的形式。如经常使用的橡皮泥和色彩分割，或时不时采用的涂鸦，最简单的就是“加框，去框，二重纸法”。我们通过慢性分裂症患者也可以收集到很多信息。一方面，我们突然发现表面上看起来话很多的患者内心是贫乏的，发现他们是合乎病理地在一直重复挫折体验，而医生对于乍一看说话很严密、很合理的患者有“高估”的倾向。另一方面，反过来也是同样的情况。从这些获取的信息中看到创作者作品中具有的“投射”和“结构”两方面的内容，并找到用来探究患者身体恢复情况的相关线索是非常重要的，这些在以前的论文中也曾有过论述。这对于获取厌食症、重度强迫症等患者身体状况方面的相关信息也非常有用。或许是和这些病情有关吧，使用橡皮泥作为媒介进行的治疗对很多患者都适用。认为对肮脏恐惧的患者不能使用橡皮泥疗法，这不过是因为治疗师戴着有色眼镜罢了。

通过这些接近患者的艺术疗法，把医疗者从“无聊”中拯救出来，这不仅仅是为了更好地治疗患者。在治疗慢性精神分裂症患者时治疗师容易出现众所周知的“慢性精神科医生状态”，艺术疗法对于把治疗师从那样的状态中拯救出来也非常有效。

需要注意的几点

要说需要注意的地方，篇幅就不够了。但是我想没有什么谨慎对待了还避免不了的危险。不过急性幻觉妄想状态和持续睡不着觉的状态是不能有的，至少是无效的。强迫等态度不仅仅是对艺术疗法，在其他治疗中也是不应该有的。很有必要在治疗的时候营造一种可以很自然地说“不”的氛围，至少不要让患者间出现“那个医生说不画画的话，就不让我出院”这样的议论为好。当然“审查员的态度”会对好不容易建立起来的宝贵的二人关系产生破坏，这个应该是不言而喻的。另外还需要避免的是，当艺术治疗的主治医生不是同一个人的时候，对于患者作品的指示信息，完全不与患者沟通。还有，根据经验，对于绘画很拿手的患者会把绘画当做有力的防御武器，比起平时没有什么绘画机会的患者，从他们那儿获得的信息要少很多。我觉得在这种情况下，应该要使用箱庭、橡皮泥或涂鸦疗法。反过来，对于那些难于管理的患者，“无论如何都使用箱庭疗法”是没有效果的。从管理的角度看艺术疗法，其作品一般都是在闲暇时和时机成熟时自然创作出来的东西。另外，“只有特殊患者接受艺术治疗”“接受艺术治疗的人是特殊患者”，这样的意识还是不要有比较好。一般来说，“自己是患者”这样的认知无论如何都应该只是一时的，而如果有“自己是特别患者”这样的认知，即使只是一时，也会对自己恢复精神健康产生确实的阻碍。这也是我长期坚持对自闭患者、慢性青春期痴呆症患者等以绘画、橡皮泥等艺术疗法为重点进行治疗的原因。当然，还有一点不用说也应该明白：实施艺术治疗本身不是目的。当然患者对于通过它来观察自己的目的是很敏感的。

谢辞：

本论文的完成，和以大桥一惠、山中康裕、永井洋、长谷川雅雄等专家为首的在名古屋市立大学进行的非言语治疗的实践与讨论是分不开的，同时东京青木病院的大森淑子、野村琉璃子，大阪蓝野病院的后藤佳珠，东京精神卫生学教室的细木照敏等也给予了支持。在此谢谢大家。（各位专家工作的单位都以 1976 年为准）

（中井 久夫）

第三章 个人心理疗法（精神疗法）与艺术疗法

什么是心理疗法（精神疗法）

心理疗法（精神疗法）是什么？我谈论的话题是“个人心理疗法”（艺术疗法），这里有“个人”这个和“集体”相对的说法，“集体”是交给其他学者论述的话题，这里论述的都是指个人的情况。首先我在这里想说的是，心理疗法和精神疗法几乎一样。有什么不同吗？实际上，不论是心理疗法还是精神疗法，都是从“psychotherapy”（英语），“psychotherapie”（德语），“psychotherapie”（法语）翻译过来的。前半部分的“pysch”来源于希腊语“psyche”，原先是指灵魂、心灵、生命、精神、精灵等意思。后半部分也同样来源于希腊语“therapie”，它有如下意思：（1）等待，服务；（2）为获取对方的好意、恩宠、恭维、求爱、好心情而提供服务；（3）对物品的照料，照顾他人，温柔；（4）治疗，为来访者提供服务；（5）饲养动植物，护理病人。这个词由相关词汇合成起来，在现代，就是“内心的治疗方法”的意思。

然而，当把“psychotherapy”或“psychotherapie”翻译成日语时，精神医学家翻译成“精神疗法”，而心理学家则译成“心理疗法”，这是翻译文化盛行的日本的悲哀，对同一个词汇，翻译过来却使用不同的文字，这有时会让人以为这两个不同的词汇包含的概念是不同的。但很明确的是，这些原本是从同一个词汇翻译过来的，它们的意思完全相同。

那么，我为何特地用“心理疗法”（精神疗法）这样的方式来论述呢？说起来的话，我现在担任日本心理临床学会的会刊《心理临床学研究》的总编辑，这个学会会员超过八千人。在这本杂志中，我们把“psychotherapy”统一称为“心理疗法”。但是，同时我又是日本艺术疗法学会会员，那里的会员很多是精神科医师，他们往往习惯将其称为“精神疗法”。由此，我才采用了上述的并称形式的记述方式。

关于语言的解释先到这里。接着论述这个用语所包含的具体内容。

所谓“心理疗法”（精神疗法），是指“运用心理学和精神医学领域中的各种方法，采用言语或者非言语的手段作用于身体或内心，使身体或者内心产生变化的一种治疗方法”。这里所说的心理学及精神医学领域中的各种方法,包括了从精神分析到行为疗法的广阔范围。这些技法都是在近一个世纪内迅速发展起来的。

再补充一句,被认为是现代艺术疗法的先驱者的,不是别人,正是荣格。他和弗洛伊德决裂以后,经历着内心的彷徨,那时,他自发地在苏黎世湖畔制作沙雕,或在石头上雕刻,或创作绘画,然后他痊愈了。当时少数去向荣格咨询的患者,也详细地体验了通过画画使内心痊愈的过程。

什么是艺术疗法

下面我们探讨一下什么是"艺术疗法"。首先,我想没有不知道"艺术"是什么的读者吧,英语中的"art"一词起源于拉丁语中的"ars",和法语中的"art"一样,不过发音不同。德语中则是完全不同的词汇"kunst",它在印欧语系中是具有"艺术"含义的专业词汇。"艺术"一词原先是指绘画、雕刻等意思。现在,从俳句、诗歌、小说等类型的文学作品,到音乐、舞蹈、电影、话剧等,"艺术"一词在广义上已经成为了"人类创作活动"的总称。

在印欧语系中,艺术疗法一般用文字记叙为"arttherapy"(英语),"therapie d'art"(法语),"kunsttherapie"(德语),我在相当长的时间里,对于把这些方法称为"艺术疗法"感到抵触。我把它们称为"创作疗法",也就是"expression therapy"(英语),"therapie d'expression"(法语),"ausdruckstherapie"(德语)。原因就是,如果用了那样的说法,治疗师无意中会把追求艺术美作为目标,这是不好的。当然,在治疗的过程中追求美也没有什么错,但是我一直坚持,在艺术疗法中,追求美不是目的,应该追求的目标是"治愈内心苦恼""从身体的病痛中解放出来",甚至是"心灵的治疗"。

但是,当听到中井久夫说的"即使是一条画得弯曲不直的线,在哲学意义上,它也与精美的绘画作品具有完全相同的价值"以后,我渐渐认识到,艺术一词并不只是对于艺术家而言。人类所有的创作活动都可以被看做艺术,这样的话,说成"艺术疗法"也可以。当然,就算是这样,我对于之前"艺术疗法"的说法的恐惧还没有完全消失。读了本书之后,在开始谈艺术疗法时,我更想把这种纠结传达给读者。

那么,举个例子来说,在对儿童进行治疗的时候,很多治疗师都会把游戏疗法误解为"因为是游戏,所以快乐地玩就是游戏疗法"。克莱因、安娜·弗洛伊德发现游戏对于儿童治疗是不可缺少的,通过游戏,儿童表达出纠结、愤怒和悲伤,在使他们表现的过程中,治疗师和他们进行同样的体验,因此,这个过程很多时候是绝不轻松的,反而非常艰辛。

艺术疗法也是一样,它不一定就会出现美好的、善良的作品,一定要做好在创作时会出现丑恶的、肮脏的、非常痛苦的作品的觉悟。

应用于个案的艺术疗法

下面进入对应用于个案治疗的艺术疗法内容的论述，这里举出我认为容易理解的音乐疗法的例子进行论述。

以前，我一直在精神病院工作，某个有名的精神科医生在实施音乐疗法的时候，让患者(临床心理学上称为案主，这里，因为是在精神病院中，治疗师都是精神科医生，面对的都是病患，所以这么说)听贝多芬和莫扎特的音乐。他把高雅的并且觉得沉静的音乐录入磁带，让患者听。他观察之后发现，对于一部分患者来说这些音乐是有效果的，那种效果当然可以说是音乐的力量，不过我心中还产生了别的想法，也就是，他在进行“精神分析”“命运分析”这些比较难操作的项目时，患者反而很精神，能够自如地分析。我觉得，这关键在于他什么都没对患者做，没有从患者的角度看。什么都没对患者做，这是非常重要的。治疗师没有对患者进行多余的治疗，另外，治疗师还听着他喜欢的好听的音乐，以轻松、良好的状态和患者接触。这点正是最好的治疗。

河合隼雄先生也说过，“箱庭疗法之所以是非常好的心理治疗，是因为患者什么都不用做就可以了。治疗师不用分析，不用介入，只要看着案主制作的箱庭，就可以充分地体会、理解患者”。总之，治疗师其他事情不用做，只要在案主的身旁静静地“守候着”，就是切实的治疗。案主被治疗师静静地守候着，在这个过程中，他内心的伤痛就被治好了。

这里插一句，我为了治好左变形性股关节症而实施左大腿骨切断，并接受人工股关节衔接手术的住院期间，为了战胜术后病痛，我听的不是贝多芬、勃拉姆斯、瓦格纳的音乐，而是巴赫、莫扎特、恩雅的乐曲。贝多芬的乐曲沉重且令人窒息，听了以后让人更加难受。巴赫、恩雅的曲子可以让人从内心深处感到轻松，而莫扎特的乐曲给了我快乐的心情。

这种通过听音乐，甚至聆听使患者痊愈的方法，被称为“被动音乐疗法”。当然，与此相对的就是“主动音乐疗法”，就是让患者自己创作音乐，再进行演奏，通过这些进行治疗的方法。我想在这里强调后面一种方法的重要性。想要利用小提琴、钢琴，首先必须学会如何使用它们，但是治疗的时候使用一些打击乐器不需要教学，易于上手。这里，目的并不是演奏音乐，而是案主通过激烈的、快速的节奏，或者安静柔和的、舒缓的节奏，表达自己的心情。这时，治疗师根据案主当时的心情，或者以和案主一致的时而激烈时而柔和的节奏，再打击一遍作为回应比较好。不要只是案主表达，治疗师也要站在同样的立场上，用同样的乐器演奏，以此作为回应。可以说，这些就是对个案的心理治疗。

个人心理疗法

这里让我们回到本文最初论述的部分。到目前为止，我接触过先进的写真疗法

(photo taking therapy)、俳句疗法、连句疗法、沙盘游戏疗法、小说疗法等很多种艺术疗法,但我想论述一下历史最悠久的绘画疗法。当然,我最先实施的绘画疗法是"咨询中集团、个案绘画疗法",是临界于本文和下一篇论文中间的疗法。那时候,我是在精神病院实施治疗的,而且那个病院除了我,没有能够实施心理治疗(精神治疗)的治疗师,所以当时绘画疗法的展开是很令人瞩目的。那时的很多成果已经以论文的形式发表了,当时主要是针对精神分裂症患者,让其每周画一张画,让他们把内心的故事演绎出来,这种方法达到了很好的治疗效果,这里不再具体重复了。下面,仅限于个人心理疗法(精神疗法),介绍一下我现在正在实施的 MSSM 法以及 MSSM+C 法。

MSSM 法

这种 MSSM 法,即"mutual scribble story making method",当时被称为"相互涂鸦整合故事法",考虑到临床上不能使用"涂鸦"这个词,最近改为"相互描绘编故事法"。这种方法在临床上使用是有先例的。对于这些方法,我接受了中井久夫先生的指点,下面首先论述这些方法。

涂鸦法

美国女性精神分析学家玛格丽特·南伯格为了把实施绘画疗法时由于治疗师技术方面的原因导致患者产生的阻抗情绪控制在最小范围,同时为了通过了解患者内心产生的意想不到的图案和形状而找出患者的潜意识,把涂鸦法导入了绘画治疗的流程中,并想出了首先让患者在纸上自由地涂鸦,然后找出涂鸦中一些具体的东西,再涂上颜色的方法。南伯格一般是采用让案主把图画带回家涂上颜色,下次带过来的方法。这个方法自 1970 年引入日本后,中井受到河合在实施箱庭疗法时"很多时候,分裂症患者在框框中又加入了框框和篱笆"的启示,发明了"加框法"。即治疗师首先在画纸上用钢笔(原来是用木炭)画一个框架,随后让来访者在画纸上自由绘画,在绘画中找出具体的事物,让来访者完成图画。

交替画线条法

小儿科医生温尼科特博士在自己接受过精神分析,成为精神分析医生之后,根据之前的经历,在给儿童看病的时候想出了这样的方法。首先治疗师用钢笔涂鸦,将它交给案主,案主给看出来的图形上色,之后还给治疗师。下一次的时候是反过来,案主涂鸦,交给治疗师,治疗师给图形上色……交替重复进行。这就是交替画线条法。

加入斟酌区域法的交替画线条法

将上面的方法解释给我听的中井先生,自己在实施这个疗法的时候稍稍进行了修正。实施的时候，他问案主怎么看治疗师的抽象图画，能看出什么图案，然后，治疗师也把自己看出来的图案告诉案主，最后把双方一致的部分涂上颜色。这个和罗夏墨迹测试的斟酌局部是一样的，于是中井先生对这个修改的方法做了那样的命名。下面引用他绝妙的解释：

首先由患者开始。治疗师作为被动方，对于患者描绘的线条进行斟酌，把投射图案的名字说出来，在图画中指出来，并且说出判断的理由，然后询问患者是不是也那么认为："总觉得看起来像大鱼在水中游。这是头，嘴巴开着。是大鱼啊，你怎么样，是那样看的吗？"有时患者就会在一旁插嘴："是金鱼啊。"或者"这边是石头啊。"旁边的患者心里痒痒地想要插嘴，这时治疗气氛就充分活跃起来了。想要说的话很多很多，即使不死板地说接下来怎么怎么，治疗过程也会顺利地进行下去。

相互描绘编故事法

终于，到了我的方法这一部分。实际上，我试过很多次南伯格和温尼科特的方法，尤其是温尼科特的方法，它在很短的时间内会使用十几张纸，像我这样不擅长整理东西的人，哪个图画是哪个患者的，是哪次治疗时用的，顺序是怎样的，之后自己完全理不清头绪。迫切的需要是创造之母，困难同样也是创造之母。吊儿郎当的我，想出了把温尼科特的疗法在一张纸上完成的办法。此外，我把中井先生偶尔使用的"加框法"和"整合故事法"也加入进来，使其成为治疗中必需的元素。我的这个改良，和温尼科特原来的方法有所不同，所以取名为"互相描绘"，同时又因为有编故事的元素在里面，所以加上"编故事"，最终命名为 MSSM 法。

下面简单介绍一下这种方法。

首先，治疗师在图画用纸（大致是 8 开纸那么大，或者是 A4）上用钢笔画好框，让案主画好小格子（用线条把空间分隔开，一般是分成 6～8 块），然后猜拳。胜利者首先开始，也就是首先用线条画画（不过，刚开始案主不知道怎么画好，因此不管是谁胜了，一开始都是由治疗师开始。从第二次开始像上面说的那样做），然后输的一方接过钢笔，给能看出具体图案的部分上色。完成之后进入下一个部分，这样交替进行。最后剩下一个格子，治疗师对案主说"那么，这里好多东西（不限于东西，可以是人、植物、动物、幻想的怪兽，或者动画片中的人物）都登场了，替我编一个故事吧"，治疗师拿着钢笔，把案主编出的故事填到格子里面（有时候，也会出现案主说想要笔自己写的情况，当然，可以满足案主的这一要求）。

MSSM＋C 法

MSSM＋C，即"MSSM with collage"，实际上这个方法是在实施 MSSM 治疗时

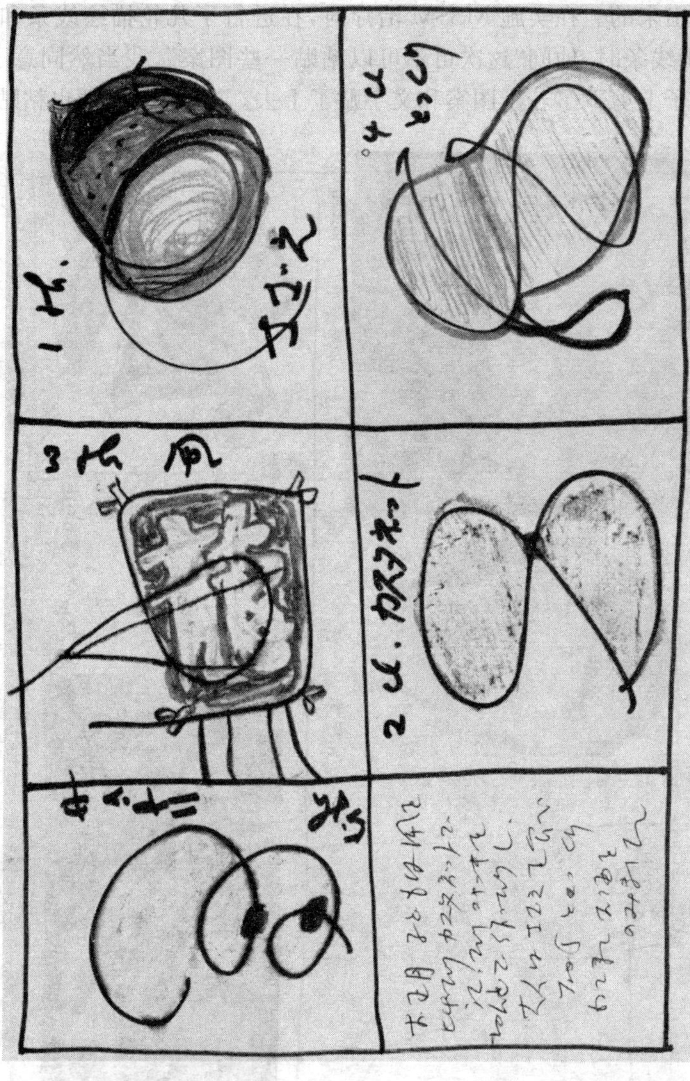

图3－1

图3－1说明 MSSM的个案：初中二年级时拒绝上学的女孩子被母亲带来进行咨询，这是一直对其实施MSSM疗法的案主。测试的结果显示，其拒绝上学的根本原因是对人恐惧。

某年1月16日的作品：(1)案主绘画，治疗师投射(荣螺)(2)治疗师绘画，案主投射(响板)(一种乐器)(3)案主—治疗师(风筝)(4)治疗师—案主(日式酒壶)(5)案主—治疗师(日本放送协会播放的动画片中的主人公名字)

案主编的故事：正月的时候，孩子们放着风筝，打着响板唱歌，用橡皮泥捏成动画片中的人物形状，大人们吃着荣螺，拿着酒壶喝酒。

解释：案主把五个事项很完美地结合在一起编出了故事。事实上，正月这样的情景确实能在周围看到，因为还留有对人恐惧症状，我认为这种现实感是非常重要的。另外，案主的响板和治疗师的风筝，案主的酒壶和治疗师的荣螺，上的几乎是同一种颜色，这和治疗师很神奇地保持一致。

由案主自己想出来的。在实施 MSSM 治疗时，在进行了几轮描绘线条和图案投射之后，轮到案主画线条时，他问“这次可不可以粘贴一些图案”，我当然同意了，案主从周刊杂志和小册子上剪下了若干图案和文字贴了上去。这时，治疗师也粘贴一些别的图

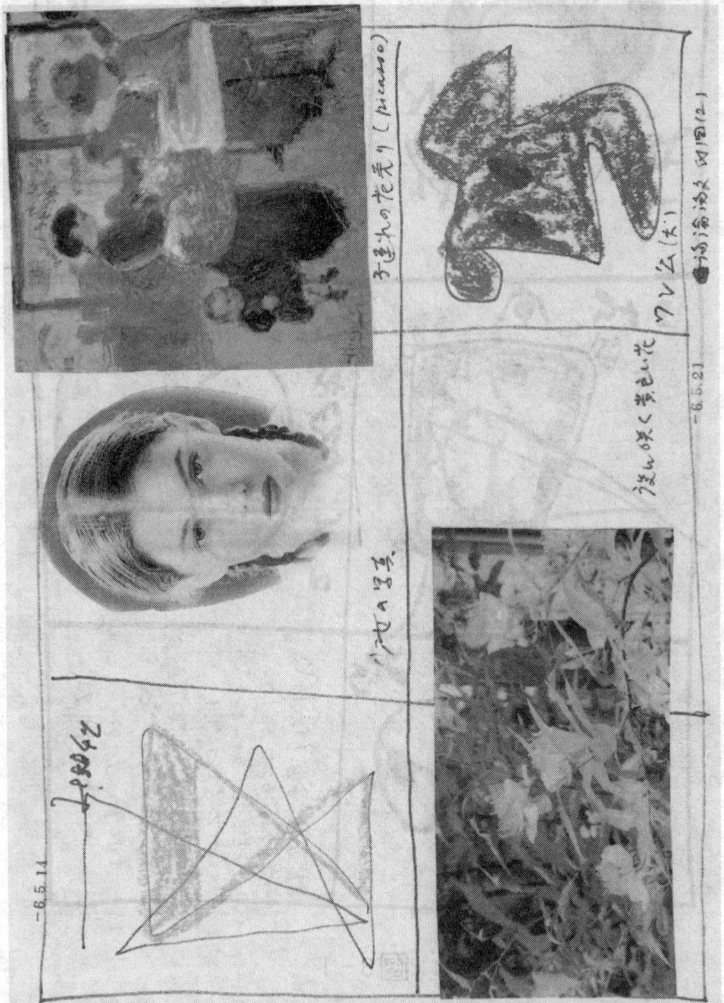

图 3－2

图 3－2 说明　MSSM＋C 的个案：是某年跳楼自杀未遂的中年女性的病例。女性两腿腿骨骨折，住院后，被介绍到我这里。测试诊断为神经性抑郁症。来访者非常喜欢 MSSM＋C 疗法，以作品为基础在家里创作小说。

某年 5 月 14 日 MSSM＋C 法的作品，同年 5 月 12 日就诊时带来的小说作品：(1) 治疗师创作图画作品，案主进行投射(沙漏)(2) 案主—治疗师(狗)(3) 案主粘贴图片(院子里的黄花)(4) (同)(治疗师)(少女的照片)(5) (同)(案主)(带着孩子的卖花人)

案比较好。总之,不要限制案主的想法,之后可以接着看他是怎样把那些意想不到的东西编到故事中去的。

但是在进行相互描绘编故事法时,所有的画面都使用粘贴画,会让人觉得画面很难看,只偶尔粘贴一两张,会使画面突然地发生变化,让人看了觉得确实有点像艺术作品。但是,加入粘贴元素对于治疗来说是一把双刃剑,以前也提过,有些案主就喜欢使用原来的治疗方式。

以上我针对个人心理疗法(精神疗法),结合自身实践,介绍了 MSSM 法、MSSM+C 法以及相似的一些疗法。

这里应该预先注意的是,使用这些疗法,对帮助那些受到日常生活中苦痛、疾病、强迫等精神困扰的几乎没有休闲时间的案主找回"轻松"是很重要的,不需要对他们解释。不过很多时候,箱庭疗法的确是可以通过观察作品整体的变化自然而然地抓住作品意象的变化。但需要注意的是,治疗师要设法把对案主的侵扰控制在最小范围内,要很好地对治疗进行保护,注意保持好游戏的气氛。因此,使用上面介绍的中井先生的斟酌区域法时,有很多需要注意的地方。

另外,虽然说是艺术疗法,但它依然是一种心理疗法(精神疗法),因此,治疗时肯定会出现迁移和抵抗,所以必须掌握好关于这些心理疗法(精神疗法)的基本知识和经验。

来访者的小说作品

十六岁的恋情

(黑字表示 MSSM+C 法中出现的意象)

从深夜至早晨的那段时间,我在一个很奇怪的地方遇到了一个少女。整理唱片是我的爱好。当我把家中那些乱七八糟的唱片按照年代、歌手顺序整齐地摆放完毕后,已经是凌晨两点了。我走出厕所正准备睡觉时,突然那个少女带着一只**狗**出现在屋子前面。一个非常漂亮的少女,这么晚了,她在这里做什么呢?少女的身边是一只小狗。它静静地坐着,抬着头看着我。"你是谁?这里是我的房间。"我一边想着是不是妈妈重新雇了一个新保姆,一边问她。她没有回答我,少女和小狗快速地闯进了半开着的房门。我有点慌张,这么晚了还和女孩子在一起,妈妈知道后一定会骂我的。女孩显得很有自信地说:"你妈妈的话,没关系的。""来,我们下国际象棋吧。""哎?我从来没有玩过那个。""没事,可以的。"不知何时,女孩已经拿出棋盘放在了桌上。奇怪啊,见鬼了,她是谁啊?我觉得她好像有点面熟,但是又从来没有见过她。我被拉着坐到了椅子上开始下棋。睡意一下子全都没了。奇怪的是,我不知不觉地开始下起棋来。“詹姆斯,今天是你十六岁生日。祝你生日快乐。我也是十六岁。”“为什么你会知道?”“你的事,我都知道。”少女把我将死,我输了。下一盘棋是我赢。我们边下棋边聊天。“我妈妈在我很小的时候特别辛苦。她卖过花,也做过裁缝。她辛辛苦苦把我从小抚养到大。后来她一直也没有再婚。”“真可怜。那只狗叫什么名字?”“葡奇,是我的孩子。我一辈子不想结婚,葡奇就相当于我的孩子。”“一辈子不结婚?你还只有十六岁啊。”“是呀。那么今天就聊到这里吧。明天凌晨两点左右我再来,记得把门打开哦。”由于自己脑海里尽想着少女的事,所以我立刻点头答应她了。“我等着你,还有葡奇。”少女和小狗走了。回想一下刚才和少女聊天的内容,有很多奇怪的内容,不过我也没有细想。已经早上了。我饿了,就走到餐厅去。哥哥在喝咖啡。他是医学院的学生。“这么早!眼睛很红哦,没睡好?”“看得那么准,不愧是学医的料。是的,没睡好。有什么药开吗?”“傻瓜。”那时爸爸妈妈也起床了,我们开始吃饭。我依然在寻找那个少女的身影。家里的钟点工还是原来的那个。那么她究竟是谁呢?吃完早饭,由于学校没有课,我又沉沉地睡了。等到凌晨两点,少女和小狗不知何时已经来到了房间。少女笑着说:“来,继续下棋吧。下起棋来很有意思吧?”“今天我不会输给你。”“是啊,詹姆斯是个很聪明的孩子。”少女用大人的口气对我说道。都是十六岁,她竟然像个老太婆似的。“葡奇又可爱又聪明,是个很好的孩子。”少女用了过去时态和我说小狗的事。葡奇不是在这里吗?“詹姆斯讨厌狗?”“不讨厌。如果不用陪狗散步,那我也想养一条。”“你试试吧,养狗的乐趣一定胜过陪狗散步的烦恼。”“嗯,可以考虑。”“你一定要养哦。给狗也取名叫葡奇吧。那我就更开心了。”“知道了。”“太好了。葡奇,在詹姆斯那里你又复活了。”少女又说了很莫名其妙的话。葡奇在一边没出声,只甩着尾巴。它张开了嘴巴,像要大叫的样子,不过没有发出声音,可怜巴巴的。“你的名字?我还没问过呢。”“爱莱努,我叫爱莱努。”“很不错的名字。我们一直做伙伴吧。”“不行的。”爱莱努露出一副很悲伤的样子说道,“明天我们不得不分手了。”“那你为什么来我这里?戏弄我吗?”“怎么会戏弄你呢?因为喜欢你呀,詹姆斯。我从某个地方得到了允许,能够和你见三天。而且,只是从凌晨两点到早上的那段时间。”“那是什么地方?”“詹姆斯,那是以后你也一定会去的世界。”“哪里?我也一定会去的地方?死亡世界?”难道这个少女和小狗不是生活在这个现实世界的?我凝视着爱莱努。她确实是一个十六岁的少女。爱莱努和葡奇笑眯眯且安静地坐着。“是啊,正如你所想的那样。”“那么,你们不是这个现实世界里的?”“是呀。不过你也并不感到害怕吧。”确实是一点都不害怕。我甚至对少女产生了爱慕。“那么,我们该走了。”那时我拉开窗帘,外面渐渐地亮了起来。“那么明天见吧。那是最后一次哦。”“嗯。”于是少女和小狗离去了。我觉得这些事情很奇怪,但是又觉得也许这确实是真实的。今天是最后一次与少女见面,我真有点依依不舍。也许是因为她是一个很美丽的少女,所以和通常听说的幽灵完全不同。我真的觉得自己是个粗线条的,不会轻易被周围的事物所左右的人。等到凌晨两点,少女和小狗来了。我边下着国际象棋边说:“爱莱努说过一辈子单身?”“是的。”“是讨厌男人?”“是呀,也许有点病态。可我从小一直看着妈妈很辛苦地把我带大。男人都是不可靠的东西,他们可以很随便地背叛女人。太可怕了。要是那样,虽然一个人有点寂寞,还是一个人好,也不会受到任何伤害。那样不是很精明吗?”“并不是所有的男人都是那样的啊。”“至少我爸爸是那样。他抛弃了幼小的我和妈妈,和别的年轻女人跑了。”“是嘛,看样子你是受到了爸爸很大的影响。男人可以改变女人的一生。”“是啊,也许现在我也已经变成固执的坏女孩了。”“已经太晚了。”“是啊,已经死了嘛。”我们两个都笑了。“那你为什么还到我这里来?”“明天你可以去问问妈妈。”“她会相信吗?”“一定会相信的,给妈妈看这个棋盘。啊,时间已经到了。詹姆斯,真的谢谢你。你毫不恐惧,非常随和地和我聊天,和我的预想一样。还想再和你多呆一会儿啊,可时间简直就像沙漏那样,过得那么飞快。”“真的要走了?”“注意身体,你以后会很有前途的。”爱莱努和葡奇这次一下子消失了。我深深感到,她确实是幽灵。当想到再也不能和她们见面时,我感到自己更思念爱莱努了。那天下午,当我把这三天内发生的事告诉妈妈后,她的脸一下子变了色。“为什么不早点说呢?”“我没觉得害怕。当然,她也没有伤害我。她简直就像是熟人一样。”“真是迟钝。这边来。”妈妈一边发呆,一边把我领到了二楼。那是去世的奶奶的房间。打开房门,里面传出了一股灰尘味。所有的家具几乎都用白布包裹着。我好奇地注视着周围。妈妈拿出了一本相册,打开第一页后问:“是不是这个人?”那果然是爱莱努的照片。照得很漂亮。“妈妈,就是她,爱莱努。”“果然是爱莱努。”妈妈好像显得有点害怕的样子。“这个人啊,是我的妈妈。”“不过,她说自己一辈子不结婚的。她生了孩子吗?”“不是啊,我是爱莱努的姐姐的孩子,是养女。”“是吗?”“她临死前,我已经有了你的哥哥,不过她非常在意还在妈妈肚子里的你。她说,那是一个很聪敏也很有胆量的男孩。等到那个孩子长大到十六岁时,我一定会去祝贺他。她说过好几次,可我都忘记了。祝你生日快乐。真对不起,没有脸见你的奶奶了。果然到了十六岁,她来看你了。虽然不敢相信,但是世界上很多事情就是说不清楚的。”“是啊,怎么会那样。竟然会出现在我的面前?”“一定是太爱你了吧,在出生以前就是那样的。她没有恋爱过，一定很寂寞。你居然一点也不害怕，还和她做朋友。太谢谢你了，妈妈也感到很高兴。不会错的，一定是十六岁花季的初恋。”“嗯，和孙子？”“那时的奶奶只有十六岁，不是孙子吧。”“啊，那倒也是。我也很喜欢她。瞧，比**庭院里开着的黄花**还要漂亮啊。”“快忘了吧，詹姆斯。一切已经结束了。”妈妈用额头碰了碰我的额头，她的眼睛里有点湿润了。“妈妈，我可以养小狗吗？”“啊，是那个葡奇？”“是的。”“可以啊。不过，你得自己好好照顾它。”就那样，我和妈妈沉浸在各自的伤感之中，静静地看着庭院里的黄花。

解说：

整个作品略微有点长。来访者几乎每周都写这种诙谐的小说，并一直持续了将近三年。本作品恰好是在我辞去外来就诊业务，即将和来访者结束见面的那段期间其创作的作品（我正在考虑和来访者共同出版一本 MSSM+C 法的小说集）。如果是以往的话，故事的主人公一定是自杀或者是被杀的结局。不过，现在主人公以那样的方式活着，说明其很明显地持有对治疗师移情的心理，而且来访者已经跨越了那种心理。各位读者也一定能够从小说作品中体会到那种完美的包容分离的结局吧。

（山中 康裕）

第四章
团体精神疗法与艺术疗法

团体精神疗法的意义：艺术疗法的扩展和在团体治疗中的有效性

大部分艺术疗法在临床实践中都有团体治疗这种形式。对住院患者、外来就诊患者，以及日间患者等进行团体治疗的时候，艺术疗法都适用。患者从小孩到老人，有各种各样的病症，因此针对这些建立起来的治疗理论也有很多种。不管是哪种形式的艺术治疗，都具有言语、非言语、音乐、氛围这些艺术疗法的表现特征，并且以这些为基础建立起来。在团体艺术治疗中经常采用心理剧和音乐疗法的形式。

团体疗法和个人疗法有共同点和不同点。在治疗的目标上，个人疗法和团体疗法是一致的，在团体治疗中，像亚罗姆说的那样，团体之间具有特别的互动作用，有整体感、连带感，被共同的环境包容。另一方面，也有不适用于团体治疗的情况，像多米诺骨牌一样，稍不注意，某些病症就会在团体中传染。进行团体治疗的时候，有需要解决的问题和对问题的讨论，有希望改善病症的期许和纠葛，时不时还会有切实的行动。团体内部共享这些复杂的感情，通过分担、互助，共同努力克服难题。团体疗法的治疗师一边处理团体内部的这些情感流动，一边引导团体成员努力解决各自的难题。

此外，团体治疗中也有相互干涉和角色取得的问题。如被团体接纳，被他人赋予期待的角色，自己希望扮演怎样的角色等。在个人治疗中，患者容易隐藏内心对他人的感情，在团体治疗的时候，通过相互认知，团体成员的互动会被激发出来，这是团体治疗最大的特点。

另外，团体精神治疗是在复杂的人际关系、人群互动中导入共同创作的疗法。在团体精神疗法中，参加者以各自扮演的角色和他人发生互动，通过这样的方式来达到治疗的效果。这里的团体包含小团体和大团体，对这些团体的结构和互动过程的理解，建立在团体精神疗法的各种理论和观点上。本章中，我想试着结合团体精神疗法的治疗体制和治愈功能，从艺术疗法与生俱来的治疗功能的角度，谈一下团体精神疗法和艺术治疗的关系。

艺术疗法的特征：围绕艺术创作的主体，构造艺术创作的平台

不管是团体活动还是艺术创作，都可以说是在自己和他人的相互关系中展开的人类具有象征意义的行为。这里所说的象征意义的行为，不论艺术创作也好，团体行动也好，都能够透过行为分析出发生这种行为时的心理。另外，特定的心理背景“产生特定的表达”，在这个意义上，这些行为也可以说是“创作出具有象征意义的作品”。在以艺术为表达媒介的治疗中，这种象征意义的作品创作，是围绕着“自己、他人、作品”这三个元素产生的。

在团体治疗中使用艺术疗法时，当导入艺术媒介物之后，患者主体进入创作环境，每个患者在“创作、互动”这样的团体活动中都能够对自己的创作行为具有的象征意义进行自省。艺术疗法为他们创造了这样的平台。在这个过程中治疗师要考察的指标是，从认识“创作主体的潜意识”开始，保证团体完整，经过多次活动和连续的团体互动，让“环境变化导致主体变化”，实现治疗主体从现实的自我向理想的自我，然后向适应社会的自我的转变。这个过程可以分解为六个阶段，在存在论的基础上分析和把握这六个阶段，了解各个阶段的基本构造和进展，这些就是治疗师需要考察的指标。下面对于一些需要注意的地方进行简单的说明。

团体艺术疗法的各个阶段：认识创作主体“潜在的自我”

艺术疗法刚开始的时候，是创作的主体开始认识“潜在的自我”的阶段，这是创作的准备阶段。目前还不知道想表达什么的主体，可以反过来认为他们没有什么“想要的东西”(需求、欲望、动力)。艺术疗法的这个开始阶段以成员想要表达为理论前提，从相互认识的观点来看，这个表达的准备阶段是由咨询者和治疗师双方决定的。

这些主体潜在的自我准备在实施艺术治疗时表现出来，目前主体表现出来的自我还是和平时一样的。艺术疗法适用的患者主体，有着家庭、工作、疾病等各个方面的烦恼，也有很多不明白自己“期待解决的难题是什么”和“想要成为什么样的角色”的病例，如那些经常受到周围的人刁难和排挤的“自闭症患者”或“困惑的人”。

在这样的情况下导入艺术疗法能使主体在创作的时候把自己遇到的难题表现出来。如有些病人不愿意创作，这种消极行为一般被理解为病症，但是我们要鼓励患者发挥自己的能力，努力使他抓住“打开创作窗户的机会”，即使只是“最低程度的创作”。要学会体谅他，虽然可能“什么也没有创作出来，只是在慢慢转变态度”，但是也要积极地肯定和接纳他。不要看了作品就觉得创作主体似乎有病症，就否定和排斥他，要知道所有治疗和心理援助中最基本的就是对患者的创作能力给予“积极的肯定”。在这样的互动中，我们才能切入病症核心部分的“纠结”和“束缚”，深化对患者的理解。能够达到这些目的的艺术疗法，作为诱导患者创作和促进理解患者的媒介的艺术疗法，

才是符合要求和被期待的。

在准备阶段中，有缺失的咨询者主体会围绕“自己是什么样的”进行具有象征意义的艺术创作，必须保护好这样的场景，周围的同伴也是。通过向主体提供这些表现的机会，可以深化对主体的认识。这个阶段中对治疗师的要求是：(1) 对主体的特性表示理解；(2) 设立治疗目标(创作情景的开展)；(3) 预测治疗进程和具有象征意义的艺术创作的进程。下面开始探讨这些治疗的构成要素。

第一阶段，引导患者进行表达

第一阶段，设置进行艺术治疗的场所。艺术疗法的开端是相对容易准备的部分。在治疗师不经意的引导下，艺术疗法就开始了。需要掌握的技巧是，要从“主体需要的东西”入手，引导他们打开“表达的窗户”。实践中的艺术疗法有如下形式：(1) 侧重娱乐性的艺术疗法；(2) 侧重绘画性的艺术疗法；(3) 侧重狭义的精神治疗的艺术疗法。另外，在临床实践时，采取个人疗法、相互疗法、团体疗法等形式。

对实施团体艺术疗法的地方能容纳多少咨询者，彼此间距多少，需要多少工作人员，治疗的时间多长，房间如何布置等问题都需要思考。艺术治疗开始之前，需要考虑“治疗空间、展现的形态和给咨询者的感觉”。如果把咨询者表现出来的潜在的自我比做底片的话，那么这第一阶段，就是让咨询者摆姿势准备拍照。艺术疗法可以使咨询者在团体中相互交流。虽然只是“对一张纸做功课”这样简单的设置，但也包含着表达主体的现实存在，并保证和维护艺术疗法的开始和展开。

在这个阶段，一定要构筑一个安全的环境，一个能够安全地、自由地将自己的内在暴露出来的环境。咨询者如果确实一直被这个环境容纳着，他们就会从“内心需要着什么的主体”向“面向他人的自我暴露”(这个暴露象征着主体的内在)转变。就是在这样的“不经意”间，艺术治疗开始了，主体会开始和同伴发生联系，产生互动。

第二阶段，团体中成员的相互联系

就这样，在保证主体参加团辅的时间、地点、创作方法之后，艺术疗法开始了。人在被黑暗笼罩时，会因为没有亮光而不知道自己的位置，大家几乎都有这样的体会。这个时候，人们会通过手表指针上的荧光涂料发出的微弱光线来确认自己的位置。这和通过镜子中的镜像(即使还没有认识到那个镜像就是自己)确认自己的存在的情形很相似。回到这里就是表达的主体和同伴通过一系列媒介(视觉、听觉、触觉等)确认自己的存在并且向他人发出信息。

自己和自己之外的事物出现了，为了确认自己的存在，人们会在外界寻找自己存在的标志，在和他人发生联系之后，主体的心理和自我渐渐发生变化。第一阶段的关系，可以说是主体和主体之外的人存在着的关系，那么第二阶段设置的关系，可以说是“围绕着相互联系，主体开始展示自己”。

例如，当面对某个主体的时候，你会想要通过互动改变他“孤独的”静止状态，试图使主体的状态产生变化。你会经常使用“谁孤独呢”“谁都孤独”“对谁而言呢”“使谁呢”这些语言，通过转换开始谈起自己的感受，这时有孤独感受的主角就会发生变化。于是在第二阶段中，就会比较容易在共同创作中产生“和谁”那样的和他人产生联系的意识。

在第二阶段中，患者和其他成员不断互动，在这样的气氛下，会产生和别人在一起的感受。这时会产生艺术创作时的“共同的欢乐和辛苦”等奇妙的感情。通过共同创作，在精神治疗场所中相遇的主体和他人相互敞开内心，共同治好疾病。这个阶段也是相互之间的联系发生微妙变化的阶段。

第三阶段，主体产生对立的感情

第二阶段之后会产生彼此接近的“最佳时机”。日语中的最佳时机可以理解成“和别人建立联系的原始动力”。“最佳时机”包括（1）空间要素；（2）时间要素；（3）动力要素。然后，才有可能在彼此之间产生互动和各种复杂的关系。

会产生“谁可以满足别人缺失的部分”和“关心（理解和感情）别人对我的关心”的疑问。在主体和他人的联系过程中，会产生“依存/斗争—逃避/依赖”（比昂：集团动力的基本假设），“拥有/安定—自由/距离”这样的对立关系，另外产生徘徊于爱恨之间的“不在旁边的话寂寞，在旁边的话困惑”的二人关系间的相互对立的感情（因为自恋产生的感情）。

即使进行言语精神治疗，如果卷入这样对立的二人关系的话，也会出现这样的情况：患者说“谁都不了解我”，治疗师回应说“谁都不能了解你吗”，患者不断重复说“不是，谁都不想来了解我”，治疗师说“那么，或许有人可以了解你吧”。像这样进行语言交流，很多时候患者会觉得烦躁。患者和治疗师在一起进行“绘画疗法”时，治疗师也会表现出病态，这一点需要留意。

“最佳时机”可以保证互动顺利进行，使主体不局限于二人关系。可以和另外的第三者联系起来（团体成员内部结构转变，促进成员进行表达），引导治疗向艺术创作的方向前进。

这个时候要确保实施艺术疗法具有内在的驱动力。确保“艺术疗法具有引导患者进行交流和表达的动力”，确保“成员是面对面的”，确保“时机”成立，通过“最佳时机”促进“言语或者绘画创作”，这些很有必要。通过引进非言语性质的艺术创造作为媒介，使治疗中的言语交流更加顺畅。艺术疗法有时虽然和治疗中的言语交流背道而驰，不使用言语进行治疗，但是就像引水一样，它作为引导媒介能够促进言语交流的溪流顺利地流淌。

第四阶段，对于创作主体的认识和团体活动的进一步展开

个人治疗也好，团体治疗也罢，如果用心保护好前面三个阶段的话，那么成员都会快乐地创作出某种形式的作品，并通过作品进一步了解自己和得到满足感。在这个阶段，成员或者咨询者自己可以在团体活动中得到如下方面的满足感：(1) 通过作品了解主体；(2) 通过作品和主体产生相同的感受；(3) 通过创作活动提高自己的能动性，得到自我强化。

通过作品感受主体的体验，就好比通过“足迹”解读信息。从成员质朴的意象和感想，到围绕病理进行分析，解读的范围很广。实施艺术疗法时，以各种媒介（绘画、音乐等）为线索，但不把各种爱好强加给成员，而是以患者为中心进行治疗是无比重要的。

通过艺术疗法的这些活动，成员提高了表达和创作的能动性，强化了自我。总之，成员通过艺术创作可以确实地感受到自己变强了。

这一阶段可以进一步向艺术教育以及娱乐疗法深入。任何场所和任何创作活动都会促使人们自我觉察并引起内在的变化。总之，艺术创作这样的形式可以陶冶患者的情操，使其创作更加细腻，说得更加深入一点，可以帮助人们寻找存在的价值，丰富自己的表达，加深对自我的认识。这样，不仅可以从表面上看到症状减轻或消失的治疗效果，而且可以治好人们所有的创伤（显示的信息量越少的时候，越是需要治疗师的技术，这时需要继续使用艺术疗法）。

第五阶段，通过解读作品的含义进行自我回复

若可以把艺术疗法看做是“通过作品进行自我探索的旅程”的话，那是因为在这个过程中，通过构筑和维护创作的空间，主体可以充分地将“想要成为的自我”“自己想要过的生活”“希望别人怎样”表达出来。创作的时候，创作者会体会到能够创作出来的东西和创作不出来的东西的差距。想要将无法创作、禁止创作的内容表现出来的时候，主体会考虑到这是团体创作的场合，必须顾全大局，于是抑制自己的想法，选择可以创作的部分将它表现出来。艺术疗法可以帮助主体认识自己，了解自己发展的可能性，并帮助他们积极地进行选择，做出改变。

在这一阶段，通过解读作品的象征含义和自我表达，可以体会到自己的存在感，通过和他人互动再次发现自己存在的价值，拓展对自己的认识。主体通过对自己的了解，如“这幅画是我的作品”“听了这个音乐，想起这样的自己”等，主体的自我同一性和连续性可以得到反映。通过玩味“理想的自我”，发现现实中自己存在的发展可能性，这个是和胡乱创作和停顿创作有本质区别的发现真正自我的过程。

这里所说的自我同一性，包括时间连续性和空间一致性，也就是“自己从哪里来，

要到哪里去，为什么现在在这里，现在在这里的我们是什么人”等存在问题的答案。在这里，被赋予各种含义的主体通过发现自我的同一性，创作的空间会大大增大。

第六阶段，增大自由度和提高社会适应能力

随着创作自由度的增大，会遇到“不能随心所欲”的新问题，于是主体进一步探求“如何和他人共处”的自我同一性。在自己和他人互动的场所发现进一步的可能性，这种可能性保证主体和他人保持“距离”的同时又有“联系”，在“相互联系中一起生存”。这里所说的和他人互动的场所，包括其他团体疗法、治疗福利院、家庭、工作场所等，进一步会向所有有人在的地方延伸。所有艺术疗法的最终目的都是想使患者的身体、精神和环境的适应能力增强。艺术疗法中的感情和技巧作为媒介来使用，最终目的是要使患者学会运用这些东西来处理现实中的问题，帮助他们适应社会生活。

团体艺术疗法：从象征性的艺术创作到自省、自我觉察的过程

以上，把团体精神疗法和艺术疗法这两个轴承纺出的绸缎解开，分解成六个阶段进行论述。艺术疗法，不管是个人治疗还是团体治疗，或者觉得并不是以治疗为目的的治疗，都需要安排治疗目标和治疗过程。细致地安排好这些之后，才能保证艺术疗法可以达到良好的疗效。

在进行团体艺术治疗的时候，可以考察在主体和他人互动时主体行为的产生和变化过程。有了主体才有他人，他人又反衬出主体的存在，在这样立体的环境中，通过分析主体采取的行为，可以分析出主体本身。团体活动中人们采取的具有象征意义的行为，是在主体、他人和作品三者关系中产生的。“患者画出的拙劣的图画”和画家精美的图画，从艺术疗法的角度说，“在哲学上是对等的”。

实施团体艺术疗法时，主体、他人、作品三者相互作用，同时，围绕着自己和许多同伴，这许多相互作用又互相交织在一起。随着治疗各个阶段的进行，团体出现各种各样的结构变化。团体艺术治疗可以理解成在保证主体创作环境的基础上，通过不断活动，让主体发生变化，使主体适应现在的环境，然后适应象征性环境，最后适应社会环境的过程。任何精神治疗(团体—个人，艺术—活动)都有这样的构造。在维护好这三项构造的基础上，通过象征性的活动，主体一步步学会自我觉察，然后达到自我认知。

附记：

本稿是在与平野洁、热田一信、知名孝等人的讨论与共同研究的基础上完成的，对于艺术疗法的各个阶段，参考了参考文献 1 的观点。

(高江洲 义英)

第五章 艺术疗法中的语言

艺术疗法是显著的言语性疗法

艺术疗法经常被称为“非言语性疗法”，经常被评价为很适合在“不能顺畅地用言语进行表达和交流的场合”，以及对“使用表达意象疗法非常有效的人”使用。但是，没有比这“非言语性”更加不合适的用词了，采用这种说法，其实是对“言语性疗法”是什么一点也不了解。艺术疗法不是也和诗歌疗法一样，操作过程中要使用语言吗？我不是要做这样的强辩。

如果“言语性”或者“非言语性”是根据治疗的时候使用语言量的多少来判别的话，那么，使用的语言越少不是说明语言更有分量吗？这个是实施艺术疗法的时候最先需要留意的地方，从这个角度可以说艺术疗法是“言语性的”。但是，我在这里想论述的也不是语言的多少和分量的问题。

艺术疗法被定义为“把意象表达中包含的种种信息活用于治疗的疗法”，意象的表达和语言有很大的关联，并且意象表达是在患者和治疗师双方交流的时候产生的，因此，艺术疗法是显著的言语性疗法。我们能够发现这里的“言语性疗法”中的“言语”和日常生活中说的“语言”是不一样的。

我认为，在实施艺术疗法时明白这个道理是非常重要的。把艺术疗法定位在“非言语性疗法”，或治疗师不能在治疗中发挥言语的作用的话，那么“不能用言语表达”的意象和“超越言语”的艺术作品就不能被充分地激发出来，因而无法达到良好的治疗效果。

语言和人类

能说会道的人一出生就被语言包围了，简直是“被语言驯养的动物”。语言就像空气一样和身体融合在一起。我们把这空气一样的语言称为母语，把它当做不可缺少的东西，每天呼吸着它生活。

这些语言就好像“表面磨损的货币”那样，在表达观念和传达事件时被频繁地使用，因此语言也可以被认为是代表“意思”“概念”“观念”“事物”“世界”的符号。但是，表达、传递信息只是语言的次要作用。

语言作为工具虽然被用于传递信息和表达意思，但是它最主要的功能其实并不是让我们把语言和已经存在的概念和事物联系起来,然后把对应关系记住。语言之所以被称为"母语",是因为它就像本来没有这个词汇,我们发明它,然后它从我们的口中蹦出来那样,就像经过一段时间之后,在诗歌和精神疗法治疗中创作出作品那样,具有使事物诞生、孕育那样的创造性。

就像我们第一次创造出"闷闷不乐"这个词时感受到的那样,当然,现在这个词汇已经很陈旧了,你还记得第一次说这个话的时候,发现自己的心中有这样的感情,然后觉得"用这个词汇形容非常贴切"这样的感受吧。另外,诗人和病人不能马上明白"想的是什么""思考的是什么"(这些都是在无声中涌现出来的),并且转换成语言的形式。在造访了"空荡荡的内心"后,同时和语言联系起来,你会突然明白"想的到底是什么""思考的到底是什么"。

这种创造性才是语言最主要的作用,就像"最初言语诞生……万物随之而成,通过言语创造出来。有了生命,这个生命是人类的光辉"(《约翰福音书》日本圣书协会译)。

我们感知着,被言语之光普照着,通过和言语之光的交汇不断深化对这个世界的认识。如果用空气打比方的话,那就是我们呼吸着语言(母语)才能进行思考,气息所到之处孕育了新事物的诞生,气息能到达的地方就是我们的界限,引用路德维格·维特根斯坦的一句名言:"语言的界限,也就是我的世界的界限。"

言语,我想也可以被比做透明的网。我们将一条条横的或是竖的线条编织成言语的网,用它承载的东西就是我们的世界。〔1〕

我们看着患者的绘画,很多时候"一看就明白作品背后包含的世界和心情",可以把我们的感受、绘画具有的含义还原成语言。总之,正是有了语言的网,我们才能做到这些。不能用语言的网承载这些东西的时候,我们很困惑,觉得那些作品"不可理解"或"含义不明"。而且,在交换涂鸦法中,在彼此分享意象时,我们不知不觉都使用了自己的语言之网。看到对方的绘画时说出"嗯"的语言,"嗯"这样的语言背后应该承载着很多很多的信息。

在日常生活中,我们的周围充满着言语的空气,我们尽情地呼吸着它,尽管有时会因气息阻塞而剧烈咳嗽,不过不需要担心。另外,由于这个网是透明的,我们不会意识到世界是被它承载着的,因此也不会注意到从这张网上掉落的东西。尽情地谈话,自如地看电视和杂志,我们觉得世界无限广阔。对大部分人而言,语言(母语)是完美无缺的。

但是,我们的患者正在承受着语言的瑕疵带来的痛苦——感受着稀薄的空气,

〔1〕 网线越粗失去的纤细的世界就越多。用常见的例子说明的话,如英语是母语的人,不需要思考就能明白"freedom"和"liberty"这两个词各自的意思——两种意思的"自由的世界",但是翻译成日语,想来想去对这两个词还是只能翻成"自由的世界"这个一样的意思。反过来,母语不是日语的人,也没办法确实地理解"わび""さび"所描述的意境,"甘え"也是很难理解的,虽然有和"甘え"同样的现象,但是外语中没有一个词语和这个词的意境完全相同,所以也是不能完全理解"甘え"的。

不能自由地呼吸，另外也很在意从语言之网上掉落的东西。那些“说不出的”“无法用语言描述的”或本体不明的“某些东西”纠缠着患者的内心，患者努力地想把它们表达出来。是幸还是不幸，“被语言驯养的我们”正在不断地通过语言拓展和丰富自己的世界，而他们却在承受着语言带来的痛苦。如果从一开始就不存在语言，或者语言能力是完好无损的话，他们也就不会有“说不出的”“无法用语言描述的”东西了。

因此，我们需要把这些不能用语言表达的“某些东西”沉淀下来，并期待通过意象的形式表现出来。

语言和精神疗法

把精神疗法划分成“言语性的”和“非言语性的”，这是把语言只当做工具的看法吧。另外，先前说的，语言的表达、传递信息只是它功能的一个方面，而且精神艺术疗法并不是通过这个功能展开的。如果在精神治疗时语言发挥的只是表达、传递信息的功能的话，那么治疗师不是真人，而是“哈尔”(《2001 太空漫游》里电脑的名字)也行吧？只有它才能够准确地传递信息。

当用并不熟练的外语谈话时，我们心中形成意识，一边思索着合适的对应词汇一边表达，但是精神疗法和这个过程是不一样的。精神疗法是使目前没有办法言语化的、透明的“某种东西”穿上合适的贴切的言语的外衣，并让它表现出来的过程。因为“某种东西”是透明的，所以只能以言语包装后的形式表现。但是，穿上合适言语衣服后的姿态，就像神的言语表现的是神本身，妈妈的言语表现的是妈妈自己那样，是“某种东西”本身。

因此，精神治疗中的交流就是患者和治疗师一起给模样不明、透明的“某种东西”穿上语言的衣服，使它的模样显现出来的过程。但是，并不是套上已经做好的现成衣服或旧衣服，即并不是用字典里现成的词义和早就有的陈旧的词汇解释，而是像诗人被灵感牵绊着创作诗歌那样，用言语给“某个东西”穿上衣服，使它本来的模样显现出来，或者是拆分已经做好的现成的衣服和旧衣服，重新裁剪、染色，缝上别的布料，使僵硬的地方变得柔软。重新缝制后，“某个东西”的合身的衣服就做好了，穿上后它本来的样子就显现出来了。在这个过程中言语发挥了创造的功能。另外，如果用网比喻的话，那就是患者和治疗师通过把言语之网的网孔不断变小，把原来网上掉落的“某种东西”重新拾起，是这样的一个过程。

但是，我们的患者不是诗人，他们手中拿的衣服很贫乏，另外只有陈旧的已经定型的衣服，不管他们怎么努力缝制，就是不能制作出和“某种东西”适配的衣服，我们也会碰到很多这样的情况。或者说，可能会碰到患者只能用现成的网承载东西，而不管怎样都不能承载起掉落的东西的情况。

因此若期望他们使用语言之外的东西作为媒介达到那样的效果，其中的一种，就是绘画等意象创作和表达。

实施精神治疗时的语言

在实施精神治疗时，语言是一种符号，更重要的，它是从身体中发出的回响和音律，或者说是"气息"。精神治疗时使用的语言作为"富有生命的音律"在医患之间回响着，它有固定的书面意思，而说话时发出的回响和音律也蕴含着特殊的意义（比如说生日礼物，不仅是礼物的具体内容，还得有好的包装纸和包装盒，这构成一个整体，送出去后让孩子高兴）。这并不是说在日常会话中根据说话的音调会产生许多不同的意思（赞赏的口吻、讽刺的口吻、亲切的口吻、厌恶的口吻）。"气息"和某种东西的表达有很大的关系。

我们对患者实施风景构成法，提示患者画出简单的事物，在这个过程中我们了解到，不同的治疗师在实施治疗的时候，同样的患者会画出各种各样不同感觉的图画，另外，使用同样意思的指导语，根据音调的不同，患者会产生不同的反应，那是因为"气息"不同。并不是只要没有生命的声音传达了正确的信息，作品和反应就会在无言的沉默中产生，它是在治疗师说话时传递的声音和音调，以及由此营造出的静谧氛围中产生的。沙利文说精神疗法的语言不是言语性质的东西，而应该是声音性质的东西，声音性质的东西是随"气息"产生的。

那些符号化的像外衣一样生硬的"呆板的语言"，通过吸收这些气息而被分解、扩展，向词义的边缘延伸，变成洋溢着身体、动作、情感等流动气息的"灵活的语言"，这就是用新的语言给"某个东西"编织合适的衣服，或者说是使原来的网线变细，把"某个东西"重新承载起来。另外，治疗师的指导语能够诱导患者进行丰富的表达，那些言语具有超越字面意思的含义，就像指向意象源泉的水流一样。

我们在学习词汇、认识世界的时候所使用的不仅是呆板的符号——"生硬的语言"，也应该有洋溢着母亲"气息"的回响和音调的声音——"灵活的语言"。那些语言不是用我们现在普遍使用的一般含义可以概括的，它在我们周围生动地描绘着世界的模样。

在进行精神治疗的时候，除了指导语的内容、说指导语的方式，"气息"也是重要的内容，[1]能不能通过语言描述出"某个东西"到底是什么样的，这和"气息"紧密相关。

另外，这样的"气息"能够滋润干涸的大地，使已经定型的泥土中冒出意象的源泉。

介绍绘画疗法的实际操作时，人们也不会特地介绍指导语和"呼吸法"——绘画创

〔1〕 不管是什么疗法，说话的语气都比说话的内容重要，但是这一点经常被忽视。认知疗法就不用说了，行动疗法和自律训练法也是，决定治疗效果的多是治疗师使用的语气——不是取决于能否正确地向患者传递信息，而是和言语之间的口气和音调有关。但是，这些几乎不被重视。即使是药物疗法，药物的疗效也和用药时使用的语气有关。

作开始的时候,吹了什么样的“气息”,之后“气息”怎么运作,这些都不介绍(就和外科手术教科书一样,虽然写着在哪里切开,把哪里缝合,但是最重要的主刀医生的手术刀怎么使用,这些基本不写)。但是,精神疗法中重要的不仅是“哪里切开”“怎么缝合”,“手术刀怎么使用”也是成败的关键。

即使是具体病例报告会有详细的绘画分析和解释,但是治疗时双方说的只言片语——那个能够引出意象源泉的“气息”,还没有介绍它的先例。作品创作如果和治疗时说的语言没关系的话,那语言也就是发挥了日常生活中传情达意的作用罢了(本来发表论文的时候,人们就不太可能把治疗时说的语言一一记录下来。只有在口头论述时,治疗师作为发言人,我们才会知道当时的声音和举止)。

另外,我虽然阅历不丰富,但在印象中,不管是国内还是国外,优秀的治疗师都有优秀的“气息”。他们在使用“非言语性疗法”时对于言辞的表达还是非常注意的。一般认为,实施精神疗法时如果治疗师身体状况欠佳,治疗效果是不会好的。那时,其头脑的思考并没有变慢,不过说话声音要么很小要么太大,语言缺乏厚度和余韵(不过也有因为低热或者疲劳而头晕,不由自主地展开丰富联想的情况)。

语言的局限——具体化和缺失化

到目前为止,如果问精神疗法是“言语性质的”还是“非言语性质的”,那么回答毫无疑问是言语性质的,可以说因为有了言语的创造功能,“某个东西”才得以浮现和表达。通过言语使“某个东西”在患者和治疗师之间呈现出来,也就是通过言语使它具体化,即使患者和治疗师不是诗人,那也是可以办到的。不,如果是诗人的话,脑海中倒是会涌现出无限的词汇,反而不能表达得十全十美了。为什么呢?因为用某些语言进行描述时“某个东西”就实体化了,但是正是因为用了那些词汇,“某个东西”原来的模样变得模糊,最后反而陷入黑暗,也就是另一些东西缺失了。

马拉美在《诗的危机》里曾经感慨,终于创造出“森林”这个词汇的时候,“森林”在自己的心中具体化了,但是之前一直存在的树木茂盛的真实的森林,因为“森林”这个词汇反而在心中消失了。另外庄子也说过,请昭文这个有名的琴手弹琴时,他确实演奏出一首美妙的旋律,但是同时也失去了倾听背后蕴藏的无限美妙的旋律的机会,“得到”的同时也是“失去”。

总之,通过语言使某些事物具体化的时候,一定也会导致对该事物描述的缺失化。这样的话,这“某个东西”涵盖的内容越是巨大或者越是深刻,那么通过言语的网承载起它就变得越发不可能。真的是“巨大的惊异是不常常被叙述的,深刻的思想不是任何一个墓志铭所能承受的”(麦尔维尔《白鲸》)。

语言和意象

精神疗法的目的是希望填补由于语言造成的“具体”和“缺失”之间的鸿沟,使“某个东西”的模样呈现出来。但是这个目的越是难以实现，对于用语言填补鸿沟之前的“某个东西”，就越是需要和语言无关的意象来辅助。换句话说，语言需要意象辅助，要把无法用语言表达的“某个东西”通过语言具体地描述出来。正因此，当无法实现时，语言需要借助意象表达的力量来实现它。在这个过程中，语言更加生动和丰富，能描绘出新的世界。

一张图画——意象表达，或许是存在于“具体化”和“抽象化”的鸿沟之间，超越无力的言语而浮现出来的事物。不过，它依然是在治疗交谈中的言语诱导下，在语言耕作的土壤中诞生的。患者不是能自如地在“无声”之中创造出意象的艺术家，无论如何，作品是在和患者的语言交流中诞生的意象，也就是说，意象需要语言引导。

语言和意象相辅相成，彼此需要。语言产生意象，意象丰富语言。通过超越具体化和缺失化的鸿沟使“某种东西”表现出来。我们如能通过语言交流使治疗过程深入的话，就不再需要起辅助作用的媒介。总之，语言产生的“某个东西”的缺失化需要意象来填补。另外，绘画疗法越是深入，治疗就越是向言语交流的方向变化。最后，不再需要意象表达——已经没有需要描述的“某些东西”了，因此语言交流不会再出现缺失化，也就不再需要意象表达。语言导致的缺失化现象消失之后，语言交流就可以自如地进行。

意象、语言和艺术疗法

那么，我们从和语言之间的关系的角度认识一下意象。意象是用语言无法表达的“某个东西”表现出来的一种形式，它是“从内心的源泉中涌现出来的事物”，它由外部渗入地下的水流（经历和周围发生的事情）和从地下往外涌的水流（自身举止和自身感觉）交汇而成。

这样的意象就像我们到目前为止看到的那样，是由语言产生的，它需要语言的引导。为什么呢？前面已经提过了，语言就像洒向干涸地面的水滴，它渴望着意象的源泉从地表渗入地下，引导意象表达。

因此意象一点一点地从地面涌现出来，然后可能在某个地方一口气喷发出来。但是，意象的表现不可以是杂乱无序的。如果不沿着一定方向探索的话，只会让患者变得没有条理，混乱不堪，尤其是在处理分裂症患者的时候，有可能会出现无法控制的局面。因此，在意象表达的时候，一定要设法在特定的形式和框架中展开。

水流会不断地涌现出来形成沼泽，或者一口气喷发出来。接下来我们堵住泉眼，撒上泥土重新固定土地，一定要让它成为可以行走的坚实的大地。在这里能够发挥作用的是语言。意象表达出来的时候，旁边倾听着、守护着患者的治疗师是必不可少的，因为此时，治疗师的语言能够使喷出意象之泉的大地变得柔软而坚实。

不再是混乱地不断到处喷涌，不再是一口气喷出，而是从意象之泉涌出一条主流，静静地流淌并滋润着周围的大地，语言就像泉水孵化出的蝴蝶，在泉水的周围飞舞，指示着泉水所在的地方。然后，当不再需要泉水的时候，蝴蝶飞回平时的田地里。艺术疗法中的语言就是和这个蝴蝶一样的东西。

使用意象表达的治疗，就像在意象海洋中的患者和脚踏实地立足在言语大地上的治疗师在海滨对话，中间的阻碍是不明白什么模样的“某种东西”，不知什么时候能够把患者接回到陆地上。我们和患者虽然可以偶尔来到海边，但是我们终究还是只能在陆地上生活的生物。治疗师一直站在内陆的话，就没办法接近海中的患者。不过，过于深入海中的话，会和患者一起沉沦。不是在陆地也不是在海边，而是在海滨对话，这就是艺术疗法的特色。

意象的消失和语言

艺术疗法是在意象表现的基础上成立的，和语言有很深的关系，是最显著的语言——母语性质的疗法。艺术疗法是引导母语最大限度地产生的疗法。因此，不管是通过什么形式的媒介引导表达，艺术疗法治疗师必须具备把患者的母语引导出来的“好的气息”。

这样看来，语言促使意象产生，但是同时，语言又会使意象消失。如绘画疗法在急性精神分裂症后期使用的时候，会被判定为“适合在患者还不能充分用语言交流的情况下使用”，意象并不是仅让它表达一下，而是希望通过它，患者能够用言语表达。另外，我们看到一些预示患者开始好转的艺术表达，如“整合的表达”“完整的表达”等，虽然这是一些没有细化的模糊的意象，但是一定是因为言语之网的作用，这些“整合的表达”“完整的表达”才能出现。

像这样意象开始消失，语言之花盛开，虽然可能只是一些枯燥的日常用语，就像丧失灵气的枯萎的花那样，但是，这也确实象征着患者开始向现实世界迈进，是病情好转的迹象。

（饭森 真喜雄）

第六章 循环性自然史和表现精神病理学

我这里要说的重点是“表达意味着什么”，这个问题是非常要紧的。[1] 布兰肯伯格在精神医学中围绕人类学的宏观认识大致说了下面这些话：人类学的宏观认识，不仅仅局限在精神医学方面。“人类学原理”(das anthropologische)今后还将不断发展。说得简单一点，这个问题，就是克尔凯郭尔研究的“人类是什么”的问题。精神科医生比起其他医生，更多的在和这个问题打交道。比起健康人，这个问题在精神病人身上更为突出。布兰肯伯格在这里提出，重要的不是对这个问题的回答，而是这个问题本身。

布兰肯伯格后来又引用了维特根斯坦的话：哲学家认为，疑问和生病是一样的。为什么说疑问和生病是一样的？因为疑问和生病一样，都是人类必然要经历的。哲学家把疑问比做“生病”。精神分裂症患者就不是比喻，而是切切实实地被疾病缠绕着。“表达意味着什么”这个疑问，隶属于“人类是什么”这样的疑问范畴。这里增加了定语，疑问变成了“精神分裂症患者的表达意味着什么”。增加了定语，这个疑问是不是容易回答了呢？结果完全相反。“精神分裂症患者的表达意味着什么”这个问题是最难回答的。

精神分裂症来访者的表达，用“雕像”(临摹画)的概念来类比就更加容易理解。首先，要了解一下“个体和个体的临摹”这个概念。表示个体乃至个人的单词“individual”，是从拉丁语的“individuus”中派生出来的。与此相对的，雕像具有“可分割性”和“脉络独立性”两种特性。苏格拉底的雕像，是由头、身体、四肢三个部分组成的，拆分之后可以从雅典运到世界各地。照片和电影就更别提了。雕像也同样具有这样的便利。但是，任何雕像前面都会有一个定语：什么什么的雕像。精神分裂症患者就是把那个定语拿掉，出现“强制分割”“丧失脉络”的现象。

还需要注意的是“原物和临摹”。结合言语病例说明一下，精神分裂症患者在使用语言的时候，分不清语言的比喻意思(临摹)和本来意思(原物)。贝通斯等人依据罗素的逻辑阶

〔1〕 这是以第二十四届日本艺术治疗学会(1992)举办的研讨会“什么是表达”上我的发言为基础，经过大幅修正和补充的文稿。

行论提出“双重否定假设”。精神分裂症患者的表述既不是纯粹的幻想(脱离现实世界),也不是完全按照现实,而是过度地使用语言表达。精神分裂症患者不是人称和含义构成的个体,而是由情绪乃至强度构成的个体。在日本的著名学者安永浩、宫本忠雄、木村敏、中井久夫等人的分裂病论中,都有和这个观点很类似的看法。他们的看法在表现精神病理学角度都带有这种倾向,这绝不是偶然的。在我的精神分裂症理论中,雕像和内涵量(强度)是很重要的概念。

分裂症患者的妄想是以现实为基础而虚构出来的。但是,患者本质上是被分裂症缠绕,他们心中感受着的是无法理解的分裂体验。尤其是穆勒·兹尔所说的由于突发事件引发的精神分裂症,患者感受着的东西是语言无法形容的,当然也没办法表达出来,如存在的威胁、无力的自己、现存在的转变和基本的不安等,任何一个都说不清楚。对此,患者能表达出的只有零碎的信息。穆勒·兹尔把它称为强度性—形式性的意象性质。像图 6-1 那样,病人画的是怪兽,描绘的情境是授予皇冠时的庄重场面。图画的前面,一个个圣母像一个个幽灵一样登上天国。图画的后面,天国消失了,圣母再次出现,像一朵朵云,有点可怕。精神病对于常人来说不可理解,就像这样,它非常奇怪。

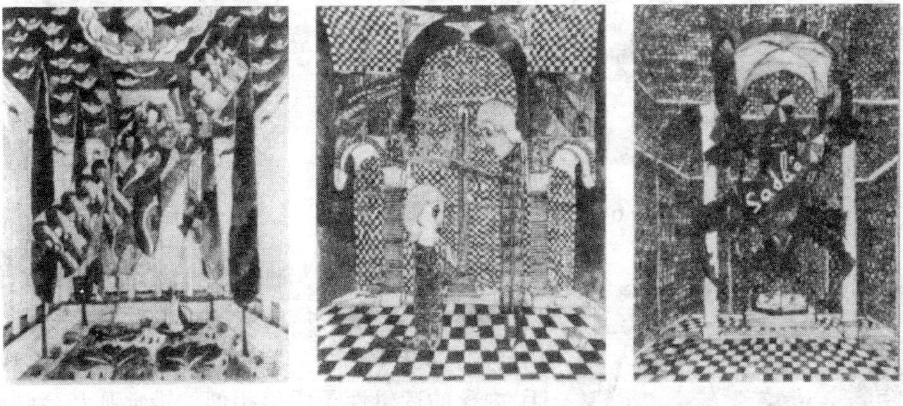

图6-1 分裂症患者的图画(三连祭坛画)

妄想中的现实基础是什么?费尔德曼指出,精神病人的这种不可理解也有一定的规律和结构。通过研究这些规律和结构,我们可以弄清楚精神病的实质。这里需要研究的是科学的解释方法。精神病的结构和法国结构主义中的“多层决定”理论是不一样的,反而和歌德的自然哲学中的“亲和力”比较接近。可以用它来解释我的精神病理论中的记号论。分裂症患者的语言中出现的个体临摹不是对原物的临摹,而是“临摹的临摹”。也就是说,本来是“什么的临摹”,到了分裂症患者这里,前面的定语完全乱掉了。他们对于事物的理解,是胡乱地不断在进行多重“临摹”(也就是说,正常人对现实事物是合理的认知,分裂症病人对于现实事物的认知,因为精神分裂而不断地歪曲,最后正常的认知全变成了胡思乱想)。我们在这里仿照穆勒·兹尔的做法,来看看患者的创作表达。

图 6－2 是 16 岁女性精神分裂症患者画的人物画。画画的时候，她还是很活跃的。整个人物是有点倾斜的，只有眼睛直视前方，和纳夫拉蒂尔所说的“混合的侧脸”很相似。用宫本先生的话来说，这幅画表达出来的是康拉德提过的“关系妄想”，也就是中心化的冲动。这幅画的另一个特征是，左眼（图画右边的眼睛）描绘得过于细致。也就是说，在纸上只有左眼是画得最厚实的，这让人觉得有点奇怪。患者在画画的时候，突然觉得画中的人物“盯着自己看”而终止了绘画。从这一点上可以看出，分不清原物和临摹，这是患者记号理论的病理表达。顺便提一下，患者是双胞胎之一，容易产生这样的视觉上的合一化现象。

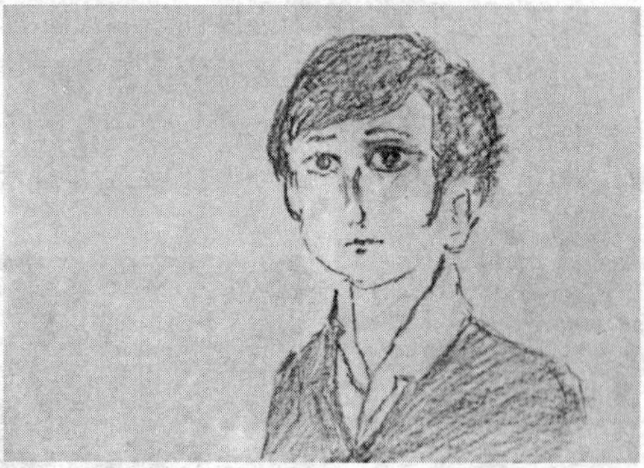

图 6－2

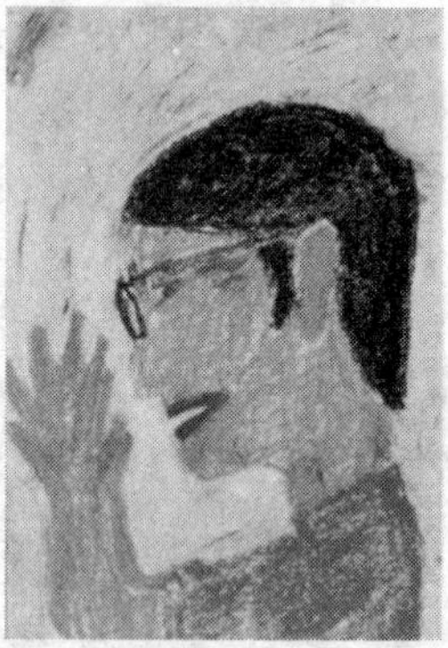

图 6－3

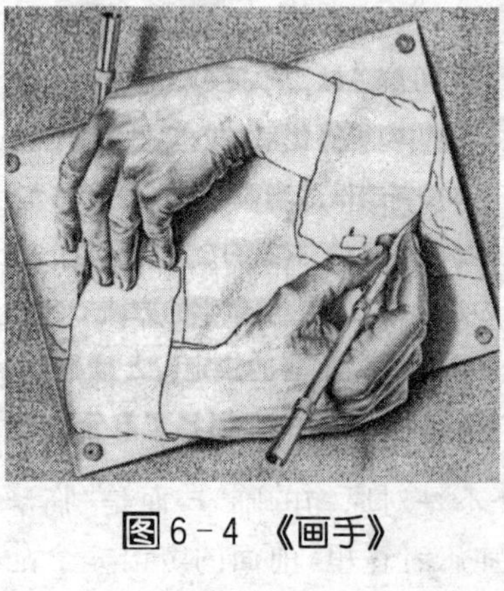

图 6－4 《画手》

图 6－3 是 22 岁男性分裂症患者的自画像，他两只手指向天空，很奇怪的样子。患者对于手是怎样描绘的？关于这个，和有名的埃舍尔的错觉画《画手》内含的逻辑性矛盾很相似。错觉画乃至画面反转的图形画，采用了双重束缚的视觉模型，反映面临危机的情况。在患者的画中，两手固定在半空中，好像拿着照相机一样。画面整体给人一种很强烈的“向内部凝聚力量”的感觉。患者有一种很强的从双重束缚中解脱的愿望，所以产生了这种“强烈的波动”。顺便提一下，这个患者有很明显的病态合理主义的倾向，所以出现了这样的手的混乱。

再看一下图 6－2 中的“眼睛”和图 6－4 中的“手”，思考一下画中的矛盾。问题的关键在于两个不同平面的东西碰到了，甚至交错在一起，形成了一个错综复杂的链条。埃舍尔也是把两只手从背景中独立出来而构成了一个整体。巴雷拉把这个作品比喻成是细胞的自创生过程。最后,他举了膜和代谢物形成的关系链的例子、艾皮米尼地斯所谓的矛盾论,以及数学和言语中的自己论及论(哥德鲁的不完全性定理),这些不同领域的事物之间的相似性,反映出的就是“循环性的自然史”。图6-2反映了“关系妄想”这样的疾病论方面的矛盾,图6-3反映了情绪波动方面的“双重束缚”。这些矛盾反映的只不过是矛盾本身和精神病人的强度指标。

自创生,是智利神经生理学者马图拉纳提出的构想。他和他的弟子巴雷拉一起反复推敲,得出了下面的定义:在神经系统形成的体系中(1)神经系统自己产生相应的元素;(2)相应的元素又再次构成神经系统,就这样,神经系统和构成元素相辅相成,彼此联系。这里确实是引进了循环的概念,也可以理解为巴雷拉所说的“循环性的自然史”。但自创生是一边运作一边创造自己的体系。在这里,提及自己(反省)被理解为不断重复、进行多次的过程,同时每次过程进行时都会对原来的自己产生影响。这个理论构想,比以前的“提及自己”的理论更加先进,可以说是向前迈进了一步。

图6-5是28岁的男性空想精神分裂症患者画的画,他画的是某个女性赠送的礼物。图画里面是多层圆形图案,出现了有六个孔的“奇特的硬币”,这是病情即将出现转折的标志。图画打破了魏茨泽克的固定图形时间法则,很明显反映出“主体”现在面临的危机。但同时,圆环在空想体验中不仅仅是象征图案,而且是患者正在恢复的标志。我在分析中,从构造主义角度出发,使用了莱布尼茨的原子概念进行诊断。但是,木村先生批评说“主体的导入还不充分”,山中先生批评说“一定要把这个图形看成曼陀罗”。虽然如此,我一直还是用自己的方式进行治疗。但是,这个患者由于精神病症状扩散而自杀了,给我带来了抹不去的悲伤和痛苦。

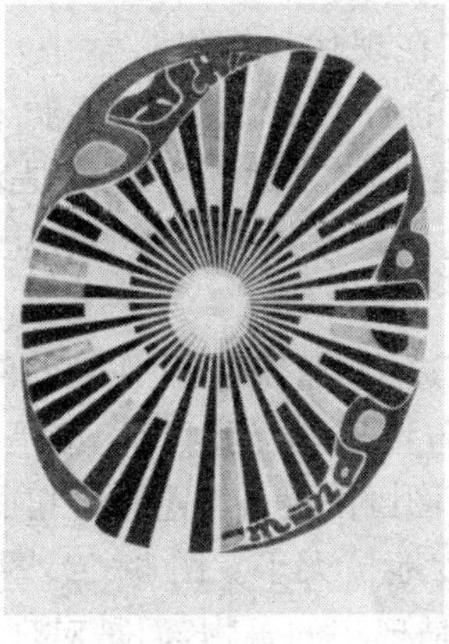

图6-5

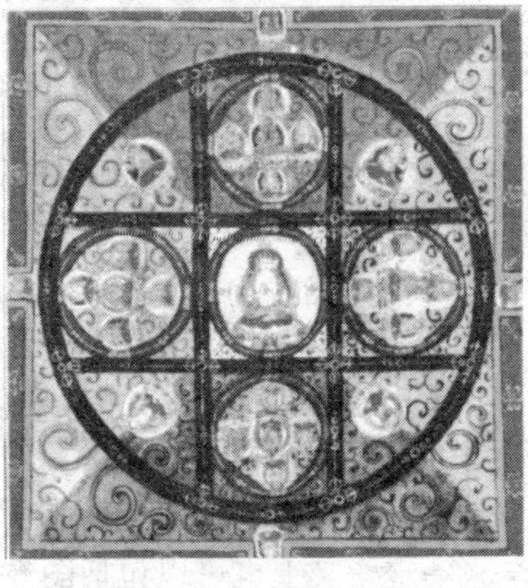

图6-6 密教曼陀罗

图6-7,借用麦金塔,介绍一下我的分裂病的模型图,具体的说明事项在这里的图画中全部省略掉了。重新回想起图6-5的时候,我查了下曼陀罗,并惊讶地发现和

我的模型一致。我的模型也是把一个正方形划分成九块，和密教的曼陀罗（图 6-6）一样。不知不觉地，我被这样的巧合吸引了。我的模型图是由疾病论的极性关联和情绪波动的极性相联组成的。但是，它不是 3×3，而是 2×2 的图形。这里的图画显示的不是四格而是九格，那是因为这里的纸面上不好显示立体图，所以把立体图形展开成平面图，就成了这个样子。这个模型可以很好地反映疾病的强度，并且可以把病症划分到九个格子里面。图 6-7 可以形象地反映出两种病症的症状变化过程，这和原始的静止亚型分类是不一样的。

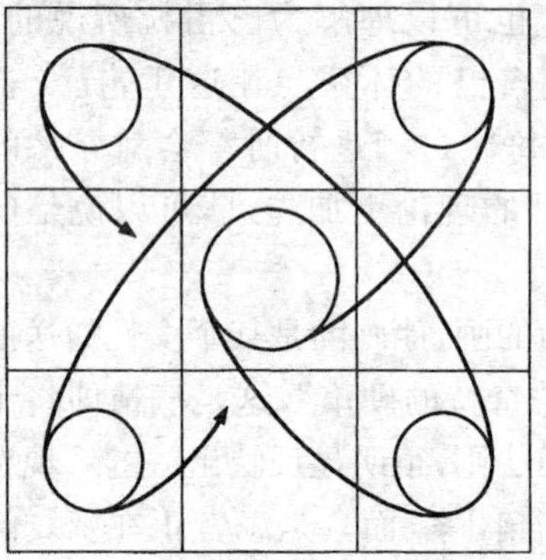

图 6-7

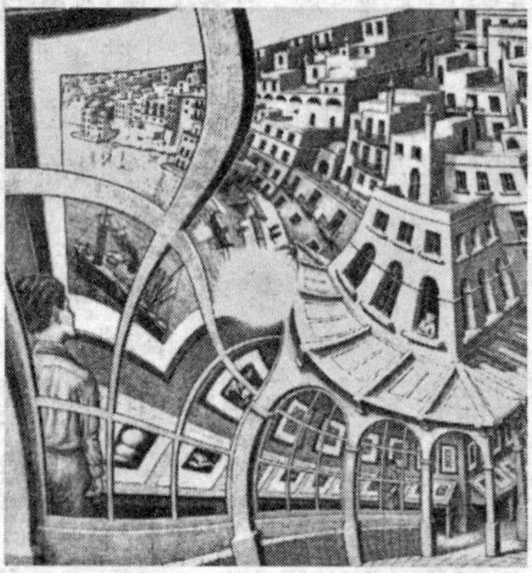

图 6-8 《版画的画廊》

曼陀罗拥有自我相似性和无限阶层的特征。因为曼陀罗具有这样的特性，它在有限中蕴含着无限。可以说这是能够让矛盾（差异）不以矛盾的形式表达出来的巧妙的装置。结合前面的论述，我们可以立刻联想到，这和言语程度的自我提及性和形象程度的自我相似性是非常相似的。正如在现代计算机科学中，混乱的信息会被处理为不规则的碎片。巴雷拉的“循环性的自然史”也揭示了同样的设想。表现精神病理学把它理解为强度（差异）。神经细胞的自创生理论是对这个现象最合理的解释。我也在试图把自己的研究和这个理论结合起来，并为此而不断地努力着。

巴雷拉针对我们的自我记述和自我认知进行了更进一步的研究。他举的例子，是埃舍尔的《版画的画廊》（图 6-8）中的少年。我们看着世界，但同时我们也是被世界创造出来的。因此，画的中间有一个空白的圆圈，整幅图画围绕着它进行了扭曲处理。总之，这幅画的艺术处理正是把自我提及性最大限度地扩大了。图 6-2、图 6-3、图 6-5（一定意义上也可以包括图 6-7）所画的都不是现实的事物，而是对现实事物的扭曲的片面的认识。可以说，扭曲和断层不仅仅存在于画中，画外的世界也会有这样的情况。当绘画因为某种形式的刺激而被迫中断的时候，患者会陷入强烈的情绪波动中。福柯悉心钻研了这个对“外”折叠式的生存方式。德勒兹在这些病例中发现了巴洛克式的“褶”，他把它和相位学联系起来进行了新的解释。

“褶”代表了什么？分裂症患者的表达意味了什么？没有比这个更难的问题了。我们可以运用罗马主义文学的镜像(分身)概念来理解。从“褶”的角度来看，分身不是在内部分化，而是向外延伸。我从替身妄想、个人像视、化身妄想几个方面对各个猜想进行了研究。当治疗关系变成分身关系时，“褶”就存在着了。我们最后能够为他们提供更加有效的治疗吗？对于他们的治疗，不需要打上特别的旗号，但是一定要重视。为了找到更好的治疗方法，希望今后能继续探索和研究“表达意味着什么”这个问题。

(花村 诚一)

第七章
精神分裂症及其表现病理

这次，我想着眼于表现机能病理，结合艺术疗法，特别是我专门研究的绘画疗法，论述一下分裂症的表现精神病理，尤其是在绘画疗法中的创作倾向。

表现精神病理是什么

可以说，心理学和精神医学中的表现病理学，是为了探寻正常的心理、精神，从疾病的角度进行探索的研究。这个和从哲学的角度研究意识，以及从生物学、医学的角度研究意识障碍很相似。表现病理学范畴的艺术疗法和精神病理学范畴的精神疗法是可以进行对照的。

表现病理学（表现精神病理学），是主要通过非言语的表达行为研究精神病理的学问。对精神病人的表现病理进行研究的有法国的塔德和西蒙等人，德国的普林茨霍恩从欧洲各地的精神病医院收集了许多绘画、造型作品，并以此为基础发表了《精神病人的造型——造型表现的心理和病理》(1922)，这是表现精神病理学的起源。

与此相关的艺术疗法，可以说是以艺术或者创作为媒介，通过人们的意象、创作活动，把自身蕴藏的自我治疗的能量激发出来的精神疗法。艺术疗法包括绘画疗法、音乐疗法等。

从表现病理看艺术疗法和绘画疗法

创造性是和意象、表现机能相关的，可以从“表现机能的病例”出发，深入考察意象化的功能。为什么人类不仅可以感觉和认知，还能在脑海中描绘和思考，在自己的心中再次构筑一个世界，并通过和它的对比认识到自己的存在？为什么会有表达能力、表象能力，它又是怎么激发、支撑和引导生命体的自我治疗能量的？

在日本许多实施精神保健的地方都会使用艺术疗法。偶尔在面对面咨询时使用，或者在诊断、治疗时作为技巧使用。日本的艺术疗法是从很久以前的团体、精神病院的娱乐疗法派生出来，然后慢慢地向个人、心理变态的治疗方向发展，并以此为背景建立了治疗理论，吸收和尝试了精神分析理论、荣格人格分析理论等其他很多学派的理论。

若从意象的角度理解艺术疗法，可以把它定义为“以艺术或者创作为媒介，通过人们的意象、创作活动，把自身蕴藏的自我治疗的能量激发出来的疗法”。它的根本理论就是“意象、表现机能具有自我治疗的能量”。理解它的内在结构和机能是今后艺术疗法的研究目标之一。一般来说，“表现”具有很多很多的含义：哲学方面、文学方面、生理学方面、精神病理学方面，然后还有艺术方面的含义。作品表达出的背景光和影像也因人而异。恐怕人类具有的意象、表现机能横跨了许多领域，是非常复杂的机能。

绘画疗法的基本理念

作为艺术疗法的一个分支，绘画疗法利用意象和绘画创作这样的媒介，让患者把自己立体的精神视野和心理空间转换到平面的图画空间中去，在这个过程中诊断患者的心理问题。实施的时候需要注意使用技巧是诊断性质的还是治疗性质的，是横向的还是纵向的，是内容分析性质的还是形式分析性质的，是意象投射的还是风景构成的，等等。

内心空间一般可以分为投射空间或者构成空间。投射空间具有内在空间的性质，没有特定的间隔、水平线或远景，距离是浮动变化的，而且前面充满了具体的事物形象。构成空间具有外在空间性质，会预先设定水平线或者远景，距离是固定好的，根据外面的框架，会有中心、周围、上下、左右这样的空间结构。

绘画时让患者描绘构成空间，对于自己的空间“框架”已经紊乱、时间概念已经混乱的分裂症患者来说具有很大的治疗意义。[1] 构成空间具有固定的距离，以这个距离作为媒介可以探索患者的内心世界。

绘画疗法主要分为两个方面。第一个方面是针对语言表达能力丰富、防御心很强的人（如神经症和人格障碍患者），通过语言突破他们的防御心理，分析出他们的精神病理，然后让他们把感情发泄出来，把从他们的创作中分析出的信息回馈给他们，进一步深化对患者的认识，进一步深入地通过语言进行治疗。

第二个方面，是对于语言能力有所欠缺、防御心理很弱的患者（如分裂症和精神病人），在画好框架的纸上，让他们随意地画画，让他们的意象表现丰富起来，通过激发他们的自我治疗能量，让他们扭曲的空间和时间概念复原。这时，和空间、时间概念一起，语言能力也开始复原了。甚至，在内心结构恢复以后，丰富的内容、内心的余裕、温情、感情的表达，这些机能都复苏了，接下去可以进行言语方面的治疗。这里所说的不

---

〔1〕 精神分裂症患者处在一种自我人格崩溃的状态。患上这种疾病的人会不断地失去逻辑和表达能力，意识处在一种混沌的状态中。他们在所有的人际关系中是最弱势的群体。因此，尝试着使用精神疗法接近他们的时候，在面对面咨询时，我们采取的交流方式是建立人际关系时最基本的方式。

强加、随意的绘画技巧,包括画树木法〔1〕、色彩分割法〔2〕、涂鸦法〔3〕、风景构成法〔4〕和诱导画线条法〔5〕。

分裂症患者的绘画表达

首先,分裂症患者的表达是什么?其中语言和绘画的区别是什么?对于这一点,1971 年中井先生进行了如下的论述。

精神分裂症状态,就像是被这个用语言定义好的世界突然抛弃的人类的一种"语言短路"状态,语言中存在的各种含义被剥夺了。这时的分裂症患者,围绕着自身的健康,和疾病展开殊死的搏斗。在这个过程中,因为意识到一些未曾有过的事物,患者的语言意识被摧残得最厉害,情况向着无法挽救的方向发展,已经不能在享受余裕的沉默中期待"表达"的成熟了。被语言支撑的意识世界反转过来,不仅失去了语言能力,甚至反过来被语言压迫。外界和内在的边界消失了,所有的一切都变成了透明的。因为这时语言已经无法支撑患者的意识,"表达"已经无法进行了。内心意象的世界也一定受到了伤害。掉进了分裂症这个无法战胜的黑洞,发挥"想象力"这样的活动和自我整合、"表达"这样的由内而外的活动也变得毫无可能。

但是,意象不需要像语言那样有精确的和事物一一对应的含义。因此,对被语言压迫的患者而言,不需要含义、不会被含义压迫的绘画的小世界,给予了他们不同于语言的充分的安全和放松。这个正是对分裂症患者使用绘画疗法的重要意义。

风景构成法的治疗意义

对分裂症患者而言,一旦周围情况改变,就无法保持自我一致性。这种对于周围

〔1〕 不同于"树木人格测试",在治疗的时候,让患者当下或者每次都画一棵树。虽然只是画一棵树,但是由于治疗过程和当下情况的不同会产生不同的结果。

〔2〕 在画好边框的画纸上,让患者自己分割空间,选择自己喜欢的部分涂上颜色。在画好格子的空间内会出现新的空间。有的时候分割空间这样的行为本身就具有治疗的效果。涂上彩色会展现空间的厚度和距离感,使这个空间醒目起来。

〔3〕 什么都不用考虑,就在纸上乱涂。画好之后,问患者涂鸦中有没有哪个部分可以看出具体的形态,有的话给那个部分涂上颜色。它对于突破患者内心强烈的纠结和对言语交流的抵抗情绪非常有效。这个技法中涂色的阶段具有构成绘画法的特征。

〔4〕 在画好边框的画纸上列举出河流、山、田地、道路、房子、树木、人、花草、动物、岩石这些项目,让患者画出这些项目以组成一幅风景。之后,让他们加上自己觉得图画中缺少的东西,然后涂上颜色,最后看着这幅图画编一个故事。这个技巧可以用来诊断(诊断哪个部分需要治疗时使用一下),也可以用来治疗(通过构筑风景的创作过程,恢复患者的形象化能力和具体化能力,可以一直使用、一次性使用或定期使用),或从精神治疗方面接近患者的内心(在诊断的过程中,语言交流不顺畅时,为了静静地接近患者创伤的深处,在适当的时候使用)。

〔5〕 这是一种临界于投射绘画法和构成绘画法之间的技巧。给患者展示具有多重意义的图形(单纯的线条或者曲线,如"三座连绵的圆顶山""三座连绵的尖顶山""伸长的 S 或者数字符号""円"等),让他们完成绘画。必须依次展示图形,有时采取连续展示几个图形的治疗方式。稳健的图形带有相互保护的含义,大多是在导入艺术疗法的时候,或者治疗陷入僵局的时候,为了打开局面而使用。对于治疗儿童特别有效而且安全。另外,由于这个技巧具有投射绘画的性质,因此对神经症、人格障碍的患者使用后,其画出的图画很有分析价值。此外,由于这个技巧还具有构成绘画的特征,因此它和风景构成法一样,可以用来治疗以分裂症为主的精神病。

情况的依赖性，是分裂症患者绘画中最大的特征。因此，正是通过"一边参与一边观察"的艺术疗法，他们的世界开始展现在我们面前，治疗时使用绘画疗法也因此变得很有意义。

在发作症状很明显的病例中，分裂症患者很容易因为一个细小的变化使理解扭曲。风景构成法的治疗意义在于能够将彼此关联的风景项目一个一个若无其事地引导出来，然后让患者自觉地调整项目间的距离，达到修正患者空间结构的目的。对于分裂症患者来说，使用风景构成法，在给出画面的主题之后，再把一个个项目罗列出来，让患者把它们用合适的方式搭配起来，引导他们构成图画，这就是这个技巧的治疗意义所在。以风景构成法为代表的图画构成法，侧重强化空间构成方面的治疗，这是这种疗法最大的治疗价值。

能够让人感受到上下、左右和距离等空间结构的风景构成法，可以帮助患者重新构建精神世界中的结构，能够通过意象表达激发出患者的自我治疗能量。这里的重点是，要使用简单的含义不多的绘画让患者投入进来。在绘画中，不给患者强加一些特别的含义，让他们尽自己所能地自由创作。他们可以表达出来的含义会慢慢增长，患者的空间、时间、语言结构会慢慢恢复。

这些技巧，通过意象和语言的交替进行，能够增强患者的语言能力，引导治疗向用更多语言进行交流的方向变化。绘画疗法可以很好地填补言语治疗和非言语治疗之间的空白。

分裂症患者的心理空间

之后，中井先生以分裂症患者的种种绘画表现为基础，确立了面向分裂症患者的绘画疗法。当时，通过对比涂鸦法（一种投射绘画法）和风景构成法（一种构成绘画法），得到了如下的结果：用涂鸦法和风景构成法进行对照，内容和形式方面都没有产生重复，彼此互补展现了患者的内心世界。妄想型分裂症患者对于投射绘画比较擅长，但是在构成绘画时容易产生歪曲现象，另一方面，非妄想型分裂症患者对于构成绘画没有什么困难，但是对于投射绘画容易产生逃避和退缩。对于容易掌控涂鸦法的妄想型分裂症患者，在风景构成绘画时，很容易由于强迫产生歪曲绘画，或者无法整合空间（而且自己是基本意识不到的），另一方面，非妄想型患者或者青春期精神分裂症患者画出的风景，即使是没有生气的很简单的风景，都要么是全部整合，要么是彻底放弃构筑风景结构。〔1〕

另外，在妄想型分裂症患者中还会出现"近景化现象"〔2〕"超近景化现象"〔3〕等。

---

〔1〕 就像文字叙述的顺序那样，河流、山、田地——把它们一个一个画出来。非妄想型病理出现，放弃构成风景并不一定意味着病情的恶化，相反，很多时候在临床上代表着病情的稳定。回避需要进行决断的情景，只过不出错的、按部就班的生活。

〔2〕 强调近景。

〔3〕 在远景中细致地描绘一些中近景的现象（如在远处的山上画很大的房子和花等）。

这时会给人一种随着绘画过程的进行，患者好像把描绘的场景当成现实，而自己就在那个场景前面的意象。此外还出现无视涂鸦绘画的混乱、抽象，对于自己画出的线条，一定要让它富有具体含义的“超全体反应”，风景构成法中视点混乱，无法整合空间结构，以及“多层空间嫁接”[1]等现象，这些都是过于细节重视，甚至把细节看做比整体结构还要重要的表现。

对发病后的分裂症患者画出的图画内容进行分析是不容忽视的，他们画出的特别的空间非常清楚地反映了他们的内心世界。

分裂症患者对天空、大地的描绘

我在1989年，通过分析“空间的构成情况反映出的病理”，尝试补充和改进风景构成法，得出“扩大风景构成法”。[2] 扩大了绘画空间之后，通过分析风景构成法中描绘的天体和大地的情况，我们可以探究妄想型和非妄想型患者的内心空间的差异。结合中井先生的研究成果详细分析，我得出了下面的结果。

妄想型分裂症患者描绘的天空和非妄想型患者描绘的天空相比，天空和大地的上下分层更加明确，且会加入一些具体的事物，很多时候他们会在天空中加入下面大地中的某些事物，地面上同样会出现许多歪曲现象，会给天空涂上奇怪的颜色(粉红、黄、黄绿色等)，然后会在天空中描绘几颗形状奇怪的抽象的星星。比起非妄想型患者的画，这些画中天空占整幅画面的比例要小一些。另一方面，非妄想型患者的视点多在空中，很多时候描绘的都是脱离大地的天空形象，画面中几乎没有星星。

从表象机能的角度看精神分裂症，在患者出现急性幻觉、妄想等状态的时候，表象机能无法正常运作，会出现什么都画不出来的状态。患者对于给出的项目，无法思考出那是什么，然后会用一些象形的文字代替项目，甚至什么也不画，就空在那里。另外，在表象机能还残存的时候，患者会出现把非常喜欢的图画以漫画的形式画出来，或者乱涂乱画，或者画一些简单的图形和符号等情况。

分裂突发期结束之后，在表象机能[3]尚未恢复的阶段，根据情况的不同会出现下面的种种现象：(1) 视点无法定位，也就是说，无法构筑风景之间的联系，没有出现天空和大地的上下关系，没有和大地的联系；(2) 能够联想出给出的项目是什么，但是

---

〔1〕 好像很多不同空间拼接在一起似的。

〔2〕 首先注意到风景构成法的患者最后所添加的项目。统计以后，我发现大部分患者都会加入天体，多是云朵和太阳。另外我注意到，天地的比例因人而异，这反映了患者对于掌控空间的特征和疾病的发展情况。之后，我创立了“扩大风景构成法”。这个方法强化了原来的风景构成法，使患者的精神视野向天空和大地扩展，通过强化图画中的地球向心力和上下左右的方位感，使风景构成法的治疗效果得到了强化。完成风景构成法后，给患者一张新的画纸，让他画出天空和夜晚天空的象征——星星，有时也让患者看看这幅天空图画，让他把自己联想到的风景说出来(用语言表达出看到天空和星星之后联想到的大地的风景)。我认为，绘画疗法的加强主要体现在两个方向性方面：一个是水平方向，另一个是垂直方向。“扩大风景构成法”属于后一种方式的加强。它扩大了地面到天空的垂直空间，并且细化了宇宙空间和地面的描绘。

〔3〕 从事物的原点联想到各种各样的事物形象，是一系列构成形象的过程。

没法构筑它们之间的联系；(3) 只在图画中画好具体存在的有形的东西，剩下空间的空白部分没法处理(给那个空间涂色等)；(4) 没法画出和这些已经画好的东西有关的新的事物，画出不相干的事物，使图画抽象化(风景中间出现一些用符号代替的人等)。

这些现象是由于发生了明可夫斯基所谓的"生存空间"中的凝缩化倾向，即缺少了"生存空间中的距离感"，而引起因果关系链条断裂而导致的。

分裂症的"没有具体表象的抽象化"和"过具象化"表现

分裂症患者在风景构成法中画出的图画的特征，首先是把给出的项目用符号、图形代替。这个是患者认知空间结构崩溃和认知空间几何意识化导致的，也可以说暗示了"病态的合理主义"和"病态的几何学主义"。另外，在急性分裂症状发作期，会出现项目漂浮化、空间空白化等情况。这个空白空间的多少，在之后的治疗过程中可以用来指示急性分裂症状发作的残留程度。非妄想型、青春期精神分裂症患者的图画特征是不描绘阴影和不用色彩效果表示距离，〔1〕不描绘事物中间的空间，不涂颜色，画出的图画没有距离感，画出的东西一个个都漂浮着，最极端的形式就是放弃构成像。〔2〕妄想型患者的图画特征是画面分裂，空间支离破碎，描绘的事物大小等都是不合理的，感觉图画是几个空间嫁接起来的，事物和空间均匀地涂满了颜色，涂好的空间可以引发患者自身的狂想，用符号表示的事物和周围的空间感觉都是一样的。这样的情况反映了患者空间结构的浓缩化症状。

精神分裂状态就是在表达过程中，人们不断地进行抽象化(包括通过语言概括的过程)。患者图画中的云和星星的分布，以及空间的浓缩化倾向，反映的就是患者在不断地符号化、图形化、抽象化。分裂症患者心中没有健全的具体化的能量，不会对事物进行适当的具体化，而是胡乱地、随意地、不断地在进行抽象化。患者没有具体化的能力，在看到一个具体的事物时，他们脑海中浮现的是歪曲的世界。绘画的时候，妄想型患者会随意地进行整合，构成拼接的空间。非妄想型患者为了对自己随意的抽象化进行控制，有的处理画面为远景，有的不添加色彩，有的放弃构成风景。

由此可以看出，"缺少具体化能力，不断抽象化"或者"欠缺具体化能力，抽象化能力占优势"，是分裂症患者的表现病理学特征。

风景构成法提供的各种风景构成要素，在某种程度上具有唤醒患者的归纳总结能力(可以说也是一种抽象能力)，让他们回想起现实事物到底是什么样的力量。〔3〕这是通过风景构成法使患者的构图机能得到回复的过程。〔4〕在精神分裂急性发作期

〔1〕通过色彩表现进深和距离。

〔2〕放弃构成图画的情况中，很多都是把整幅图画，包括天空、星星画到一个很小的空间里面(不适用整张画纸)，这种放弃构成图画的浓缩状态或许反映了患者的精神现在处于稳定的状态。

〔3〕这里正反映了某种临界效果。因此，风景构成法不仅可以用于诊断，同时也可以用于治疗。

〔4〕这里体现了风景构成法的治疗意义。

间，在患者的归纳总结能力欠缺的时候，是画不出画来的。另外，对于一个给出的事项（大桥），脑海中有若干个这种事物的形象（某某大桥）闪现，而没有办法决定是哪一个，没办法归纳出一个普遍事物的形象的话，也是画不出来的（过具象化）。

结果就是，患者因为执著于事物的一个个具体形象，没办法取舍，没办法形成一个普遍的概念，于是出现只好用一个个符号、图形（图画中到处都是眼睛、耳朵）代替的状态，或者干脆画不出画来。另一种情况就是患者没法和具体事物联系起来，于是画出了没有具体事物的抽象画（前面提过的缺少具体化能力，不断抽象化）。“过具象化”也是由于症状明显，没办法从部分形象中选取一个整体的普遍形象，〔1〕所以画不出图画。

例如，提到“河流”时，会有各种各样的河流在患者脑海中闪现，他们没办法归纳出一个一般性的普遍的河流概念。某些病患就说“有这么多的河流，没办法画”“真的是有很多很多河流啊……画不了啊，没办法选择”。“过具象化”就是脑海中有太多的意象，归纳总结不出一个一般性的概念，由于欠缺这样一种抽象化的能力，〔2〕所以就画不出图画来。

总之，正是从这些不完整的绘画创作中，我们看到了分裂症患者的“过具象化”，或者是“缺少具体化能力，不断抽象化”的症状。对于他们来说，这两个症状是无法正确认知事物形象的两个极端。

作为分裂症治疗手段的绘画疗法

随着患者的恢复，我们可以看到画面中天地间的联系、彩色空间、丰富具体的事物、阴影、混色、色彩距离效果等都出现了。也就是说，患者出现了从没法涂色到可以涂色，从事物没有上下关系、整个漂浮在宇宙中到脚踏实地扎根在地面上，从抽象的符号化的事物到丰富的具体的事物的变化。〔3〕像这样的表达功能不健全的患者，随着治疗的深入，在绘画方面，他们能画出相对来说比较明确，别人容易看懂的图画。由此看来，精神分裂症造成的变化并不一定是不可逆转的。

那么，对表现病理还是可以通过绘画疗法介入的。绘画疗法的种种技巧和精神病理互为表里，可以使表现病理呈现出来。然后目标是把表现病理作为探照的光线，照亮探寻精神病理的道路，通过它使治疗顺利进行。我亦深为中井先生所说的“关于精神分裂症的病理学，即使是在一般的描画领域中也会表现出来。精神分裂症患者的绘画研究绝对不是孤立的”而感叹。

（伊集院 清一）

---

〔1〕 形成一种概念和正常形象的抽象化过程。

〔2〕 一般的抽象化，换句话说，形成正常形象的抽象化是在各种各样的东西中宏观地归纳总结出一个普遍的概念。

〔3〕 对于妄想型患者，临床上可以普遍改善和减轻他们归纳总结能力的缺失。但是，即使恢复得很好，他们的绘画还是会有异常，如地平线的扭曲，或者远处有一朵很大的花等。

第八章 躁郁症的表现病理

在表现病理学的研究领域中，和精神分裂症或者神经症相比，其对双向情感障碍病人的表现病理研究很少。主要原因是，一方面，抑郁症病人的核心精神症状——抑郁，会抑制患者的创作活动，另一方面，躁狂症患者情绪高昂得无法控制，他们创作出的作品比较混乱，通过它们研究不出什么结果。

另外，抑郁症患者在没生病时的性格，就是希望自己按部就班地生活，对于引导自己从日常生活中脱离出来的创造冲动是压抑的。人们还一直认为，躁狂症患者的创造是消极的，因此对躁狂症的表现病理关注很少。

但是躁狂症患者和创造的关系就那么单纯吗？躁狂症患者的病情有一个基本的持续稳定时间，即精神正常状态。换句话说，这种病症的患者有一段时间精神是基本正常的。确实，在病情发作的时候，患者创作出的作品是不完全的，但是正因为患者体会过那种躁狂的状态，所以他若能在恢复期或病症较轻的时候，以及精神正常的时期敞开独特的内心世界而画出图画的话，那些具有特殊色彩的图画便具有很高的分析价值。通过分析那些图画，我们能够进行躁狂症表现病理的研究。

日本近代文学家中有躁狂症的人并不少，如夏目漱石、宫泽贤治、北村透谷、有岛武郎、梅崎春生、种田山头火、开高健、北杜夫等，不胜枚举。认为他们因为有过人的天赋，所以即使患上躁狂症也能够进行创作，这样的观点非常片面，没有看到他们创作行为的本质。作家患有疾病，但是疾病带来的影响有好有坏，他们能创造出特别的、有很高艺术评价的作品，这和他们患有躁狂症有很大的关联。

今后，在研究躁狂症的表现病理的时候，我想要在研究普通患者的同时研究杰出人物的创造病理（这个观点也可以看做病迹学观点）。

另一方面，躁郁症这样的精神医学用语现在已经开始变成日常用语。在普通人的日常对话中，也会很轻松地说出今天自己“郁闷”或者“烦躁”。不过躁郁症其实包含着很多很多病症。因此，在研究躁郁症和它的表现病理的时候，针对患者创作的分析，一定要先分清楚这是抑郁症患者的创作，还是躁狂症患者的创作，否则没法进行正确的研究和明确的论述。

本文对于躁郁症使用了抑郁症、躁狂症、神经性抑郁症这些概念加以区分，下面针对这些病症和各自的表现病理进行论述。

躁郁症的概念和临床症状

传统的精神障碍分类是把躁郁症和精神分裂症分在一起，属于内因型精神病的一种。在抑郁症中，一种是由于种种心理冲击引起的反应型抑郁症，还有一种是心因性抑郁症。

虽然说是内因型抑郁症，但若仔细调查患者的发病情况的话，会发现很多病人都是经历了生活中的种种事情以后才开始发病的。区分到底是心因还是外因，不是那么容易的事情。

虽说如此，通过观察患者的疾病特征和他们在药物治疗中的反应，然后结合发病前的性格特征，甚至发病时的状况进行研究，会发现对于抑郁症分类的传统看法还是很有道理的。我觉得必须留意区分两个概念：一个是内因型抑郁症，另一个是神经性抑郁症。

花田先生指出，神经性抑郁症是“心因性的，由于纠葛引起的，症状较轻，伴随着不安，发病和患者性格有关，容易慢性化，治疗中使用没有药物的精神疗法，精神病症状消失以后，患者会有丰富多彩的内心世界”。

另一方面，躁郁症的症状是狂躁、忧郁，或者两者同时出现在同一患者身上，并且在很多情况下会交替出现，一次循环被看做疾病的一个周期。

在实际中，有一生只出现抑郁或者狂躁症状的单极型病例，或抑郁、狂躁交替出现的双极型病例。双极型和单极狂躁型患者，病情发作前的性格、遗传因素等和单极抑郁型患者有所不同。

对于抑郁症、躁狂症的临床症状和围绕情感障碍产生的意图、思考，以及一系列身体障碍的详细情况，请参照表 8－1。

表 8－1 躁狂状态和抑郁状态的特征

	躁狂状态	抑郁状态
感情	爽快情绪，快乐情绪，自我感情亢进，易受刺激	抑郁情绪，悲哀感，自我认同低下，不安，焦躁，苦闷
思考	观念自由奔放，内容夸大(妄想)	思考停滞，悲观，自责(妄想)
积极性、行为	精神活动兴奋，话多，动作多，行为激进，产生不符合社会规范的行为	精神运动停滞，话少，动作少、昏迷，自杀
身体机能	睡眠时间缩短，疲劳感降低，食欲增强	失眠(早上早醒)，疲劳感增强，食欲降低，性欲减退，出现各种自律神经系统、消化系统病症，在一天内随时间推移产生变化

三浦贞则编(1991)《精神医学》日本医事新报社

躁郁症和创造性

抑郁症和创造性

主要由遗传、身体方面的原因导致发病的内因型抑郁症患者的创造能力不强。这是由于内因型患者主要表现出抑郁情感和对精神活动的压抑(停止)情绪,因此创作能量枯竭。他们控制自己的行动,不让其脱离和超越现实,而这个对于创作是非常重要的,所以他们缺乏创造力。事实上,患上内因型抑郁症的不管是普通病人还是艺术家,他们的创作欲望都非常弱,如果给他们强加创作行为,只会让他们感到痛苦。

但是,抑郁症患者存在三大负面妄想,也就是罪责妄想、情绪(疾病)妄想、贫困妄想。他们在抑郁的时候体会着罪恶、疾病、死亡、毁灭这些人类生存过程中根本的不安全感。另外,有些病患还会有被伙伴孤立,甚至被杀害的妄想。要使患者从这种濒危状态解脱,需要尝试干预病症,让患者以文章或者绘画的形式把烦恼表达出来。尤其是在抑郁症的好转时期,被压抑到现在的创作欲望很容易开花结果。内因型抑郁症患者好转的时候,应该不会出现躁狂症病症,但是会出现一阵子的轻微浮躁状态,这时他们会展示出很多很多创造性。

另一方面,神经性抑郁症是由患者与生俱来的忧郁性格和环境要素共同作用而引发的病症。和内因型抑郁症相比,神经性抑郁症患者的健全时期和发病时期区别不大。另外病人忧郁的时候对精神活动的抑制较少,所以比起内因型抑郁症,我们更容易引导神经性抑郁症患者将经历的苦恼通过文章或者绘画的方式表现出来。内因型抑郁症患者会出现感情丧失症状,感觉不到喜怒哀乐,痛苦的时候也体会不到痛苦的感觉,而神经性抑郁症患者不会出现丧失基本感情的状态,因此他们对于痛苦的体会和描述也是丰富多彩的。

抑郁症就像前面叙述的那样,是发病期和健康期交替出现的病症。病人抑郁症痊愈以后,他们的创造和表达是丰富多彩的,其一方面原因就是前面说过的患病期间特有的对于痛苦的体会,另外由于患者特有的忧郁性格也能产生许多创造。

躁狂症和创造性

所谓的躁狂症就是感情轻松、愉快、兴奋,伴随着很多想法,话多,多动,不由自主地想做点什么。症状越明显,行为越轻率。此外情绪激昂,充满自信,想法夸张。表现出来就是创造欲望增强,作品变得高产、丰富,且多为即兴创作。另一方面,创作缺乏综合性、持久性、计划性,病人无法控制自己,缺少自我反省。

抑郁症患者的作品特征

抑郁症患者在抑郁状态时会怎样创作?创作出来的作品具有怎样的特征?首先,

对于普通抑郁患者的创作，可以从内容分析和形式分析两个方面讨论。前面提过，内因型抑郁症患者在非常抑郁时会压抑精神运动，从而导致行动力低下，绘画作品很少且不完整。但是对不完整的绘画，从它的缺陷、不完整方面入手，反过来可以看到抑郁症患者鲜活的内心。

内容方面的特征

表 8－2 抑郁症患者绘画作品的特征

Ⅰ 内容分析的特征 1. 生命力枯竭 2. 成长和发展停止 3. 荒凉的无人世界 4. 冰冷关闭的门和墙 5. 压抑的事态 6. 不安、不吉利、死
Ⅱ 形式分析的特征 A 抑郁状态的特征 1. 绘画时间的拖延 2. 未完成作品 3. 色彩很少(黑色、茶色、青色、灰色、白色) 4. 空白明显 5. 笔划浅 6. 描线细 B 在恢复期易看出的特征 1. 连细微部分都一丝不苟地画 2. 强调对称美 3. 水平线的出现 4. 强调纵深

作品内容可以反映出压抑感、悲哀感、不安感，思考停顿以及自责感、罪恶感、失败感等表现自卑、情绪低下的内容。

例如，画着只有一棵孤零零的枯树或枯枝的《生命感情的枯竭》和《成长发展的停止》，画有冬天的景色或者雪景等的《荒凉无人的世界》，没有人或者只有一些很小的人物的《没有活生生的人类》，画有门或者围墙的《冰冷坚硬的墙壁》，画有高山和远处的青山的《寂寞和严峻》，画有黑鸟或黑云的《不吉利和不安》，画有坟墓或者埋葬情景的《死亡》等，这些内容都反映出看不到前途的抑郁症患者的内心世界(表 8－2)。

形式方面的特征

前面曾经叙述过，在抑郁症的忧郁高峰来临的时候，患者的创作力减退，很多时候会没有绘画的意愿。

被普遍认同的特征是，因为精神活动停止了，绘画开始的时间会推迟(没办法决定主题，决定主题后没有办法轻松地投入)，绘画时间延长。另外虽然绘画的时间很长，但是还是不能完成绘画。使用的颜色很少，几乎不使用暖色系色彩，多使用黑色、褐色、蓝色、灰色、白色等。图画中的空白很多，图画整体向左下方蜷缩。笔划很浅，笔触无力，描线很细、很浅。

上面这些特征和症状的出现、增强以及恢复有密切的联系。

下面结合实际的绘画说明这些特征。

图 8－1 是中年抑郁症男性在重症期时花了很长时间描绘的枯枝。使用的色彩是黑色和褐色，树干被切掉了，空白部分很明显。这幅绘画是自由画，这个主题是患者自己选择的。

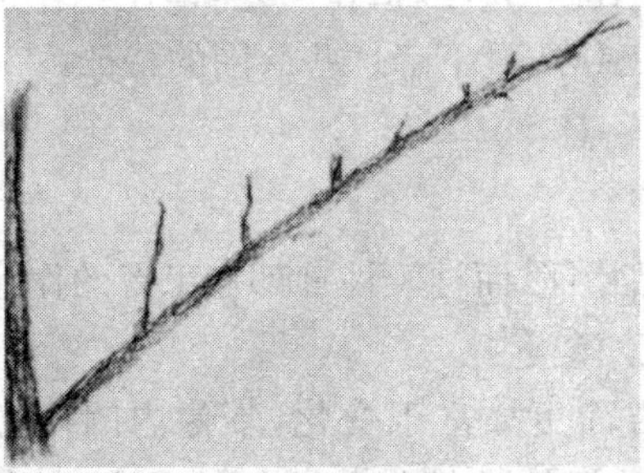

图 8－1

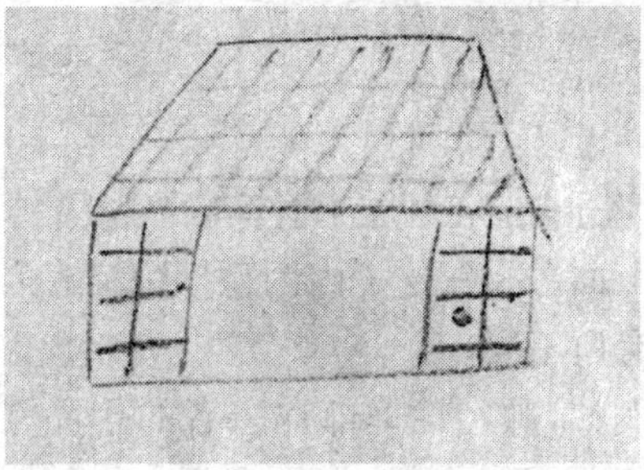

图 8－2

图 8－2 是 54 岁的家庭主妇在严重抑郁期时画的房子。全部使用黑色，和图 8－1 一样，空白的部分很多，笔划很浅，描线很细，整体上给人一种绵软无力的感觉。但是，她有和恢复期患者画出的图画一样的特征：虽然没有完成，但是构图是对称的，房屋的瓦片和墙壁是一样的，描绘得很细致。

图 8－3 是 29 岁的抑郁症患者画的房屋，具有和图 8－1、图 8－2 一样的特征。另外他在构图方面出现了进深。

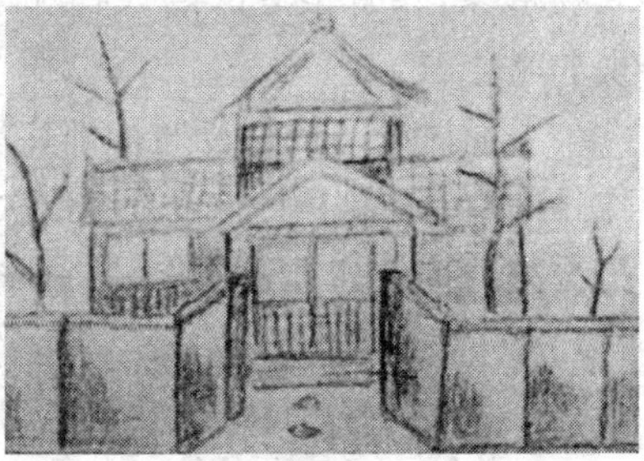

图 8－3

抑郁症恢复期或健康期作品的特征

随着抑郁症的好转，患者的绘画渐渐出现变化，概括地说就是表现的密度加大，内容更加明朗、丰富。

在主题方面，多选择明朗的事物，出现了人物的形象(背影居多)，色彩丰富，使用暖色调，能够充分使用整幅画面。

另外，随着病情的恢复，我们会在绘画中找到一些反映患者具有忧郁气质的特征。它们是(1) 绘画时对于细节一丝不苟；(2) 重视对称性；(3) 重视图画中的水平线；(4) 重视进深；(5) 出现人物的背影。另外还有重视画面的远近，保持画面的稳定等特征。

图 8-4，作者就是画图 8-1 的男性，我们还能看到"春近"这样的字。这幅画很鲜明地反映了上述特征。

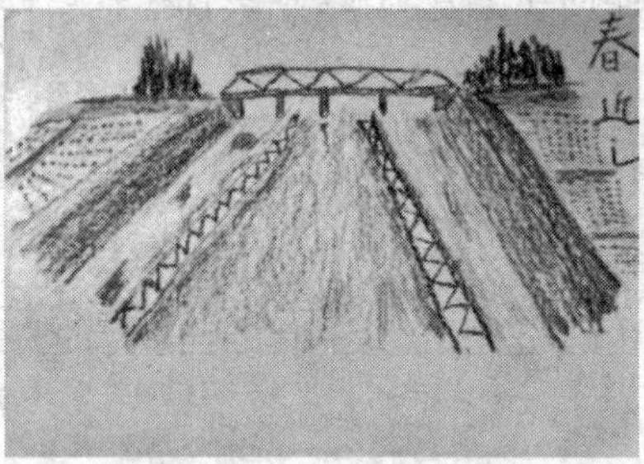

图 8-4

可以看出，这些恢复期或者健康期患者的图画，呈现出作者"喜欢对称"和"执著"这样的性格特征，这样的性格容易患上抑郁症。对于这两个性格特征，前面一个特征有些软弱，而后面的特征是比较强力的，感觉有些差异，但是都反映了喜欢一丝不苟地遵守秩序，渴望安定，即使工作量增加也不允许工作质量下降这些共同的特征。

神经性抑郁症患者的作品

上面主要叙述了内因型抑郁症患者的作品特征，而神经性抑郁症患者的作品特征和它有所不同。

例如，神经性抑郁症患者的作品在构图方面更加富于变化，不像内因型患者那样死板、单调。它的内容多样，情节丰富，如有裸体女性被蜘蛛盯上而被绑在蜘蛛丝上的画，也有自己死了被装在棺材里，家人和朋友非常痛苦的画，还有从疾病中恢复过来，向盛开着鲜花的森林前进的图画。内因型抑郁症患者的图画不太会出现人物形象，只有很零散的人物和人物的背影，而神经性抑郁症患者图画中的人物表现非常丰富。

上面讨论的都是普通抑郁症患者的绘画特征，这些特征在患有抑郁症的艺术家的作品中也有，如一生中经历过数次抑郁症的德国浪漫派巨匠弗雷德里希，他的绘画特征与一般抑郁症患者的作品特征有着惊人的相似。[1]

躁狂症患者的作品特征

前面提过，躁狂症患者会有亢奋的情绪、增强的欲望、夸张的观念或者离奇的观念、难以控制的狂躁状态。当然这些状态会激发患者进行创作。

内容方面的特征

图画充满生命力，色彩鲜艳，画着很多人物，图画多以展现奔放的感情为主题。也

〔1〕 大森健一、高江洲义英："抑郁气质和绘画作品——探究临床作品特征"，《躁郁症的精神病理》，卷 4，弘文堂。

有很多图画画有男女之间赤裸裸的性爱场面。轻微躁狂症患者的图画中表现的故事情节比较合理，重度躁狂症患者的图画就很混乱，没有主题。

形式方面的特征

创作时间较短，作品高产。色彩丰富，多以红、橙、黄等暖色调为主。空白较少，画纸基本上都画满了。笔划都很粗，着色很深。图画中时不时还会加上字句。

图 8－5 是 59 岁的女性画的很大的红色花朵，图画背面还用红色的蜡笔写着“纯红的太阳花”。

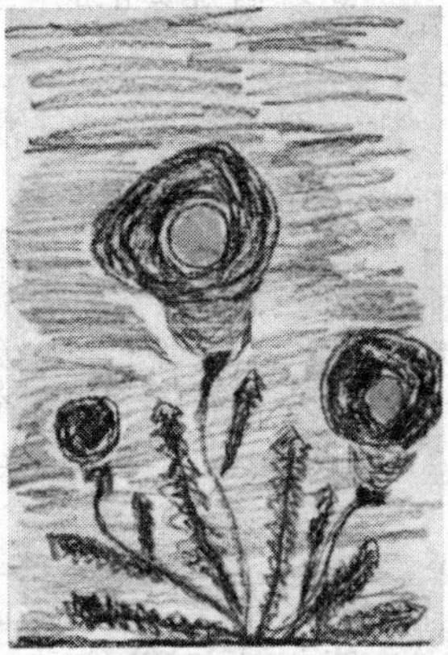

图 8－5

躁郁症患者的非图画作品

创作除了绘画，还有文章、诗歌、信、工艺品、舞蹈等形式。

由于篇幅的关系，这里不能一一介绍。基本上，虽然创作的形式不同，但是表现的病理特征是一致的。

这里想介绍一下有抑郁倾向的，一生中出现过三四次严重抑郁症状的自由律俳句诗人种田山头火的具有抑郁倾向的文章和俳句。

年轻时的山头火是以“妻子已经起床并在厨房发出只言片语。不知为何觉得那些话语充满了寂寞……不应该感到寂寞的啊，好奇怪。天上有阴沉沉的乌云，眼看就要下雨了。不由得感到厌恶，不禁觉得不吉利的事要发生”（大正六年的生活片段）来叙述自己的抑郁情绪的。

另外，这个时期的俳句都带有忧郁色彩，反映了他的心境：

青墙高隔，寂邻高歌
火苗燃尽，空房寂静
四处彷徨，小草枯黄
雪中人影，来去匆匆

妻子留在熊本，作者来到东京以后也是这样：

拖着疲劳的身子回家，深夜的角落里，又看到了那个邮箱
突然觉得烟雾缭绕，十分悲伤

而这之后是真正的漂泊旅程，不安定的生活一直延续着：

烈日当空，步履维艰
蜻蜓点缀在草帽上，一路向前
醉了醉了，落叶片片

还有一首，题名为《述怀》：

是不是草帽也漏了呢

还有一首，题名为《自嘲》：

背后下起了一阵雨
淋着雨赤脚走在故乡的路上

到了晚年，他的身体受到酒精和羁旅之苦的双重影响，健康状况急剧恶化。酒量下降，精神的衰老却磨平了他内心痛苦的棱角，他终于可以放下了。即使过着缺少食物、烟草的生活，他还是怀着一颗感恩的心，即使有时陷入“不堪忍受的抑郁”，他反倒萌生了“放弃执着，放下过去”的念头。“舒服地睡着”和“宁静的自我”等语句在日记中多次出现了。

凋零的草在摇曳
牙齿都没有了
总是带着一个枕头午睡
什么时候播撒枯树的种子
被焚烧的虫子飘着芳香

以上的文章和诗句，表现了抑郁症患者绘画中的事物形象，这在作品特征上是一致的。

（大森 健一）

第九章 自我表达和自恋的病理

自我表达中的自我，和平时说的“我”“自己”的意思差不多。一开始科胡特把它定义为“内在的精神装置”，也就是在生活体验中建立的对自我的抽象认识，之后广义地把它定义为“内心活动的核心”。从传统精神分析理论角度看自我表达，一般认为它是精神世界中超我的投射，对母亲意象的迁移，破坏冲动的转化等。此外，有些创作带有自卑等特征，绘画中不仅描绘出自己和他人的形象，也画出动植物或者风景。所有画出的图画都是自我表达。

在自我表达中，需要重视非言语的要素和非意识部分，因为通过这个可以深入潜意识领域，处理无法用语言顺畅交流的问题，通过它可以促进治疗中语言的交流，深化患者对自身问题的思考。自我表达本身就是一种健康的行为，想要通过它表达病理是不行的。对于自我表达（创作）的象征意义，治疗师把它回馈给患者，这样的分享过程具有很深的治疗意义。

患者使用非言语方式开始自我表达，这个过程往往和治疗师有很大的关联。这个过程，和充满活力的人类创造活动很相似。对于创造性，科胡特在他独创的自我心理学中有明确的解释。通过他的解释，我们可以考察艺术创作和治疗师角色的关系以及自恋的病理。由于我主要实施的是绘画创作疗法，所以本文的介绍以绘画为主。

自我表达的开始

创造性和创造转移

科胡特指出：充满创造性的时期（特别是开始阶段），那个富有创造力的人旁边，一定还有一个关系很特殊的人。他还指出：那个关系和自恋型人格患者实施精神疗法时展现出来的关系（和治疗师的关系）很类似。特别是弗洛伊德和弗里斯之间的关系。在1887年，弗洛伊德对偶然间来到维也纳，比自己小两岁的耳鼻科医生弗里斯崇拜得五体投地，到1900年为止的数十年间，两人保持着朋友间的密切往来，现在还留下了他写给弗里斯的284封信。对于年轻的弗洛伊德来说，有了“不断监督自己思考和感知的强有力的督导，他就像父亲那样，对他的爱化为追求学问的原始动力”。在那个时期，弗洛伊德的创造能力达到巅峰，他一时把那个“自信满满，精力旺盛”的弗里斯的形象当做了自己。然后，弗洛伊德发现，“孤身一人，进入别人都没进入过的领域时，体会到了天才的孤独”，这时，就像婴儿成长时被丢到只有它一个人的地方时会感到极度的不安。当创造性产生时，或者开始产生时，会产生一种刺激过剩的轻微浮躁状态，降低感到自己弱化时的不安。

荣格也是，他以“象征形成的过程和创造的过程是一样的”为前提，论述了“象征形成之前，会意识到两种完全相反、互相对立的想法，此时不知道自己应该选择哪一种。在这样的对立状态下，自己的行动停止了”“产生强烈的退行现象，自我在忍受机能弱化的过程中，通过无意识和自我的内心活动，会超越对立选择，形成整合的自我。像这样整合性不断提高，超越过去，创造出来的东西就是象征”，这指出了创造产生之前的自我机能的弱化现象。

町泽指出，有在创造性出现时出现自我机能弱化，同时又爆发出创作能量的特别的人。“创造者是毅然面对混沌的英雄”“面对混沌意味着感受创作带来的喜悦，同时，创作越是深入下去，创作者越是感受到和混沌孤独斗争的残酷，需要创造者付出更多的能量”，为了克服创造的困难，“迫切需要理解和共情”。因此，可以说“创造活动的引导者，反过来说是具有更多创造力的人，他们是天才创造者们的灵感”。东西方都可以列举出很多引导者，如尼采身边的莎乐美，梵高身边的特奥（梵高的弟弟），柏拉图身边的苏格拉底，还有日本国内的宫泽贤治的妹妹登志，高村光太郎的妻子智惠子。

创作时自己会有退行和崩溃的危险。因此为了克服这些危机，需要与某个人建立“特殊的关系”。对于这一点，科胡特研究出了自恋型人格患者和对象间的特殊关系，认为那个关系中的对象是自己的一部分。若把那样的对象称为自我追求的目标，和那些对象的关系中会出现三种形式的移情现象。

首先是“在创作时感觉到自己变得渺小了，由于看到了他人的人格，又使自己变得强大了，好像他人身上有自己的人格，希望接纳那个人格，或者通过他人的赞赏重新认识自己”这样的移情。然后是“理想的他人形象带来的自身的改变——想要变强”这样的理想化转移。然后就是若毕加索对画家乔治・布拉克这个自己分身似的人物产生的对自己分身的孪生移情。孪生移情具有“保护艺术家，避开不能自我治愈的分裂的危险”，它和理想化移情有很多类似的地方。还有一种和科胡特提出的三种自我对象转移都不同的能够产生创造能量的创造转移，它引导着接受患者自我对象转移的人。需要明确的是，出现这些转移的人不一定是创造者，面临心理危机的患者或者受过创伤的孩子也会出现这些转移，治疗师是他们自我追求的目标，因为有了治疗师，他们出现了表达和玩耍这些创造行为。这个对于理解艺术疗法中的治疗关系具有特别的意义。

刚出生的婴儿和母亲的关系是这种向自我追求的目标移情的原型。婴儿微笑着伸伸胳膊、伸伸腿的时候，母亲觉得很开心、很满足。之后婴儿又采取新的行动。然后母亲再次接受、赞赏，并把这些信息回馈给婴儿。人类最初的自我展示是在和母亲的不断互动中开始的。

科胡特对自恋情结的发展理论

在自身弱化的时候，会在和自我追求的目标的联系中产生创造性。或者可以说，在自身弱化的时候，以自我追求的目标为基础，可以通过创造使自己保持安定。同时科胡特认识到，创造性是一种程度很高的自恋。弗洛伊德是高度自恋的典型，他的这种自恋不同于从爱自己升华到爱他人这种低层次的自恋，而是已经达到了更高的自恋程度。

前面叙述过的三种对于自我追求的目标的移情，可以帮助我们理解自恋发展的过程。出生的时候自己是婴儿，母亲就像一面镜子一样折射出自己，这时我们觉得自己是完美无缺的，有着一种夸大的自恋。然后自尊心和雄心不断发展。但是，觉得自己任何时候都是完美的，这样的状态持续不了多久就向“理想化自我移情”阶段发展。这时自己的形态就是理想化的父母的形象，觉得自己是理想的、完美的对方的一部分，这让自己很安心。这种理想化移情之后升华为对他人的爱。另外其中一部分感情转化为超我的一部分，其促进自己向理想化的自我成长。双向移情阶段，是爱慕夸大的自己和理想化的父母的中间阶段。这个时候，我们开始注意到理想的自我和自己希望成为的形象之间相似的地方。这个机能会帮助人们同和自己有相同看法及体会的他人建立亲密联系，并且促进人们掌握技术和提高才能。

科胡特提出，人们的这种机能能引导自己找到雄心和理想，促进人们提高技术和才能。人们因为有了雄心和理想才开始奋斗不息，并通过提高才能和技术完善自我。对理想化的自己、理想的父母亲的形象的移情以及对于自己分身的自恋时的自我是融合的自我，也是弱势的自我，存在分裂的危险。融合自我形成之前的自我是分裂的自我。就像字面上的意思那样，那是还没有整合的，没有形成各种具体特征的，没有发现自己和理想间差距的，低层次自恋时期的自我。

充分整合的自我具有缓解压力和自我调节的能力，任何时候都不需要刻意地展示自己，也不需要继续追求理想的自我，也不会有空虚和寂寞的烦恼。

杰克逊·波洛克的自我表达和绘画疗法

治疗师需要引导患者创作出理想自我，并把它回馈给患者。绘画疗法是一种媒介。绘画作为视觉方面的创作，最容易引导患者进行自我展示。对于患者的自我展示，治疗师需要给予充分关心。那样的话，患者就会接受自己创作中反馈回来的信息。当其意识到治疗师就像自己的镜像时，患者的绘画活动会变得更加积极。这时就会形成治疗师和患者以绘画作为媒介，共同分享一些感受的氛围。绘画中理想自我的表达象征着患者对理想自我的爱恋。这个时候，治疗师成了一个劲地接受患者绘画的角色。科胡特把这个称为治疗师的"无人格机能"。这样的绘画过程可以引导患者出现理想化转移、双向转移等心理活动，进而形成整合的自我。

当患者面临自我分裂的危险时，治疗师(患者追求的理想自我)对创作过程加以保护，在这种共同奋斗的氛围下，治愈患者的伤痛。20 世纪，美国抽象表现主义画家杰克逊·波洛克的病例，是这个绘画疗法理论的典型案例，体现了创造和追求的理想自我之间的联系。

波洛克的父亲是个测量师，工作上没什么出彩之处，不是一个成功者，性格上老实细腻，基本上没有带过孩子，以前不怎么回家。因为工作的关系，到波洛克 16 岁为止，他们被迫搬过 9 次家。母亲是家庭的中心，她的性格有着超然的一面，并不是那种很细腻地和孩子交流的类型。她对美术非常感兴趣，因为这个，波洛克的兄弟姐妹都以艺术为职业，或是因为对美术感兴趣从事与艺术有关的工作。少年时期的双亲关系就是这样极端：父亲经常不在家，母亲是超然而冷淡的。可以料想，幼年期的波洛克得不到内心能够产生充分共鸣的环境。他是一个自幼就难以取悦，充满反抗性的不安静的少年。这种倾向到了高中以后更加显著，并以敌视权威、拒绝束缚的特征，参加激进的政治活动小组，及攻击学校当局等形式表达出来。最后他在高中时期受到 3 次退学处分并最终退学。他 13 岁左右开始喝酒，18 岁的时候离开洛杉矶来到纽约，借居在哥哥家，并去美术学校上学。离开了住惯的地方，脱离了政治活动小组，他陷入孤立状态。在大城市里默默无闻的波洛克，在最容易自我分裂的时期，拜画家本顿为师，专注于艺术创造活动。这是波洛克第一次明确地通过创作活动缓解自我分裂危险的一段轶事。可以推测，当时受本顿影响创作出来的作品，扮演了他理想自我的角色。当时他的同伴一致评价波洛克的作品"总是很空洞的"。他 21 岁时的作品《自画像》(图 9－1)是苦恼着的他的缩影。对他的评价"空虚"，象征着波洛克的自我人格障碍。

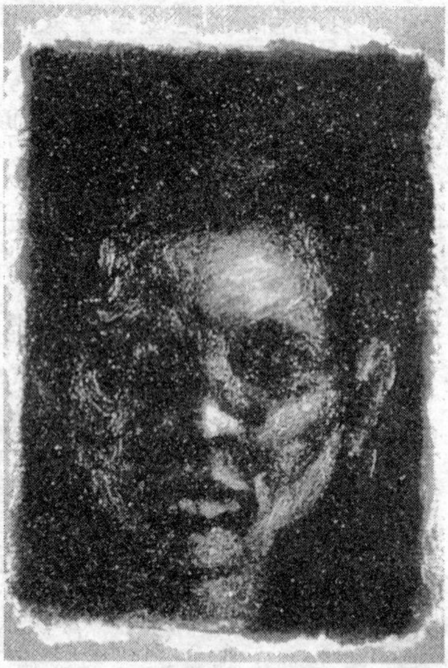

图 9－1

波洛克在空虚的同时容易暴怒，这与他的创作是有关联的。在自己的作品受到批判，或不能随心所欲创造出理想的作品时，他经常会出现撕毁作品或扔掉作品这样的暴力行为。波洛克性格的特征是空虚和易怒，另外容易产生抑郁和情绪波动。离开本顿以后，26 岁的波洛克酗酒成性，被诊断为酒精依赖并被送进精神病院治疗。

波洛克 29 岁的时候再次和对他来说最重要的人物克莱纳·李相遇，随后两人结婚，结婚以后，至少到波洛克38岁为止，她是他和他的作品最大的理解者，是认同他、回馈他的理想自我。对克莱纳·李的普遍评价是：为人超脱，冷淡而不情绪化，和波洛克的母亲相似的地方很多。波洛克的姐姐说："一下子就明白了。他们为什么会在一起呢？因为他得到了一个新的母亲啊。"克莱纳·李是一个具有波洛克身上没有的安全感和主见的女性。波洛克曾有一段时期把克莱纳·李当成理想化的全能者。

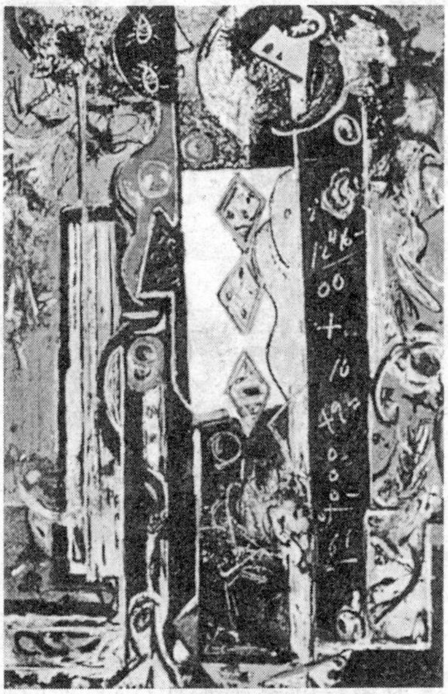

图9-2

颇有意思的是，和克莱纳·李建立的关系使波洛克的画风发生了改变。波洛克在28岁前后，受到立体主义的强烈影响，开始出现立体主义画风的作品。从32岁时的作品《雄和雌》(图9-2)中可以看出这一点。

和克莱纳·李结婚后的5年，是波洛克最富创造力的时期。这期间，波洛克作品的风格再次发生了划时代的变化。他放弃了一直以来使用画笔绘画的方法，独创了用画具直接往画布上滴颜料的滴色画法。他运用这个手法创作出了一幅稳定自己内心世界的作品。那就是他38岁时的代表作《薰衣草的雾》(图9-3)。

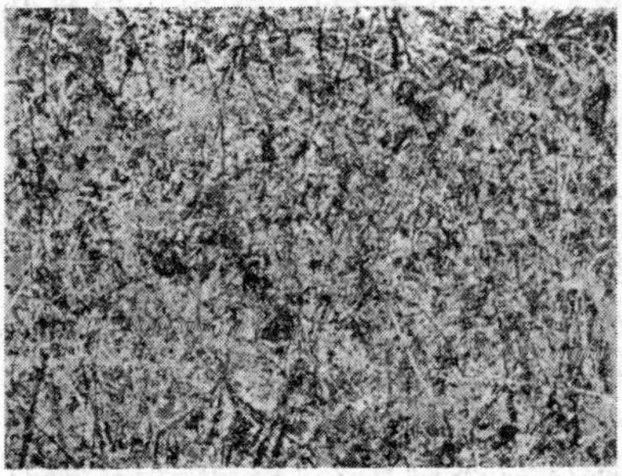

图9-3

波洛克从13岁开始的混乱不堪的私生活转入正轨，因之入院治疗的酒精依赖也克服了，他成功地戒了酒。创作鼎盛时期是心灵最健康的时期，这是人类通过创作可以找到理想自我的证明。但是充满戏剧性的是，同年，发生了一件剥夺波洛克创造力的决定性事件。

电影制作家那姆斯提出想要拍摄波洛克的创作活动，然后在他的工作室里完成了那部电影。在这部电影中，波洛克并没有作为艺术家，而是作为名流被介绍，更加着眼于他的个性而不是作品，至少波洛克自己是这样认为的，这让他暴怒。他的自恋受到了伤害，性格特征中的愤怒特征以最强烈的形式表达出来。母亲的爱，还有克莱纳·李的理解，再有以本顿为理想自我而展现出的波洛克的创造力和作品，这些都是他理想的自我。那姆斯的电影成为侵犯波洛克自我的不和谐的攻击者。对那部电影的愤怒，使波洛克由自恋产生的愤怒到了无法控制的地步，因为过于暴力和愤怒，克莱纳·李也不得不离开他。他的酒精依赖症又重新发作。

之后他的创作能力也逐渐衰弱。在此后急剧减少的创作中，41岁时他的作品《复活节和图腾》(图 9-4),又回归到原来的立体主义。

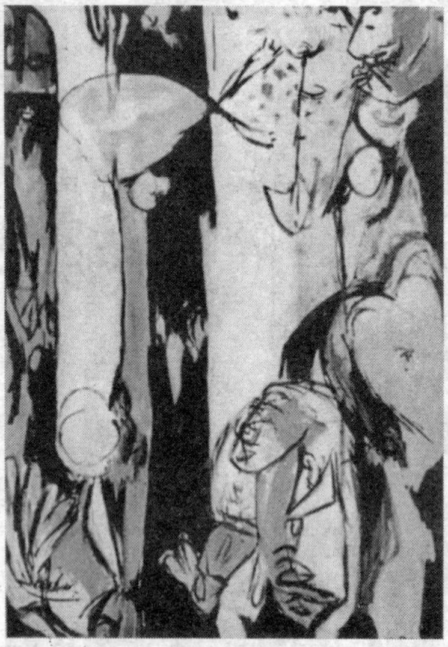

图9-4

之后的作品又回到了波洛克早期的风格。44 岁的时候,他在和妻子度蜜月的长岛因为交通事故而去世。

对波洛克的精神诊断是,由于他具有分裂症体质和酒精依赖,导致出现精神分裂等各种精神疾病,最主要的是容易暴怒和空虚,对自己的评价很不稳定,过分依赖他人,人际关系扭曲,酒精依赖,对于他人对自己创作的评价非常执著和敏感,自尊容易受到伤害,等等。这和科胡特的自恋人格障碍的症状一致。

早期科胡特认为镜像转移和理想化转移在自恋型人格障碍患者的治疗过程中会自发地出现,因此这些特征的出现对于诊断是不可缺少的。后来,科胡特发现不仅仅是自恋型人格障碍患者,所有的人都会出现那些特征。

波洛克的案例尤其具有创作性特征。也就是说,创作即将开始的时候,理想的自我出现了,创作转移也出现了。当自己面临分裂危机的时候,创作成为维持自身平衡的手段,他的酒精依赖也一度痊愈了。但是由于自恋产生的愤怒,去世之前,他的创造力耐人寻味地又回到最初的水平,然后渐渐衰退,没有了理想的自己,他再也没有办法恢复,然后就那样去世了。

克莱纳·李扮演了波洛克理想的自我的镜像角色,另外也接纳了他的理想化。有了她的存在,波洛克的自我认同得到了保护,紧张情绪得到了缓和。但是从治疗的角度看,这个关系中缺少了必要的内化过程。被理解并一直被接纳,患者对于理想自我产生转移,最后对于以前认为是理想化的治疗师的幻想消失(多数情况下是客观的认识),这时会伴有不快和抑郁情绪。有必要说明一下最后发生了什么。通过重复那样的治疗过程,最后幻想消失时,对于理想对象的迷恋反过来内化为自己的非人格方面的特殊机能。那个机能可以调节患者对自己的认识并缓解紧张情绪。从理想化的人格向非人格方面机能的转变,这样的内化过程被称为变相内化。

绘画疗法也是这样,中间有一个患者积极地创作,并把作品拿给治疗师看的阶段。这时的绘画作品承载着患者对于理想的自己、理想的父母意象、理想的自己的分身的感情,这时一定要理解患者此时对自己作品和理想化自我的感情。绘画这样的视觉形式很容易使患者把握自己的形态,发挥向理想化自我转移的机能。患者不断地展示自己,不断地请求治疗师"看啊看啊"的时候,一定要认可并夸奖他,把那样的对自己的爱恋折射回去。患者不画画了,或者画好以后也不拿出来时,就是对治疗师的幻想消失的时候。这时,需要促进患者的变相内化,一步步地把理想自我内在化,最后慢慢地绘画活动减少,治疗也就完结了。

对于自我表达(创作出来的作品)的处理

绘画疗法结束之后,会有患者的作品留下来。可以说留下的不单单是物品,更是自己的一部分。音乐、箱庭、舞蹈等作品倒不是问题,绘画疗法中的作品一定要慎重处理。下面结合我碰到的实际案例说明一下。

当时 23 岁的男大学生 A 君因为失眠、抑郁、焦虑及自残行为等而住院。不久他便在咨询时创作出各种各样的东西,有诗歌、自导自演的歌曲,还有绘画。每次面谈时我们一起朗诵、倾听、欣赏。不久之后,他就在患者大楼的大厅一角摊开了画具、蜡笔等东西,开始了积极的绘画创作。住院仅仅一个月的时间,他就交来了几十张图画。不久他又画了自己加框的作品,之后就结束了绘画活动。不可思议的是,他的病症从那个时候开始渐渐消失了。于是他把作品留在了我这里后出院了。后来我在门诊时,A 君提出想要把所有的画拿回去。我踌躇了一下,还是把那些作品还给了他。他把画拿回家后,却因病情恶化而再次住院。这次住院后,经过短时间治疗,他的症状得到改善。A 君在出院前带来了放在家里的画,又一次提出由我保管的要求。他说"住院时画的画,拿在手里没有好心情,看到它情绪就不好了"。结果我再次保管了他的画。此后,A 君的病情再没有恶化到需要住院的程度。

A 君的图画既是自己的创作又是自己的一部分。一个人看象征着发病时的自己的作品是过于残酷的。用科胡特的理论解释,就是对于还没有充分发生变相内化的 A 君来说,在理想化的自我不在场的时候,对于夸大的自己,也就是对于难以接受又难以否认的自己的一部分,会接受它,并使它成为理想的自己的一部分。最后,分裂化症状一旦出现就马上整合了。

把自己表达出来,从科胡特的自我心理学角度出发,是治疗目标为整合自我的一种医疗尝试。另外,创造性是自恋的最高级、最成熟的形态。当自己面临分裂危机时,创造性具有促进自我整合的作用。具有创造性的创作行为具有的治疗意义,以及引导患者创作的象征患者心中理想自我的治疗师的作用,就是将患者的连续自我调节能力和缓和紧张能力激发出来。治疗师不断接受患者的理想自我(作品),患者通过自我创作,最终达到变相内化,把理想的自我形象整合为自己的一部分,进一步地激发创造性。

科胡特的自我心理学可以作为艺术疗法治疗过程的一种有效模板,另外对于考察自我表达(作品)的意义具有很好的参考价值。

(藤原 茂树)

第十章 儿童的表现病理

对儿童实施创作疗法的地点，可以是医疗机构、儿童咨询机构、学校等。创作不一定是时间、费用、地点都安排好的治疗场所中的绘画、箱庭等形式，只要是治疗师可以接受的形式，就算是在笔记本上随便涂鸦也行。本文以若干作品为例，重点论述作品反映的儿童、治疗师以及其他许多方面的信息。不一定都是关于病理方面，因为我觉得，作品反映出来的信息只要是对治疗的开展和孩子的痊愈有所帮助，都应该得到重视。以此为中心，才能在临床实践中收到更好的效果。

作品实例

首先，举小学六年级患有身心症（支气管哮喘）的女生小Y的例子。她作为慢性病例已经是第二次住进长期疗养院了，她在小学一年级时住院一年后出院，之后哮喘复发，去她家附近的中心医院就诊。之后由于哮喘频繁发作而无法上学，她拒绝吃药，出现癔病症状后，作为病患被介绍到我这里，再次住进长期疗养院。

刚住院时，我在游戏室对患者实施了心理测试。小Y在测试结束之后，对箱庭等玩具表现出了浓厚的兴趣，当时我觉得可以对她实施心理治疗，之后约好以后定期见面。在治疗的初期，她制作了橡皮泥手工艺品。她把橡皮泥弄细做成绳子状，再一层层堆叠起来做成“壶”，说是“日本绳文时代的陶器”。她给壶涂上了淡绿色和褐色，之后在光滑的壶上用黑色画了几条伤痕。她神色未变也没有解释。当时我就有这样强烈的想法：绳文时期＝相当早的时期，壶＝包容她的东西（作为具体容器的身体，作为身体容器的皮肤，甚至深化到养育环境、医院等），而她的这些受到过伤害。

在孩子的创作中就有像这样的明确反映孩子现状的信息。对于治疗师而言，这些信息以更形象、更丰富的形式表现出来。事实上她在出生后半年内就有哮喘和遗传性皮炎症状，发病是比较早的。我作为医生，通过孩子的病历了解了这些信息。但是当这只“壶”呈现在我眼前时，我了解到的就不再是病历上的简单的信息，我的内心确实受到了“啊，很久以前就这么严重了啊”这样的震撼。在之后的治疗中，她还提到了以前离家在外面住时，父母和她说“你回来的话，会让我们破费的”（哮喘晚上发作的话，治疗费以及晚上的打车费是一笔很大的开支）这样的创伤体验。就像这样，通过这只“壶”，她的成长过程不仅仅是以“信息资料”，而且是以故事和意象的形式展现在治疗师面前。她本人在创作的过程中也想好了怎样把自己的体会用语言的形式讲出来。顺便插一句，很多时候患者是一边创作一边说自己的故事的。面对面的时候他们会紧张莫名，注视着手边的作品能让他们缓解紧张情绪，使其更好地组织语言。作品本身既是传递信息的媒介，又是语言的润滑剂。

另外，作品有时也能反映出治疗师与患者（咨询者）之间的关系。小Y通过不断地制作箱庭和绘画，渐渐变得开朗，正好我要调换工作，她也出院了。之后她的心理治疗是去看经验丰富的心理保健师的门诊。我在最后一次治疗时对她运用了风景构成法（图10-1）。她编出的是“30岁的很坏的单身男人，设陷阱狩猎母狐狸和小狐狸。母狐狸被男的杀掉了，小狐狸虽然逃走了，但是中了别人的陷阱。不过它这次碰到的是个好人，因此得救了”这样的故事。当时我是30岁单身，因此怀疑这是在影射自己。为什么在分别的时候，花了很多力气，孩子一定要画这样一幅画呢？我之后一直很疑惑（当然小Y没说画的是我。她大概完全没有意识到）。我最后做了如下解释：小儿科医生等和小孩打交道的人，在和小孩接触的时候，他们很容易过分地对小孩子倾注感情，对于直接伤害他们的（看上去觉得伤害他们的）存在（父母），容易持一种否定的态度。我也觉得“好过分的父母啊，小Y真可怜”。这就像给小孩子提供了一个临时的避风港，但是孩子还是要回到残酷的现实中，还是要回到父母身边的。治疗师这样的行为，可能给孩子的回归造成了障碍。像猎人和狐狸那样，我在心理治疗中的有些行为确实像给小Y母女设置陷阱。另外我抹杀了她心中的母亲形象，但是再生（从别的角度）这样的工作没有做。后来，出现了调换工作这样的意外状况，我无法继续对小Y的治疗，她就像从陷阱中逃出来一样。后面给她治疗的心理保健师很专业，不像我那样以为搂住她是最好的保护，结果她得到了帮助。此后，她没有再次住过院，家和学校也可以去了。我一开始还认为治疗效果很好。但是小Y把我看漏的二人关系的另一个方面以创作的形式出色地表现出来了，而且她还预见到了下次心理治疗会得到帮助。

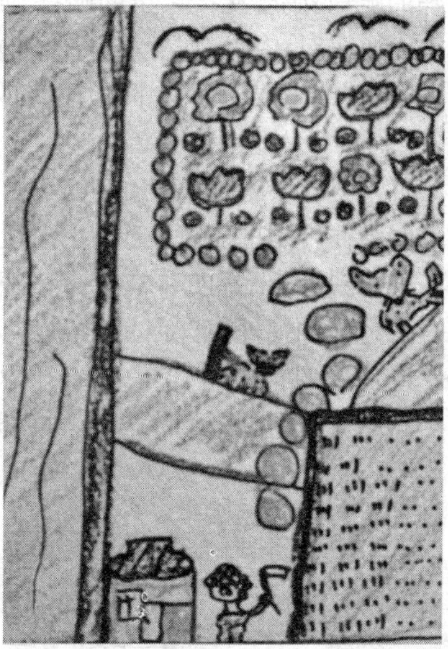

图10-1

像上面说的那样，孩子在治疗时创作的作品会表现出孩子的状态、治疗师的状态，以及两者之间的关系等信息。这里提到的状态、关系，包括个人或两者的内心、身体、外在的状态，两者之间的互动，以及过去、现在、未来等信息。

产生这些作品的地方不一定局限于心理治疗室，在一些意想不到的地方也会出现创作。下面举两个例子。

H 君也是因为哮喘长期住院的小学一年级的男孩子。因为是这栋楼中年纪最小的孩子，他经常被比他大的孩子欺负，他向这里的老师告状，却受到了更厉害的欺负。他经常在床上哭，有时候负责看护他的护士 S 就会安慰他。或许这是他第一次感受到别人对自己的温柔。他的情况是这样的：他有一个弟弟，母亲和弟弟每两个月来看他一次(可能他觉得来的次数少，和长期住院中被抛弃的孩子的探望频率一样)。偶尔见面的时候，H 君会跑去抱住妈妈的腿，弟弟也毫不相让地抱妈妈的腿。这时同样是抱妈妈的腿，妈妈会抚摸弟弟的脑袋，而对于 H 君，就好像嫌他麻烦一样把腿抽开，敲他的头。妈妈对待孩子居然会这么截然相反，我们职员都惊呆了。但是 H 君的表情没变，还是继续想要抱妈妈的腿。妈妈或许有妈妈的想法，但是那时候的 H 君真的很痛苦。

H 君渐渐熟悉了病房的生活，对于疼爱自己的 S，他常偷偷溜到她的背后，用报纸做成的纸棒打她的后背。虽然棒子是报纸做的，但是也用了十来张纸折成，和木头差不多硬，被打一下真的非常疼。一开始 S 觉得 H 君很可怜，对于他的行为比较宽容，没有很严厉地批评他。但是他没完没了地恶作剧，加上周围的孩子也开始学着他一起恶作剧，S 不能好好工作了，她终于忍不住了，也用纸做成的那样的纸棒和他对打。意想不到的武打场面开始了，那时候 H 君真的玩得很开心。后来 H 君会抱着、搂着 S 撒娇。也因为一起恶作剧的关系，H 君融入了病院的孩子们的团体，和他们成了好朋友。

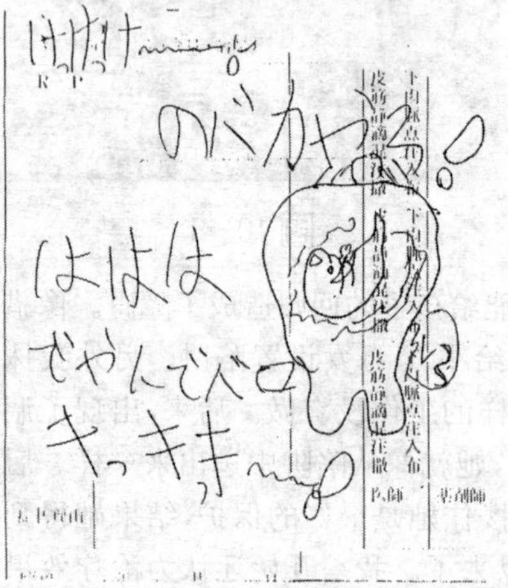

图 10－2

某一天，S 在写着护士日志，H 君一边哼着小曲一边靠近她，把一张小纸条放进了桌上的注射处方袋里。纸条上面画的就是图 10－2，看上去就像子宫和羊水中孕育的婴儿。更确切地说，应该是怀孕三个月以内的胎儿。他画的是耻骨的横截面和肠子或脐带，看过妇产科相关书籍的人都会惊讶于图画和实物的相似吧。S 是护士，她当然察觉到了这一点，她很吃惊地拿给我看。那幅画蕴含了 H 君退回到那里积蓄能量、重新成长，蕴含了对 H 君来说 S 能给予多么大的安全感等信息。当然，对于 S 来说，它也成了无可替代的画。

我也想过，这会不会是H君在别的地方看过解剖图，然后背了下来，再模仿画出的。这现在已经没办法确认，但是从他的成长环境来看，这种可能性是很低的(在人烟稀少的地方成长，而且因为哮喘没怎么上过学)。我曾经接触过很多身心症的病例，有的时候他们会把身体各个器官的解剖图记住，再画出来。是不是因为内心和身体很亲近，所以变得容易记住呢？山中先生的著作中有过酒精依赖症痴呆病患的耐人寻味的分析报告。患者经常会说出"身体不正常的燕子向非洲飞去"的妄想，而在他的身体中，肺部的癌细胞确实正在向脑部转移。这种客观存在的身体状况，会在无意识中透射出来，山中先生把这个称为"心中无意识的身体意象"。另一方面，也有像H君那样的把内心的状态和治疗师的关系通过身体器官图画的形式反映出来的情况。也可以说那就是山中先生说的"心中无意识的身体意象"。到底是什么促使内心和身体联系起来，形成表现出来的具体意象？不管是从医学还是心理学角度，这都是值得研究的东西。

还有一个心因性尿频的病例。这个病例在小儿科的专业杂志上讨论过。从临床心理学角度来看，这方面的病例比较少，所以我想再简单回顾一下。

患者是五岁的女孩N美。她因每五分钟尿一次而到附近的医院就诊，检查发现她身体方面没有问题，但是药物没有效果，因此被怀疑是心因性尿频，所以被介绍到我这里。我的诊断结果和以前的是一样的。下面是我和她母亲的对话。

[诊察1]

D：身体方面没有问题。可能是精神原因导致的。

M：是吗？

D：可以的话，试着让她撒娇，如在她旁边陪着睡啊，抱抱她啊之类的。

M：啊!?(从惊讶到怀疑的眼神)

D：不相信我说的吧？

M：是的。

D：本来以为到大医院来是要进行详细的检查和开出新的药方的吧？我又是年轻医生，说让她撒撒娇病就会好，觉得有点不可思议，对吗？(母亲点头)总之请先按我说的试试，一星期。发生什么状况的话，可以24小时联络我。(母亲边点头边走出了房间)

[诊察2]

(母亲苦笑着进来)

D：发生什么了吗？

M：撒尿变成了15分钟一次！

D：太好了，生活上有什么变化吗？

M：N美现在一刻也不能离开我和丈夫的膝盖了。N美到了我这边，我丈夫觉着终于解放了，去拿电视机的开关想看电视时，N美就跑过去把电视电源关了。录音机也是一样的。还说"只许看着我这里"。是不是我们的教育方法不好，才得了这种病的啊？

D：想起什么了吗？

M：我在教家周围的孩子学钢琴，也教自己的女儿们。N美有一个大两岁的姐姐，当然姐姐学得快一点。N美不想输给姐姐，所以很努力。当然她学累了就会撒娇。但是在教孩子时，不知为什么，会不去管她，让她到旁边去或一个人玩。

D：是那样啊，那下次发生什么情况的话，再联络我。

[诊察3]

M：撒尿变成了30分钟一次。撒娇少了，但是经常和她一起去买东西，于是她总是央求买这买那的。我们心里想着必须宠着她，就买给她了。但是一直这样好吗？会不会变得很任性啊？医生，这样真的可以吗？

D：嗯，买东西的话，我也可以，但是，总觉得有些事情只有妈妈可以办到。不好意思，我的回答可能不是你要的答案。

[诊察4]

M：谢谢医生。已经变成了一个上午一两次。

D：（突然宣告治疗成功，觉得很突然，吃惊了）啊，是吧，有什么情况吗？

M：这次她并不愿跟我一起出去买东西，而是要自己一个人出去。家是面对着国道的，因为很危险，我本来不想同意的，但是她说绝对没有问题。没办法，我就让她去买一些小东西。但是我很担心，一直站在门外看着。没过多久她就回来了，还说"看，没问题吧"。

D：唉，好厉害啊！

M：她这个时候边笑边撒娇说"我尿尿还是不行哦"。这个孩子也有这样可怜的想法啊，真是一直没注意到。

D：但是应该怎么做，N美全部教你了吧？（母亲流着泪点头）

就是这样，上面的叙述中没有出现N美的创作，实际上在我和母亲面谈时，这个孩子在等候室中画着图画。门诊护士一直看着她，因为她的图画给人的印象很深刻，所以都没扔，全收好了。我到治疗结束为止都不知道这件事情。这里面有第一次和第四次门诊时创作的作品，就是图 10－3、图 10－4。母亲注意到 N 美的痛苦后，给予了骨肉亲情，接受了她的退行。母亲对于女儿的症状有时感到手足无措，有时祈祷她没

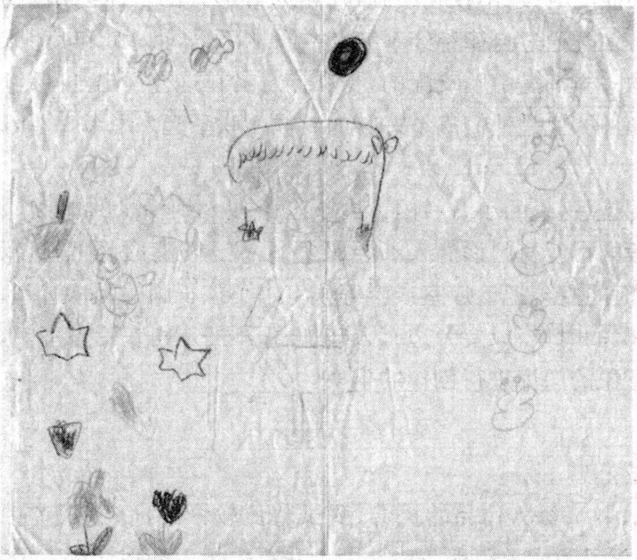

图 10－3

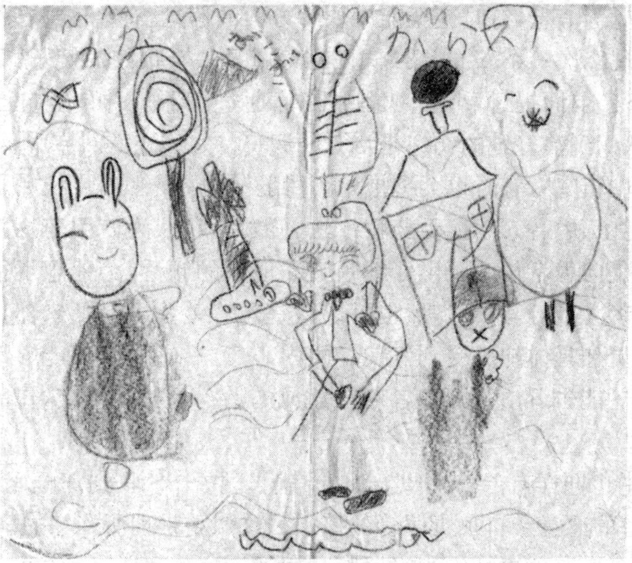

图 10－4

事，这些都成了支撑女儿成长的支柱。第二次和第三次面试时创作的作品这里没有介绍，但是在作品中有围着女孩子食物的动物渐渐增多的趋势。也可以看出，得到了家庭，尤其是母亲的能量之后，N 美的世界变大了，图画颜色渐渐丰富了起来。在用表现疗法治疗身心症的时候，不仅是绘画，在箱庭等形式的作品创作中也会发现动物渐渐增多的现象。人类通过自律神经系统和内分泌系统向内脏和其他器官传递指令的指挥系统和动物一样都是由脑支配的，身心症患者在这方面出了问题。在他们的创作中，动物出现的时候，也是他们病情好转的时候。联系起来思考一下，这是一个很值得推敲的问题。

然而幸运的是，这里的小儿科门诊由于坐落在人烟稀少的地方，上午也就来了十来个病人。一般的小儿科门诊病人不会那么少，护士没有时间把患者和患者的作品对上号，更加没有时间立刻把诊疗室或者等候室中小孩子画的画拿过来。这个病例很好地印证了，在闲暇的时候，只要旁边有人守护着，不一定得在治疗室中，不管在哪里，患者都可以打开意象的门扉进行创作的事实。

作品的意义

前面借展示小 Y 等人作品的机会，我试着比较详细地介绍了他们的性别、年龄、疾病，以及每个孩子的成长历程、背景，因为我首先想生动地让读者了解一幅幅作品中蕴含的他们的人生故事和现在的状态。所谓的生动，也就是作品中丰富的形象。这些作品往往能够跨越时间(长时间保存)反映出咨询者，有时也有治疗师的身体状态、内心状态、外在情况等信息，有时甚至能反映各方面的信息，有些信息在作品中不是出现一次，而是会出现多次。小 Y 的绳纹式陶器等就是一个很好的例子，我在此试着再详细补充说明一下。前面提过，小 Y 把各种伤痛通过陶器这种包容自己的容器的形式传递给我。我认识到治好她的伤痛是自己的职责。之后在游戏室中，我不仅是让她创作(橡皮泥、绘画、箱庭)，有时也会抱抱她，并用药物减轻哮喘症状和皮肤的瘙痒感觉(在临床心理保健师中有人不接受药物疗法。但是，我认为使用药物并不是要去利用药物的疗效，而是向患者传达医生仔细倾听了他们的倾诉，为他想了很多很多办法的信息，这会给患者力量)。这个陶器也可以说是包容治疗关系的容器。通过这样的作品，治疗师可以更加具体地感受到咨询者的内心意象，它们不仅能够深化治疗师对客观信息的认识，还能告诉治疗师患者期望达成的治疗目标。确实，作品中包含了很多治疗方面的信息。

H 君的画中也同样有治疗期望方面的信息。护士 S 收到那幅画之后，H 君成了她心中无法代替的愿意亲自负责照管的孩子。这似乎是理所当然的事，但以医院当时的环境，这是很了不起的事情。当时医院是用锻炼疗法和斯巴达式的方式来监管孩子的。由护士负责，让孩子们好好地完成锻炼，通过这样的方式，确实有被医好的孩子，但是也有像小 Y 和 H 君那样不太容易治好的孩子。围绕着如何管教孩子，医院的工作人员之间也有很多争执。在那个过渡期，愿意尽力接受孩子的人是少数，他们不得不承受来自大多数人的压力。H 君的图画给了 S 护士巨大的感动和勇气。

综上所述，我们可以看到他们的作品确实以象征的形式反映了来访者过去的经历、受到的创伤、目前的状态、面对的难题、和身边的治疗师的关系，以及今后的展望等信息。作品没有什么内心的、身体的、外在的、内在的区别，都能够被我们理解。也可以说，通过患者的作品我们能够看到的是他们的“存在本身”(本身的状态)。从这个角度也可以说，作品是把患者“存在本身”和治疗师联系起来的桥梁。它也是咨询者和治疗师之间交换能量的通道，是双方发生变化的原动力。治疗师的职责就是在治疗中使变化向好的方向发展。

儿童的创作

通过 H 君和 N 美的例子我们了解到：创作疗法对于儿童很适合。同样是身心症，成人就不怎么适合使用创作疗法。成人得努力维持自我的整合，对于某些麻烦的东西，他们会使用各种防御机制干预它，像那样维持平时的正常生活。但是儿童的防御机制还没有成熟，因此“他们的内心世界是和大人不一样的”。岩宫先生把那个世界称为异世界，指出孩提时代在异世界里遨游的体验是非常重要的。这个异世界是包含各种意象的创作的源泉。异世界就在孩子身边，所以他们没有那些严密的防御机制，他们通向意象的道路是畅通的。因此对儿童使用意象形式的创作疗法相对容易，但是，如果不留心观察的话，也是无法在意想不到的地方发现 H 君和 N 美的重要作品的。不仅是心理治疗师，凡是从事和儿童相关的职业的人，如教师、保姆、儿科医疗相关人员等，对此都需要特别留心。

作为精神科医生，我对孩子实施临床心理治疗是从做小儿科医生开始的。和临床心理学的第一次相遇，是在我当小儿科医生的第四年。最初我是按教科书写的，在游戏室里对孩子实施心理治疗，当时我觉得一定要用满五十分钟时间。但是我渐渐发现，住院的和一般门诊的孩子会有各种各样的创作。我是医生，所以有医生的职责，就像护士有护士的职责，教师有教师的职责。实际上直接接触 H 君作品的是护士。仔细想一下的话，负责儿童治疗以及相关心理保健的人不仅仅是那些确保五十分钟治疗的医生。在孩子的成长方面，历史发展到现在，社会已经给我们分工好了负责的时间、地点和任务，对于儿童，每个人都必须恪尽职守地做好自己的分内工作。小 Y 等人就是很好的例子，能够引以为参考，我觉得非常荣幸。

(待鸟 浩司)

第十一章 高龄者的创作和作品

高龄者创作的意义

"高龄者"或者"老龄者",指的就是超过 80 岁的人。进入老年以后,如果能够享受生活,对自己的思想、感受、感情,以及社会性的活动感到满足和充实,这样的老人是非常幸运的。但是同时,高龄者也会因为衰老、疾病、分离、失去、死亡等原因,遭受到恐惧、不安、孤独、老化等不幸。这些状况从创造性的角度看似乎和表现性以及表现病理关系不大,不过仔细研究就会发现许多必须注意的问题。追踪所谓的成功人士进入老年期后的变化会发现,由于年龄增大,身心机能衰退,他们面对这些无法回避的难题时会出现新的变化。这是一个值得注意的研究课题。从表现病理学的角度考察表现后面蕴藏的含义,我们意外地发现,或许老年期的创作是最适合研究、最具有研究价值的。为什么呢?因为通过艺术家们的"创作",我们能够看到他们进入老龄期后,面对重重困难,他们仍然在人生之路上继续向前。另外,"创作背后的含义"向我们充分展示了艺术家的人生观,以及他们成长到现在,在超越种种难题后,开始参透和领悟出来的世界观。现在都在议论理想的老龄化社会是什么样的,在这样的背景下,着眼于老龄者(包括成功人士)的创作和作品进行研究,具有重要的意义——或许能够找到有效地延缓脑和身体衰老的方法。

随着医学的进步,对于脑和生命现象的认识出现了比较极端的要素还原的观点。这种观点,从整体论、平衡论或复杂关系论等理论角度看,对于人们从宏观上重新认识人类,对于一系列的科学尝试,是有所帮助的。通过所有人都有的最基本的表达创作行为,通过艺术疗法,在老龄化社会的背景下,积极地拓展对高龄者的研究,进一步深化艺术治疗的研究,可以达到更好的疗效。

如何维持有机体系统稳定的机理,现在的科学还没有充分解开它的秘密,还处在一种解释的阶段,但是通过平时的诊疗,我越来越强烈地觉得,人类内心的活动,也就是这种创作的欲望,具有维持身心平衡的效果。我想,以后一定会有这方面的更加明确的研究报告出现。

1997 年 12 月 4 日,《朝日日报》有一篇题名为《对生病两年的鹤见和子的采访》的报道，这篇报道讲述了她精彩的生活方式。鹤见和子从79岁开始身体逐渐产生障碍，但身体机能的衰弱没有妨碍她内心世界的充盈，相反，不断有短歌从她脑海中涌现出来，其内心也因此变得充实和活跃，并燃起惊人的生命火焰。作为学者度过了50年后，她写出了“半世纪，死火山发出轰隆隆的巨响，烟雾弥漫，好似吟唱着诗歌的活火山”这样的诗句。从它的背后，我们看到她虽然进入老年期，身体衰弱，但是言语、诗歌给予了她从衰老和疾病中站起来的力量，那就是“艺术创作的力量”。另外她还教会了我们如何治好疾病，甚至重获新生。像报道结束时引用的那首诗那样，“生命之泉越流越短浅，人生的火焰越烧越旺盛”。

鹤见和子女士是少有的才华横溢的人才，因此可以出色地超越疾病和衰老，重获新生的生命力量。但是很多时候，饭田先生的观点——老年期的时候，比起事业上的价值，老人更在意的是存在价值。另外衰老和枯竭虽然不是同义词，但是人到了老年，已经谈不上创造，而是拼命地活下去，这或许也是老年人的创造性得不到重视的原因——是非常正确的。确实，根据我的经验，在老人医疗机构的保健活动中，看到老人想要一试身手创作的情况很少。另外，我感觉到，老人确实有一种生存的本能，他们努力想要使人际关系的丧失停下来。他们有时会把自己创作的粘贴画、诗歌和布料等东西赠送给治疗师。在这样的联系中，我们能够确实感受到艺术疗法的力量、保持生命平衡的力量，看到人类最基本的相互支持的样子。

本来，艺术作品是人们日常生活中创作出来的非常普通的东西。特别是俳句和短歌等，是以前人们和大自然接触时从平凡的生活中创造出来的古老又传统的东西。活用艺术、表达、创作这些形式，从精神医学的角度观察老年人的特性和样式，不仅仅单纯地把高龄期看做身体衰退的时期，也积极地看到此时老年人精神方面的成熟，这是一个很大的课题。2020年老龄人口将达到总人口的25.5%，那时就真正进入了老龄化社会。但是精神保健和精神治疗的方法还在研究阶段。在药物疗法、行为疗法、精神疗法、环境疗法等疗法中加入艺术疗法作为干预，并不仅仅是起休闲娱乐的作用，如在个人精神疗法的框架中活用回想疗法和家庭疗法，可在和患者深入交流的同时激发患者的本能，使他有效地表达和创作。特别是处理老年期的种种丧失问题(失去工作、配偶、健康等情况)时，这能够让患者重新构筑自己的形象，发挥治疗的效果。最后，它能够使患者更加容易、更加客观地接受自己的形象，不是青年期、中年期，而是老年期的自己的形象。处理临床病例的时候，一定要通过作品确定患者的活动性、创造性和表达性。为了加深对高龄者的了解，我们主要研究高龄期的艺术家的状态。对于高龄者，我们不仅仅要看到文章开头提过的负面形象，也要看到其随着年龄的增长，知识越来越丰富，犹如充实的黄昏时节的形象。我觉得，这对于衰老的高龄者也是一种拯救，另外，这对于研究高龄者的干预方法，激发出大脑生理和心理学中提过的人类内在的潜力，让高龄者超越生活年龄或生理年龄，维持心理年龄的年轻化，找到生存价值和生活目标具有重要的治疗价值。

实际病例：苏特创作的退步

看一下直到年老还受到精神病影响的画家路易斯·苏特的病例。在他漫长的一生中，从正常状态到精神病状态，然后到老年，经历了各个时期，他自己不知疲倦地创作，留下了很多很多作品，作品风格变化多端。苏特1871年出生在瑞士的日内瓦湖畔。1986年他得到了音乐和美术教师的职务，赴美国科罗拉多大学艺术系任职。苏特待在美国8年，并在那里结了婚。但是这期间他发生了精神异常，于1904年回到了故乡日内瓦。1906年，他再次被送进精神病医院，并被诊断为罪孽妄想和被害妄想，从此过着苦恼的生活。出院后他在柏林参与管弦乐队的演奏，之后又参加了瑞士管弦乐队的演奏活动，但由于演奏失败而被解雇。那之后，苏特的人生日趋衰落。1953年，52岁的苏特被收容于阿尔卑斯山脚一个叫帕耶罗的小村庄的老人收容所里。在那儿的20年间，他过着被社会遗弃的生活。

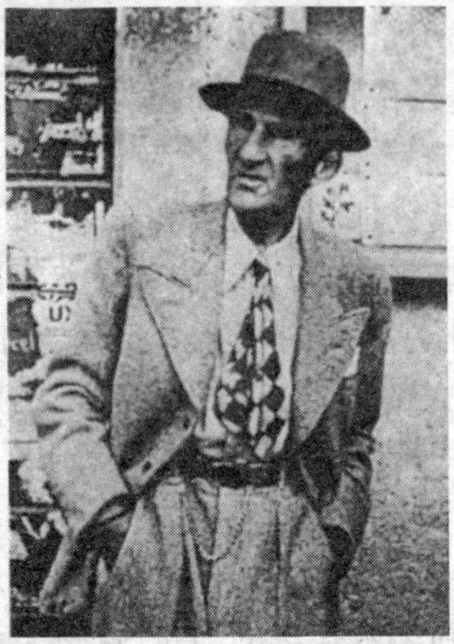

图 11-1 苏特

他所表现出来的一系列精神症状，有神经过于细腻、受虐性质的对周围的强烈距离感、强迫症性质的罪恶感、没有原因的厌食症、对奇特服饰的强烈兴趣、自闭、隔阂、恍惚和抑郁的交替等，这些在本质上是精神分裂，但是幸运的是他没有完全陷进去。

在入住帕耶罗老人之家之前的苏特的绘画作品，初步估计是12幅左右。但是他在收容所里的作品很多，有人开玩笑说可以把作品烧了供应暖气。我们可以通过这些试着看一下他一生中的表现病理的变迁。

在他刚回到美国的时候，还留有《妇人像》这样的写实风格的作品。作品描绘精细，绘画功底扎实。之后他的绘画风格发生戏剧化转变的原因，不能否认是受分裂症的影响。但是他和以往单纯的精神分裂的画家们（安多洛夫·贝儒格里、阿伦佐、萨赫芬）经常有的绘画风格总是一成不变的倾向不同。一直到晚年，苏特的作品风格依然在变化。他的作品风格如此多样化，其内在的原因是什么？有什么必然性？在创作方面，他的内心、精神世界无比广阔。正是因为有了这种非凡的艺术创造力，苏特才陷入了精神分裂状态，缺乏社会力，生活在漫长的老年期和他特有的内心世界里。

曼格奈尔·厄内斯特把苏特的作品简单地进行了分类，如下所示。

第一阶段(1923～1930)可以称为"笔记本时代"，是苏特在笔记本上画画的阶段。笔记本的正反面被他用墨水、铅笔或是水彩画得满满的。不仅仅是图画，还有很多文字掺杂在里面。苍劲的笔划表达强烈、控制不住感情，导致画面被画得满满的。由于情绪波动，画面有一些杂乱的短线条。当时苏特在分裂症发病期间，受到不安和恐惧，以及像噩梦一样的幻想、幻觉的困扰，情绪、感觉陷入一种不均衡的状态。很多作品可以反映出他当时精神的混乱和崩溃。有的图画上有文字写着“人间的苦恼”“噢，没有信仰的人们呀”等，这些粗野的笔锋的背后，反映了作者刹那间迸发的苦闷情绪。

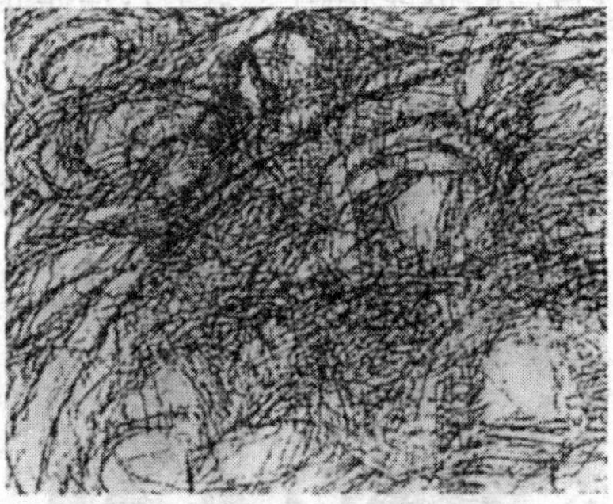

图 11－2　人间的苦恼

第二阶段（1930～1937）被称为“过分强调独特风格的设计时代”，当时他主要是临摹意大利文艺复兴时期的巨匠们的作品。这时的作品有用黑墨水和钢笔画的卡帕奇欧的《音乐的天使》，还有临摹波拉提奥的《妇人像》。和擅长素描的苏特以往的作品比起来，这些临摹所描绘的线条比较幼稚，主题图案也缩短或者加长了，此外还能看出作品的漫画化，感受到精神病人经常出现的感觉及知觉方面的歪曲，甚至能够明显地感受到由于作者情绪波动和视线飘逸而造成的作品的摇晃。总体而言这期间作品的特征是欠缺整体性。

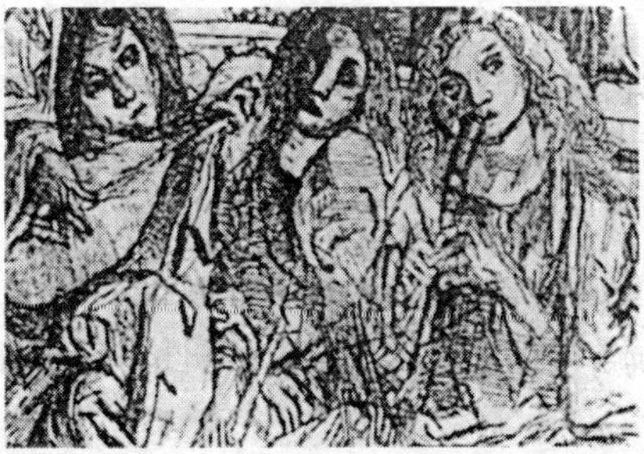

图 11－3　《音乐的天使》模画

第三阶段（1937 年以后）可以说是“手指画的阶段”，开始出现由手指绘画的作品。不使用钢笔或毛笔，由手指涂色，通过手指和画布的接触直接作画。因为是直接用手指通过身体的运动和画布接触，所以作品非常有力，是蕴含着画家各种情绪的奔放的作品。另一方面，由于画家情绪波动，能够明显看出作品显得有点粗糙。

若从衰老的角度对这个时期作品风格的变化进行分析的话，得出的结论就很平常了。苏特这一阶段的作品有老龄期作品的特征，形式简单，意识肤浅，另外，也很容易看出，苏特视力下降，精力衰退，手的协调运动能力下降，向帕金森综合征等方向发展。老龄期作品的一般特征为作品色彩暗淡，描线的力道减弱，颤抖，枯竭，笨拙，省略细节，内容和色彩变得单调，这些都在这位艺术家老年期的作品中出现了。另外也不能否认，作品变成这样，是由于画家二十多岁开始直到晚年，长年累月受到精神分裂症的影响。这样的分析深入下去的话，会得出老年人具有固执这种表现病理的特征和缺乏创造性的结论。但是这个时期的创作和初期作品就细致程度相比的话显得粗犷，这种粗犷并不单纯是由于疾病和精神分裂造成的，还由于人身上最本质的东西，或者说是荣格派所说的原始心像（之后称为原始的内心）所造成的。作品风格变化之后出现了新的形象，这体现了高龄者的创造性。可以说，这是为了和疾病、衰老抗争而采取的一种方式，也就是创造性的退行，即退行—发现新的形象（象征形象）—进化。第二阶段临摹中出现的讽刺性漫画样的作品乍一看是退行（虽然不是全面的退行，但是在创作时，自己的机能稍稍变弱了），但是也可以看成作品中产生了新的独特的形象。通过身体（手指）尝试直接描绘的作品《顺从》《盘旋》等，可以看做和拉斯科岩洞（位于法国多尔多涅。洞内有旧石器时代后期的岩石壁画）及阿尔塔米拉（西班牙北部山洞，在桑坦德附近，内有旧石器时代晚期彩色岩画）绘画一样，具有对于原始的心灵状态和本能的回归和祈祷，是富有生命力的灵动的肖像画创作。这些反映了步入晚年的苏特的创作力，也就是他的艺术创造力。通过他的病例，我们可以从另一个角度解读高龄者的表达和创作的秘密。

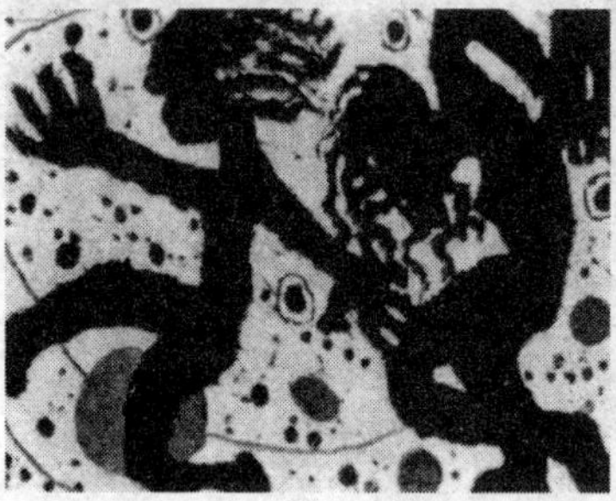

图 11－4 《顺从》

从伦勃朗看高龄者

高龄者的创作特征要以怎样的标准进行分析？这个很难说。不过，由于年龄增长和老化是一个很难克服的难题，因此有必要考察高龄者对衰老形象的认识。着眼于那些如实反映人类本性的内容，一定要提一下自画像作品。

彻底地审视自我，在进入老年期后（或者说正是在老年期）更加勇于挑战自我而继续创作的画家，应该可以体会到不断审视自我的严峻性。以老年期为条件考察的话，没有比伦勃朗更适合的病例了。

伦勃朗在 17 世纪 20 年代成为画家，1669 年辞世。除了年轻女性绘像之外，他从很早就开始喜欢描绘老人的样子。加上自画像，他的作品多达 100 件。其中大概有 70 件画在木板或画布上，有 30 件左右的石刻画，还有少量的素描。17 世纪的绘画，尤其肖像画，是受到别人委托才开始描绘的，而画家一生中不断地画自画像，是极其稀有的事情。这显示他常常审视自我，深入观察，和内心对话。从 1650 年开始，有几年时间是他人生中最安定的达到圆满状态的时期。1652 年的自画像被评价为是表达一个人的心灵的最成功的范例。17 世纪 50 年代，伦勃朗画了著名的《浮士德博士》《托比亚斯和他的妻子》《荷马胸像前的亚里士多德》《老人的肖像》等，试图借助于老（贤）者的姿态，认识现实世界的前端，或借助于肉体，尝试探寻精神世界的影子。这些老人全都以深邃的目光审视着自我，和自己的内心对话。

不过在 60 岁以后，伦勃朗的健康状况急速恶化，同时视力也减弱了。到了晚年，他失去了妻子和儿子而深陷于一无所有的悲凉境地，这也是事实。

1666年，伦勃朗60岁时创作的《笑的自画像》是一件很特别的作品。笑容中只有眼睛部分是笑着的，他对老态龙钟的自己有一种莫名的厌恶。1669年，伦勃朗的最后两幅作品被认为是其去世之前的自画像，展示了一种生命快要完结的气氛。从表情上可以看出老人的软弱，以及面对死亡时的不安和恐惧，同时，也可以看到一种参透开悟的表情。一方面画家充分觉察到孤独、丧失、死亡等已经迫近了，另一方面也体会到人到黄昏时的丰饶而沉浸在丰饶的精神世界里。在这个过程中，正是由于人生之路即将走到尽头，画家终于可以看清走过的路和将要去的世界（这就是所谓的生与死斗争的临界位置）的样子，可以听到灵魂深处的声音。伦勃朗在去世之前展示的这种艺术创造力，是他在和孤独、不安、死亡、丧失等斗争的过程中达到的自我痊愈或者说向艺术的升华。

老年是人生的终结点，也是走向死亡的一个阶段。老年也可以说成高龄，但是"高龄者"这样的用词给人的感觉只是单指年龄。但是，"老"这样的字眼不仅仅指年龄，还含有其他的意思。

总之"老成"这样的词汇包含深奥、技艺纯熟、精神成熟、阅历丰富这些积极的含义，因此可以把高龄和老年这样的词汇区分开来使用。伦勃朗描绘的老人的肖像，展现了老人的静寂和安宁。

老年期创造活动的意义

人在老年期的创造能力并不一定随着年龄的增长而衰退，有时，正是因为到了老年，才显得特别老成和完美。但是，人进入老年期，身心衰退是无法回避的现实。这么说的话，艺术家和一般的老人没什么区别，当然，一般人进入老年以后，也可以沉浸在感兴趣的艺术世界里，寻找自己的生活乐趣，可以进行有相当水准的创作活动。那么，到底哪里不同呢？艺术家为了他的事业，每天全身心地投入艺术创作，倾注大量的精力，因此有必要探究他们和普通老人在意识形态和日常生活中究竟有什么不同。老年期创作活动的特点是能够活用经验，灵活思考和掌握技术，这些甚至能够防止创作欲望的衰退，对于智慧和意识层面都会产生影响。结果就是产生新的人生羁绊，这点是很重要的，因此老人是有可能远离抑郁、疑病以及其他疾病的。

老年艺术家会出现种种衰老的特征，但是他们的寿命一般比同时代的人长，而且在生命的最后，他们还能创造出各种令人瞩目的艺术作品，对这些，我们不得不仔细推敲。艺术家的活动对于老年期的人来说是非常适合的身心活动。另外，进行艺术活动时，需要用到脑和身体，这对于保持身体健康，甚至延长寿命非常有用。再说深入一点，我们可以期待通过艺术活动有效地预防衰老或者减缓衰老。

阿里提曾经做过如下的论述："不管是什么年纪的人，都可以激发创造性。对于富有创造性的人类来说，它具有促进健康的效果。我们还可以假设，那些人年纪变得很大以后，记忆力的衰退也不是很显著。或者说，果真如此的话，是人们广泛的洞察力和柔和的联想能力等要素起了作用，而使记忆更加容易了。”关于脑的老化现象，品川先生归纳了泰姆斯的特辑里的《脑不会老化》的报道的要旨：“人类的智慧中，具有做出更好选择的结晶机能和开展抽象逻辑思维的流动机能，比起后者，前者不会受到神经系统变化的影响，比起年轻人，老人在这方面更加优秀。……发挥结晶机能的是右脑，发挥流动机能的是左脑。左脑随年龄增长而衰弱，右脑不受年龄影响，因此老人在这方面更加优秀。右脑是不会变的。和右脑有关的智慧、创造性，和年龄无关。不仅如此，年龄大了右脑机能可能变得更加发达。”从这一点来看，艺术家很多都是画家、雕刻家、音乐家，他们都是一直使用右脑的。

也有这样的疑问：随着年龄的变化，人类的脑细胞会不会自动适应？观察发现，老年前期(70 岁～75 岁)，树状突起的平均长度变长了。这是因为幸存下来的神经元一点点萎缩，为了和邻接神经元保持联系，只有延长树状突起，这可以解释为抵消脑衰老机制的一部分，是一种应对因为年龄老化产生的神经元减少和突起缩小的一种方法。

为了防止脑衰老和预防痴呆，保田先生推荐的效果最好的方法，是徒手创作一些和以往不同的新东西。通过手部肌肉的运动，通过使用脑和手的神经回路，来促进脑部大面积区域的活性化。因此使用言语脑，把思考的东西用语言表达出来(俳句、和歌、诗歌、信)，在使用手的同时使用非言语脑，用手来表达构思(绘画、雕刻)，或用手把想到的东西创作出来(缝制衣服、编织衣物、煮饭炒菜)等，这些日常生活中的创作都可以说是积极的创造。另外，经常用脚，有助于增强心脏血管的功能，能最大程度地提高氧气摄取量，这比用手的效果更加显著。像上面说的那样，随着不断加深对生命现象、脑机能分化，以及左右脑的具体功能的认识，我们可以发现，在防止脑衰老、延长创造力方面，艺术家比一般人更为有利。但是，对于衰老和创造性之间的联系，延长平均寿命和性别差异对寿命的影响，日常生活和创造性之间的联系等依然是耐人寻味的、需要努力深入探究的课题。

(德田 良仁)

第十二章 形象化表现和艺术疗法

关于意象的理解和治疗

想要知道意象在艺术疗法中起什么样的作用，首先要着眼于意象自身的特性（特别是心理临床治疗的时候）。通过分析意象，心理临床工作者可以诊断出患者内心的整体性、个别特征、细微差别、内心的变化等。片面地分析患者的欲望和感情，概念化地、死板地分析患者的话，不要说建立良好的治疗关系，就是确诊病情都没有办法做到。在分类诊断的时候，为了更具体地掌握对方的病情，甚至了解对方的内心世界，需要超越概念化的信息并对意象进行分析。另外，意象可以使治疗过程更加顺利地开展。

首先着眼于象征内心世界的作品中的意象（主要是闭上眼睛时出现的意向）。咨询者的感情很容易通过比喻的形式在意象中明确地表达出来，如“孤身一人在海中孤岛上这样的寂寞”“想要跳舞的喜悦”。闭上眼睛时，同样会浮现出大海的意象（大海往往象征着具有母性的东西，这个暂且不论），平静的大海象征着和平安定，反过来波涛汹涌的海浪象征着不安和其他情绪波动。“激浪”就像它的字面意思“怒涛”那样，象征着强烈的感情和巨大的不安全感。广阔的大海可以表现广阔深邃的内心，海边的沙滩或海角等景色可以更加细致地表现各种各样的内心。这些都是仅用一句概念化的语言传达不出来的细腻的感情。它和通过绘画、诗歌等形式创作出具有意象的作品在本质上是一样的。

在自己的意识中，对自我形象的一般认识往往会在意象中如实地反映出来。如某个患有恐惧神经症的患者闭上眼睛后浮现出来的意象是猪，那就象征着他的自我意象，虽然一直伴随着强烈的抵抗，但那就是以自卑感为核心出现的“丑化的没有价值的自我”形象，此外还反映了肥胖的身体形象就和猪一样，以及自己的生活就像猪圈那样。这些意象也很容易在绘画和造型作品中表现出来。

另外，患者具有防御情绪的时候，最典型的特征就是创作出不带有感情色彩的意象，或者在创作中不出现自己或任何人物，毫无动作，画的图画像是在一个框框里面，又或者只是画一些不带有任何含义的图形，甚至于意象模糊地消失掉。

这些特征，和感情分裂症的神经症患者的特征是一样的。总之，这些特征的出现具有一定的必然性，根据防御情绪的程度、特征、状态，会以各种具有防御特征的意象的形式表现出来。

对人的感情也是一样。如我曾经诊断出某患者具有对人的恐惧症，出现了对父子关系的不安，以及连带出现了逃避心理防御机制（包括一些普通防御机制）。但是，这只是大致的概念化的对患者自身的认识。实际上，若把父亲比做魔王的话，在他面前自己就像丧家犬一样毫不抵抗，缩成一团待在角落里。他对于人群的恐惧确实是以上面说的那些意象为心理基础的。遇到这样的情况，心理临床治疗师都会认为这个时候确实需要借助意象来进行诊断。

在心理临床治疗的时候，转移、自我保护式的退行、再整合等，同样也会通过意象表现出来。在意象疗法中也会出现自己变成最原始的婴儿、小鸟或蚕茧的意象。另外，意象中也很容易出现“被抱着”“被包裹着”等主题。当然要患者意识到并说出这个体现了自己正在退行，实际上是在撒娇还需要一段时间，但是比起平常的语言面谈，采用这样的意象治疗形式能够更快地促进治疗过程的展开。在意象疗法中，很多时候，经过转移、退行或者绕了其他的远道之后，会出现“小鸟离开巢穴自立”“嫩芽在温暖的大地上冒出来”这样的复活和再次整合的主题。

通过上面的例子，我们已经明确了意象对于心理临床诊断和治疗的重要性，意象对于咨询者自身的表达和自我的洞察起到了相当大的作用。内心的体验通过意象的形式，可以更生动地表现出他的整个模样。咨询者探索和体会自己的内心世界（超越单纯的东西和抽象概念）的过程，同时也是自我诊断和自我治疗的过程。不仅是闭眼意象疗法、诗歌、绘画、箱庭疗法，其他疗法都是以意象作为媒介，咨询者和治疗师建立和发展治疗关系，在这样的过程中，深化咨询者对自己的洞察，同时深化治疗师对咨询者的诊断和认识。

意象精神疗法概况

上面的论述是围绕通过意象了解内心世界展开的，下面重点看一下和意象有关的精神疗法的相关情况。意象疗法可以说是起源于很早以前的梦的分析和巫术、祭祀等。以前的教育和精神训练中也可以看到冥想、表演等和意象有关的活动。艺术活动当然也是具有治疗效果的。

众所周知，在精神分析疗法中，弗洛伊德创立的自由联想法，其中有很多涉及意象的元素。弗洛伊德自己就尝试过以意象为媒介进行面谈。进一步深入进行的梦境分析等这里就不详细介绍了。意象是把感情表达出来的很基础的第一次过程，因此可以用它来进行深入分析。在荣格的分析心理学中，意象是被理解为内心深处广阔的无意识的集合，在荣格心理学中，意象占据更加重要的主导地位。咨询者通过原始的意象，以这种高象征形式体会内心深层无意识集合的本来模样。因此荣格派非常重视梦的分析、箱庭及其他冥想意象的技巧。

在催眠疗法和行为疗法中，治疗的最初阶段也是围绕意象进行的，而艺术疗法中很少涉及意象，这里就略去不说了。另外，在最近开始迅速发展的格式塔心理学、交流分析、调焦，以及其他形式的精神疗法中，意象也起着非常重要的作用。

在上述这些疗法中，涉及意象的精神疗法现在有"意象咨询"这样非常自由的形式，也有受限制的形式(后面再叙)，甚至有最受限制的以去除部分病症为目标的行为疗法。我参照包含艺术疗法和东洋疗法的"一般心理疗法中的定位"和"自由/非指示—构成/指示"的程度表，把意象疗法进行了分类，如表 12 - 1 所示。

表 12 - 1 意象疗法的分类

	自由的心理疗法 (非指示性)	被统制的心理疗法 (指示性)	行为疗法的/ 教育指导的
狭义的意象疗法	自由意象面谈 (包括意象小组)	催眠梦 欧式意象诱导 美式指定意象	催眠行为疗法 即兴创作疗法等
精神疗法中的意象技法	非指示咨询中的意象的使用 聚焦法等	精神分析/梦的分析 形态疗法 交流分析 精神统一法	通常的行为疗法中意象的使用
意象/艺术疗法	手指画、油漆画、原始韵律等	通常的绘画、箱庭、造型、木偶剧等 箱庭的变形、图式的投影法、戏剧、音乐、身体运动疗法	教育性的艺术疗法

艺术疗法中的意象在下一段落介绍，这里介绍一些关系密切的、可以配合使用的描绘意象的技巧，如意象咨询、富有弹性的多元化的艺术创作(包括简化之后的箱庭疗法)，以及下面提到的图形投射法。通过这些，我们也就能够明了一般艺术疗法中意象的重要性。

意象咨询和艺术疗法

意象咨询和艺术疗法的联系首先是相对具有指向性或限制性的意象疗法而言，狭义的意象咨询也就是自由地闭上眼睛展开想象，最近我们把它称为自由意象。

在意象咨询中，咨询者闭上眼睛，脑海中不断浮现出意象，并随着意象的流动"像看着梦一样叙述"。引导的时候要使用简单的放松法，要注意让咨询者随着意象的流动自由联想。

治疗师在咨询者展开联想时给予回应可以促进咨询者的意象化过程。这个和言语咨询时“对咨询者情绪给予回应”“情绪的明确化”是一样的，通过这个使咨询者更加自如地展开联想，这是意象咨询时的原则。这样，在咨询的过程中就能让咨询者自由地、确实地展开内心世界。针对普通面试时不成功的咨询者而使用的意象面试，很多时候可以让他们体会到真情实感，使其直面自己的深层意识和内心纠葛，洞察、再次形成感情，激发出咨询者心中具有积极治疗意义的体会。另外，对于在普通咨询时言语表达比较拘束的青少年和特殊咨询者，使用意象作为媒介可以让他们更加自如地表达。

当然即使是自由的意象咨询，很多时候治疗师也需要添加适当的指示。如对于出现逃避现实、退行意象的咨询者，有的时候需要治疗师提示一些反映现实的意象，反过来，对于存在依赖心理的咨询者，有时添加一些像小孩子样的撒娇的意象，可以起到很好的效果。监狱中的不良少年等很容易出现思乡和伴随着罪恶感的父母亲的意象，适当的指示可以让他们形成新的健全的依存心理和罪恶感。除此之外，指示意象在很多方面都有帮助，指示意象的细微差别和空白可以让咨询者内心的细微差别充分地表现出来，这在闭眼意象疗法中是很重要的部分(可以说，这个在艺术疗法中也是很重要的)。又如藤原胜纪的三角形意象法等，这些在日本发展起来的指示意象法都有各自的优点。岩井宽使用的圆形家族画就是把圆图所含有的多样的意义充分利用到绘画疗法中。

艺术疗法中的意象

前面已经提到了一些意象，当然在以绘画疗法为首的艺术疗法中会出现各种各样的意象。拿绘画疗法来说吧，把闭上眼睛之后浮现出来的意象描绘出来，这和一边画画一边思考意象的性质是不一样的。如果是采用写生画等形式的话，就更不一样了。

若使用粘贴画疗法或箱庭等疗法的时候，虽然材料是有限制的，但是可以配合使用构成意象。

若把所谓的感受到的形象、记忆中的形象这样的“心像”定义为狭义的意象的话，那么在闭眼意象咨询中出现的意象，确实就是那样的意象(主要是想象意象)。但是，在用艺术进行投射的时候，随着作品创作中不断出现偏差，最后创作出的作品和自己的感情世界、内心世界是有所差别的。因此需要强调的是，通过内心基本的活动形成和品味意象的自我体验的过程。但是在艺术疗法中，根据使用技法的不同，意象形成时有时会偏重出现情感流动(第一次过程)，有时偏重出现现实化过程(第二次过程)，会有这样的差别。表 12－1 的下半部分，那些创作时限制形式的疗法，如团体艺术活动等疗法，容易出现具有浓重教育色彩的第二次过程。自由创作，尤其是涂鸦法、指纹法、原始旋律法等容易出现第一次过程，这不仅仅会增加自由度和流动性，也会刺激意象向色彩和声音等方面深入，能够使意象咨询深入下去。

一般艺术疗法中出现的意象，比起概念化，还是容易偏重情感也就是生命的律动。当然，它和概念化过程一样，都是人类生活不可缺少的一部分，因此在艺术疗法中，针对作品或意象进行语言交流是很有必要的。很多时候通过语言交流可以达到自我整合的目的。

另外，意象和艺术表现并不是和概念表现对立的，它可以传达出概念（特别是二分法概念）无法传达出的"内心"的具体形象。绘画可以凸显内心世界的具体情况，概念几乎是不能传达出那些信息的。特别是在感情生活中的细节越重要的时候，越是不得不依赖意象和艺术表现。音乐表现或者身体表现可以传达一些言语无法形容的细节。

另外在音乐疗法、身体运动疗法、心理剧疗法中，在研究上面提到的相关信息的同时，还要考察听觉、运动感觉意象，甚至要把意象和韵律结合起来考察，对此这里就不再详细叙述了。

艺术疗法中意象疗法的设置

艺术疗法从意象的角度来看（包括韵律乃至全身心的表达、体验、交流），不一定要像儿童游戏疗法那样，规定必须采用"绘画疗法""音乐疗法"等个别创作、治疗方法。作为"成人的艺术疗法"，我想可以灵活一点，只要是适用于治疗，什么样的形式都可以使用，甚至可以采取综合性的艺术疗法。特别是在进行团体艺术治疗的时候，使用综合的灵活的方式是符合治疗期望的。可以根据咨询者当时的心情自发地选择艺术治疗的方式，不需要拘泥于艺术疗法中"某某疗法"。说得更加夸张一点，正是在灵活自由的治疗场景下才产生了新的疗法，包括抽象绘画、图形表现、图示投射法（下面将要介绍）等。也有在箱庭疗法中用画纸和构造纸代替沙盘，缺少的部分用图画弥补，然后向绘画疗法过渡的情况。

曾经有病例是先从对话咨询开始，之后进入意象面试，通过意象导入绘画疗法，然后使用"箱庭心理剧"的形式进行治疗。最后，通过咨询者身体的运动，治疗方式会回归心理剧和身体运动，或者意象面试和通常的对话治疗形式。也可以尝试将身体运动自然地和音乐疗法结合起来使用的方法。此外，任何合适的搭配方法应该都可以使用。可以说，这种超越狭义的"艺术疗法"，回归艺术疗法之前的意象、韵律形式，能够使咨询者全面恢复，从根本上说，它是像治疗儿童的游戏疗法那样的非常自然的形式。这是精神疗法最本质的内容。

当然，这些灵活多变的意象艺术疗法要采用简单的形式。如我研究的"箱庭情景剧"使用箱庭的材料，用人偶表示自己或者其他动物，以情景剧的形式自由展开。虽然全身心的表达和相互作用少了些，但是通过剧本的形式形成、体会、修改、完善意象，从这一点上说它和心理剧疗法是一样的，而且容易和其他疗法产生联系，可以配合使用。

另外我研究的简化后的箱庭可以发挥日本俳画的特点，它和语言咨询、意象咨询等配合使用，在简单的投射情境中往往蕴含着深刻的内心感触，并且不断发展着。简单材料的表达蕴含意象的余韵，这种疗法具有这样的优点。余韵、空白部分的效果很难印证，但是在关注作品的过程中可以加深自身内心的体验，这个效果是被普遍认可的。有些作品可以通过人偶投射出咨询者的人际关系，若把人偶换成纸上的圆形棋子图案的话，就成了下面将要介绍的图示投射法。

图示投射法

最后再简单介绍一下意象表达中的图示投射法。图示投射法通过单纯的图形帮助心理诊断，同时加快精神疗法中的洞察过程。因为简洁，所以可以通过它时刻掌握画面的变化，而通过观察地面和空白的细节，可以深化对自己的认识。作为心理测试，它具有了解自我形象和家庭关系等多方面用途，这里介绍和艺术疗法有关的一些内容。在抽象画中用一个圆和一条线表示自己的世界，和通过汉字代表具体含义的艺术表达是一样的。

例如，在图 12－1“简单的自我形象”中，针对“社会”“家族”“外界”等事物，用棋子(代表自己的核)和铁丝框(代表自己的框)组成代表自己的核。通常我们使用 B5 的纸、30 厘米的铁丝以及 1 块钱大小的圆形棋子作为道具。在纸上方 2 厘米的地方有“对象语”，如写着“社会”的卡片，通过框的位置、开口以及框的倾向，创作出“社会”中的自我形象。在测试中，紧闭的框对着的部分可以解释为对它具有否定的感情或者不适应性，与核、框离得很近的部分，说明和它很亲近，或者它对于自己来说是具有积极意义的。在研究家庭关系的时候，对家庭持肯定和依赖态度时，代表家庭的东西与核离得很近，并且铁丝是开放的，会出现各种各样的艺术表现，当然对于各种表现需要用文字添加注释。

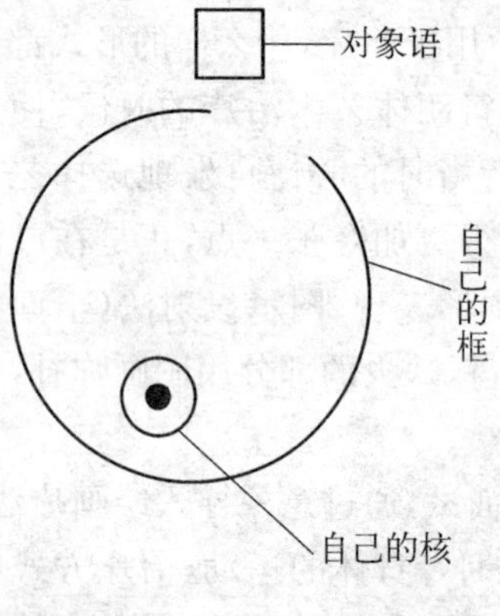

图 12－1 简单的自我形象

另外像“家庭关系图”(图 12－2)中画的那样，在 B5 纸上用直径 12 厘米的圆表示家庭，用 1 块钱大小的棋子表示“我”“父亲”“母亲”“哥哥”等。图形可能象征着内心理想的家庭关系，当然作品中也会出现很多其他情况。

对测试结果的研究发现，对家庭成员的感情和图画中的“我”“父亲”“母亲”之间的距离有相当大的关系。距离很小的“聚合型”图画(如图 12－2)，代表着亲和、依赖、内在协调等；距离大的“离散型”图画，象征着纠葛、不协调、独立等。当然，有的时候“聚合型”图画也会有负面的依赖关系,“离散型”图画也有正面的含义,这些细节具体怎么判断需要借助语言的解释(家庭关系之外的团体关系的图形投射法和这个是差不多的)。

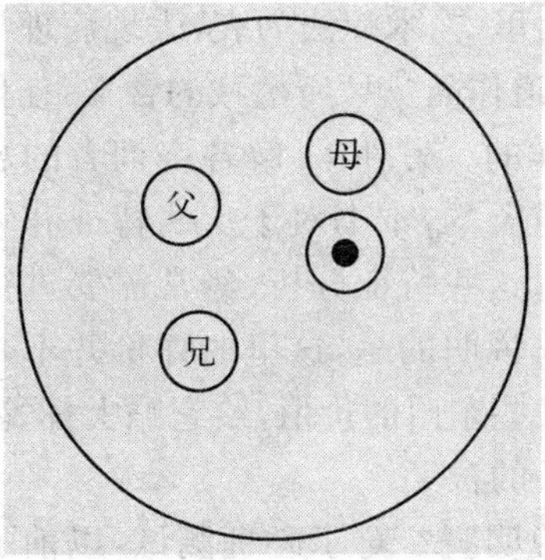

图 12-2 家庭关系图

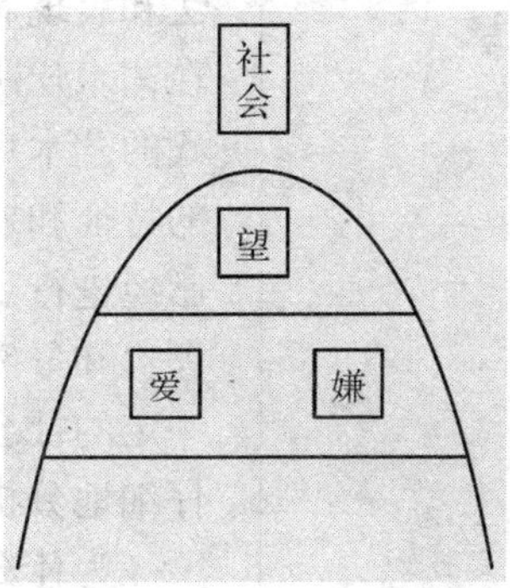

图 12-3 卡片式投射法

使用文字卡片的“卡片式投射法”(关键词投射法),是在一定的空间中摆放关键词卡片的方法。很多都是像图 12-3 那样的,采用给“外界”“自然”“社会”“家族”“人生”等添加感情语(喜、悲、望、恐、爱、嫌、怒、惊)的方式。测试的时候,可以在上半部分的某个位置放置一枚感情词,中间位置放置两枚,或者感情词数量位置自由变化,可自由添加卡片,又或者规定上半部分代表社会表层,下半部分代表社会深层,和其他图形配合使用。

在上面提到的三个例子中,仔细关注作品,切实感受和观察咨询者摆放的卡片、棋子、铁丝的位置非常重要。感知简单作品中图形的细节和地面的细节(余韵、空白)是这种疗法的一大特色。当然,在治疗的时候我们使用语言相互交流可以发觉一些重要的部分,这可以促进自我认知。在进行语言交流的时候,根据情绪的变化和意识到的问题,作品会发生更改,甚至可能出现创作出新作品的情况。如通过和患者交流对作品空白的感受,询问他放在角落里的翻过来的卡片代表什么样的意象,使患者产生重要的自我觉察,认识到特意把棋子放远或放近代表什么含义,这样的实例很多。治疗过程中出现的作品变化的情况是因为艺术治疗有非常抽象的特点。正因为治疗方式简单,就像前面所说的那样,它具有和言语治疗一样的可以随机应变的优点。

以上,我以意象咨询为中心,围绕绘画疗法等正统艺术疗法,以及简化的箱庭疗法、图示投射法等展开了论述,而对于某些问题我没有深入探究。如果此文可以为以后的研究提供参考的话,我会感到非常荣幸。

(水岛 惠一)

第十三章 心理测试和艺术疗法

众所周知，在艺术疗法中可采用绘画、音乐、舞蹈、俳句/连句、陶艺、心理剧、箱庭、故事疗法等多种形式。此外，艺术疗法和表现病理学互为表里（艺术疗法为表，表现病理学为里），在艺术疗法中，需要知道作品"里"所蕴藏的含义，任何一种形式的艺术疗法都是这样的。另外，了解各咨询者的表现病理的特征和差异是非常重要的，本书对于疾病特征和年龄特征已经进行了论述。针对这些特征分析，经常需要进行一系列评价和分类。需要预先说明的是，这里的评价并不是指在以一定的社会基准评判某些东西的价值，给它贴上标签，而是指仔细地分析表现和作品的含义。

为什么需要预先说明呢？对于心理测试，以前一直有很多很多的误解。或者说，对于心理测试和艺术疗法有很多相似的评价。

大家都知道罗森茨威格创制了 P－F 测试（绘画欲求不满测试），却不太清楚他提出的运用于心理学测试的三个标准。这三个基准如下：

1. 普遍标准（universal norms）
2. 群体标准（group norms）
3. 个人内部标准（intra-individual norms）

对于这些标准，我会稍微详细地论述一下。我想，这对于进一步深化心理测试和艺术疗法关系的认识会有帮助。

首先，普遍标准就是人类普遍存在的心理特征，如人类的感情和色彩的联系。感情通常是经过外界刺激（有时也有内部刺激）之后产生的，其证明就是我们在描述感情的时候，会使用"不知不觉忘了我"或"被激情所困扰"这些被动的形式。人类的感情会因为外部的刺激而产生波动，最有代表性的就是人们看到血一般的红色时，感情大多会发生波动。像这样感情因为色彩产生变化，就属于基本标准范畴。以前实验心理学的研究目标就属于这个普遍基准的范畴，其中的某些东西对于临床心理学具有很重要的意义。

我们对于群体基准不需要做太多的说明，它在很多领域中都在使用。以这个标准为基础，不仅是对艺术疗法，对发现精神分裂症、躁郁症群体以及小儿、高龄群体作品的特征和共性也起到很大的作用。这个标准也可以延伸到社会心理学等领域。

第三个标准是个人内部标准，其关注的焦点主要是在个人的内心活动上，它能够帮助治疗师理解咨询者的人格和把握心理治疗过程中的内心活动，它和临床心理学有紧密的联系，是艺术疗法中应用得最为广泛的基准。

在处理心理测试和艺术疗法关系的时候，我们有时会产生迷惑，有时会在不知不觉中对心理测试产生先入为主的看法，这些是很危险的。像罗森茨威格那样把心理学中用到的标准大致整理一下，可以更加轻松地把握心理治疗的研究方向和一系列相互关系。上面这些叙述虽然简单，但是不管对于哪种艺术疗法，那些作品的评价标准一定都能够用上。同时，它能够使我们更加清楚地看到心理测试和艺术疗法共通的地方。它概括地说是心理测试标准，但是其中有很多很多分类，为了弄清楚它和艺术疗法的关系，首先对于各种心理测试的特点要有一个大致的了解。下面对于各种心理测试进行论述。

心理测试的性质

首先，心理测试可以分为能力检查和性格(人格)检查。能力检查也有标准检查等多种形式，普遍使用的一般是知能检查。知能检查有一百五十多种，日本使用得最普遍的是田中B式团体测试，在个别测试中，有田中—比奈法、韦克斯勒形式的WAIS-R，WISC-R测试法等。

比奈法的创始人比奈本来是应法国政府的请求制定适用于小学各学年学生的测试法，以测试小学生的能力，测试结果最后以精神年龄的形式表示出来。把这个数字除以生活年龄再乘100得到最后的知能指数。现在日本普遍沿用这个方法来检查学生的学习能力，也就是测试出所谓的偏差值(精神年龄和实际年龄的偏差值)。在用知能检查测试生活中的实践能力方面，比起IQ，用知能年龄数据的形式表现会更加清楚。另外，可以具体研究被测试者擅长处理哪些问题和不擅长处理哪些问题，从而深化对他们的认识。甚至可以说，通过使用精神分析手段研究被检者回答问题的方式，我们可以探索他们的自我防御机制等内在的人格信息。

理所当然，知能检查的回答有对错之分。测试者能不能解决和自己实际生活年龄相适应的问题是知能检查的目的所在。所以知能检查中重视的是常识和普遍性，不怎么讨论独创性。艺术疗法中使用个人内部标准，咨询者的表现具有独创性，它和常识性是不一样的，因此若给他们进行知能检查的话，得到的结果多是错的。当然，仔细研究错误的答案我们也可以发现被检者独特的思考方式，但是这就有别于知能检查的初衷了。进行这方面探索和研究的人，包括我在内，只有相当小的一部分。

知能检查大多有时间限制。也就是要尽可能快速地解决问题。在时间限制和答案的正确与否方面，知能检查和考察学习能力的考试是很相似的。因此，知能检查在所有心理测试中最像学校考试。再强调一次，知能检查基本不研究独创知能和病理表现。说句题外话，很少有人从这个观点出发重新审视我们的学校教育，仔细推敲的话我们或许会发现，它和我们学校教育中面临的问题有相当大的关联(意思就是，现在的学校教育存在缺乏创新，培养出来的学生都一个样的问题)。

和艺术疗法离得最远的就是知能检查，它的话题就到此为止。下面说一下不同于能力检查的性格检查。

性格检查要测试的东西和从性格检查回答中得到的信息，都和个人的性格有关，因此对于性格检查的划分，比起性质，从形式方面进行划分来得更加方便。性格检查最简单的划分法分成两类：书面问题法和投射法。

书面问题法是根据人格的若干特性，在纸上设置若干相关的问题，然后让被检者按照自己的实际情况选择最合适的选项，再对回答进行统计分析，参照一定的解释标准，最后得出对测试者人格的分析。它和一般调查法的区别是测试之前需要研究和确认问题项目的可行性和可靠性，如果没有这个过程的话，就不能称为书面问题检查法。

书面问题检查法的结果分析很简单，所以不太会出现错误解释。反过来，由于测试者知道什么样的答案代表着什么样的信息，所以对于自己不想承认的特点，他可能就会故意选择相反的答案，因此有可能测试者明明有这个特点，测试结果得出的结论却是没有。这个可能是测试者有意为之，也有可能是无意而为的。另外，在书面问题法中，为了显示出和平均值的差异，设置的问题很少是着眼于创造性方面的，因此，它和知能检查一样，都不太能反映出测试者的创造性。书面法和下面将要叙述的投射法的差别就好比小提琴和钢琴。钢琴是平均音律乐器，虽然谁都可以弹出声音，只是不能把那些微妙的细节差异演绎出来。从这个角度看，小提琴就是完美的乐器，任何音符都可以完美地发出，但若演奏者的水平不高，真正的音色(心理测试中对每个人人格特征的理解)是演奏不出来的。艺术疗法因为是和艺术有关的疗法，因此也得使用像投射法那样的测试法。它和投射法的联系最为紧密。

投射法中也有各种各样的方法，分类的方法也有很多，这里试着按照前面提过的外界施加的刺激特性来分类。使用投射法进行心理测试的时候，检查者给测试者施加刺激，有的是视觉刺激，有的是以荣格创立的语言联想法为代表的听觉刺激。日本特有的俳句疗法、连句疗法和语言联想法之间的关系虽然还在研究阶段，但罗夏墨迹测试的创始人罗夏曾在一次测试中使用十幅对称的图画来引发测试者的联想，从这个角度来看，5—7音节构成的俳句也和罗夏墨迹测试一样可以作为心理测试考察被测者的性格细节。

投射法中施加的视觉刺激是比较抽象的、不具体的。抽象到什么程度呢？它们大部分是比较接近具体事物，有的有点具体又有点抽象，其中还有一些接近抽象的事物。对于图画，毫无疑问，没有一个统一的社会性质的定义，也就是说测试没有标准答案，因此被测者在测试的时候受到的约束是比较少的，可以自由地发挥，这样的测试可以使被测者在有意无意间表现出他们的内在。打个比方，就像绘画测试那样，给咨询者一张画纸让他画画，有自由画、命题画、半命题画等形式。之前书面问题法中已经提过，测试的自由度越低，能够得到的信息就越少，解释也越容易；反过来自由度越高，得到的被测者人格方面的信息就越多，对于那个人性格的解释也越难。这里稍微提一下投射法心理测试和艺术疗法的病理表现的研究目标的差异。前者期待的是通过被测者自由的创作表现，分析出被测者是过着普通生活的内心安定的正常人，后者作为心理疗法期待的是咨询者自身的成长，着眼点是在改善和成长上(也就是说，心理测试希望得出的结果是咨询者一切正常；心理治疗针对的是心理有纠葛的正常人或者非正常人，重点在改变他们，让他们成长)。为什么要在这里提这样的差异？因为在心理测试中，某些测试作为艺术疗法的治疗方法在使用(也就是说，有些测试，比如 TAT，它既是测试又是治疗方法，这有点复杂，操作的时候希望不要混乱)。

对于绘画测试所反映的被测者的人格发展阶段研究得最详细、最系统的人，是发明了 HTP(房树人)绘画法的巴克。巴克以人格发展阶段为纵轴，根据和人格发展阶段的偏离程度，设计了相应的 3 个横轴(P1、P2、P3)。巴克的这种研究方法可以说是投射测试分析方法的标准。对这些被测者人格发展阶段的特征最感兴趣的理所当然是艺术疗法治疗师，但令人觉得不可思议的是，发展心理学者对于这些发展阶段不感兴趣，甚至是一无所知，这可能是因为他们只研究和印证成人人格发展理论，而被检者有的是儿童和幼儿。对儿童和幼儿的人格发展程度的研究，现在全部是由临床心理学中对投射法感兴趣的研究者在进行。

偏离人格发展平均阶段的反映大致分为两个方面。一是隶属于罗森茨威格提出的群体标准，如精神分裂症群体等精神疾病群体的特征。另一个就是那种本身具有特定含义的偏离，换句话说，偏离的部分对于患者来说具有独特的含义。以之前提过的人物肖像画为例来说明吧：手象征着自己和环境的联系、自己的意志和想法，通过手对周围环境产生印象。图画中出现把手放到身后或者非常小的手的画面，可以解释为接近周围环境的时候有所顾虑。对于具有象征意义的信息的解释没有这么容易，需要慎重，要仔细思考象征部分的含义，同时需要检查者展开联想。一定要注意不能解释错，为了得出正确的解释，需要检查者不断积累经验并掌握理论知识。

以上对绘画投射法的性质展开了论述，下面介绍一下最具有代表性的投射法：罗夏墨迹测试和 TAT(绘画主题检查)。众所周知，罗夏墨迹测试是最常用的投射法，它对测试结果的分析也是最全面的，对其他投射法的分析方法的研究也有贡献。罗夏墨迹测试的分析方法分为形式分析、内容分析、系列分析三个项目。形势分析是通过一定的方法对一系列量化的内容进行统计，再得出被检者特征的分析方法。因此，罗夏墨迹测试在所有投射法中是最客观的分析方法，但它对于被测者的个性理解存在局限。另外，在内容分析方面，罗夏墨迹测试的分析方法到目前为止使用的是精神分析方面的解释方法，它在美国使用得尤为普遍。系列分析法是根据罗夏墨迹测试中十幅图画所编出的故事的走向以及整体的走向来分析被检者的方法，从之前所说的罗森茨威格的基准来看，只有这个方法最接近个人内部标准的独特的分析方法。和被检者一起探讨所编故事间的关联可以促进被检者的自我觉察和内省，从而产生良好的治疗效果。这里所说的投射法中最具有代表性的罗夏墨迹测试和TAT不仅是艺术治疗中的工具，它们的分析和解释方法对于艺术疗法的发展也具有确实的意义。

心理测试、艺术疗法的共通性和相互关联

两者的共通性之一就是心理测试的检查者和被检者，艺术疗法的治疗师和患者（或者说是咨询者）之间都有种种媒介存在。心理测试的场合是心理测试本身、测试过程及其结果，艺术治疗的场合是描绘的道具和绘画、俳句、诗歌等作品。通常的个案咨询是两者关系，和它不同的是，心理测试和艺术疗法之间一定存在一个媒介。面对面时的两者关系对于那些不擅长与他人相处（和他人相处时距离会时刻变化）的人是很痛苦的，对他们而言，直面自己的内心会比较困难。从这个角度说，中间媒介的存在对双方都有好处。

对于这个问题，说得简单一点，就像中井久夫先生发明的加框法那样（应该是使用于精神分裂症患者）。加框法就是治疗师在让患者画画或者描线之前，当着他们的面，在给他们的画纸上画上一个大框框。经常使用这种疗法的人对此可能已经司空见惯了，而对于刚开始接触这个疗法的人，会觉得不可思议：患者在画纸前一直都是不知所措的，怎么加了框之后，他们画起画来就变得容易了呢？我想起了一开始实施这个疗法的时候，在封锁的医院中安心生活的患者的脸孔。人权论者觉得，毫无顾忌地把病房的窗户和门锁起来是剥夺了别人的自由，当事人却把这个理解成是对他们安全的保护。因此，治疗师在患者的面前加了个框框，给了患者一种安全的感觉。像这样，利用画纸这样的媒介，能够帮助治疗师和患者建立一种安全的关系，患者也可以看到自己内心的景象，并且把它传达给治疗师。这个事情是非常了不起的。

同样的心理测试也有媒介的意思，但是，心理测试中一定要更加慎重地使用媒介。为什么呢？因为心理测试是一把双刃剑。首先，“心理测试”这个名字就不好。前面在对“评价”这个词所具有的含义的论述中提过，“测试”或是“检查”这样的词语带有很强的、结果是固定的语感。这就是我讨厌“心理诊断”这样的词汇，而特地使用“人格的理解”的最大原因。听到“测试”这样的词汇，人们都会紧张地摆好架势，而听到“人格的理解”的话，人们才会很放松地打开自己的内心。总之，心理测试作为媒介，根据检查者理解和使用方法的不同，心理测试和艺术疗法的关系可以靠得很近也可以离得很远。

若说还有其他共通点的话，那就是通过对表现的持续研究，考察疾病的情况和患者内心变化的情况。艺术疗法研究中的很多报告都是案例研究：在持续地进行艺术疗法时对创作出的作品的研究。另一方面，人们一般认为心理测试是一次性使用的收集信息的工具。这里又要说我自身的体会了。罗夏本人对于罗夏墨迹测试曾经说过，被检者情绪高昂时测试反应很多，情绪低落时测试反应很少，我在初学阶段对于这个非常注意。也就是说，随着情绪的变化，测试的结果也会变化。那样的话，这个测试不

是不能考察出被检者的基本人格吗？和现在情况不同，当时有很多患者一到秋天心情就开始变得极度抑郁，然后一到春天又好了。于是，我拜托精神科医生在这些人入院和出院时进行罗夏墨迹测试，试图通过不同情绪状态时测试出来的结果来考察这些抑郁症患者共同的人格特性。这之后，我养成了不管是什么样的测试都要多测几次，并对出现的测试结果的变化进行研究的习惯。在这之前，我接触的很多心理测试和艺术疗法都是反复实施同一个测试，然后研究出现的变化。从这个角度来看，心理测试的反复实施和艺术疗法的一般方法是一样的。对上面提到的对于抑郁症患者实施的两次测试，我还产生了别的体会。那就是，某些看上去病症没那么严重的病人，测试的结果却显示出重症病状，而事实上这些病人确实慢慢地陷入了严重抑郁症状，和测试的结果一致。另一方面，某些严重到连医生都感到棘手的抑郁症病患在测试之后得到的结果却是乐观的，然后一个月后，他们真的像测试的结果那样，和眼下的状况形成鲜明的对比，摆脱了抑郁症状出院了。从这些例子来看，测试结果能够将表面上看不出来的内心变化呈现出来。不，倒不如说是内心先产生变化，然后表面再紧跟着发生变化。从这个观点来看，以前荣格派和弗洛伊德派争论的，围绕到底有没有先知梦的争论是毫无意义的。因为梦就是走在现实前面的内心产生的预先变化。

此外还有只进行两次心理测试就产生效果的例子。没有朝气的小学低年级儿童虽然每次都如约来进行游戏疗法，但是在游戏室中，那个孩子只是在黑板上画同样的字和线条，当时作为初学者的我感到非常不安。我曾在这个咨询者进行游戏治疗之前做过若干心理测试，其中有一个是 CAT（幼儿/儿童绘画统觉测试），于是我请他再次进行测试。这次 CAT 的检查结果和实施游戏疗法前那次的结果不同，是向着好的方向发展的，我感到非常惊讶，而下次那个孩子进入游戏室时果然不讨厌做游戏了。而且他在游戏室中的行为也变得不一样了。这些信息随着心理测试的反复进行被治疗师所了解，这是测试有助于治疗的一个例子。虽然这样的例子在艺术疗法中不多见，但那是由于媒介和治疗过程存在差异才不引人注意的，可能这样的情况在艺术疗法中是经常出现的。

举上述的几个例子只是因为我想论述一下心理测试和艺术疗法的相互关联。也就是说，在实施艺术疗法的过程中，治疗过程有点过于平常，无法有所反省或有所收获的时候，再次实施心理测试能够收到很好的效果。因此，有必要重新认识心理测试对于艺术疗法的重要性。另外，反过来，实施艺术疗法时对于病理表现的优秀的、直观的考察，对于心理学中偏重形式分析的解释和分析无疑是一种提示，能够使心理测试的分析和解释更加有助于患者的自我觉察和成长。不，比起这些，或许他们之间的相互关联早就产生了，只是我们一直没有注意到。

着眼于心理测试和印象疗法的关系的参考文献目前还没有。在此，如果本文能为心理测试和艺术疗法的发展起到一点作用的话，我会感到万分荣幸。

（空井 健三）

第十四章 绘画疗法的理论和展开

绘画疗法的定义

绘画疗法具有不使用语言交流的优点，因此当语言交流存在困难的时候，可以借助绘画疗法。另外，绘画疗法可以使一些潜在的、语言不好表达的意象、梦、感情和潜意识等表达出来。而且绘画不管是大人还是小孩都可以轻松地完成，通过在绘画过程中积累这些成功的创造体验，咨询者可以体会到外界、现实世界和自己的联系，然后通过绘画把每个人自身的人格表达出来。在咨询者和治疗师相互信赖的基础上，可以把治疗过程中画的画保存下来。这就是绘画疗法具有的意义。之后，通过回顾保存的图画，咨询者可以重新审视自己，治疗师也可以重新审视治疗关系。绘画作为咨询者和治疗师之间的媒介，和医患双方一起构成了三角关系，使医患双方关系更加稳定，能推进治疗中语言交流的进程。咨询者洞察、表达和接纳自己的内在，并和治疗师分享，这可以使治疗向好的方向发展。综上所述，精神治疗时使用意象、绘画的方式，可以使自我觉察变得更加容易，能促进自我表达，使认识、思考、感觉、知觉自如地进行（调动各种情绪、自我洞察、自我整合）。

虽然绘画疗法被划入非言语精神疗法范畴，但是在治疗的时候，不使用语言是没办法进行的，或多或少都需要使用语言作为辅助工具。

绘画疗法能够成为一种治疗方法，是因为在这过程中，以治疗的方法论为基础，在和治疗师建立稳定治疗关系的前提下，咨询者通过内心、身体动作，以及两者的相互影响，自如地创作出属于自己的作品，医患双方充分地接受和解读作品蕴藏的含义，通过这样的过程，达到帮助患者解决问题的目的。

绘画表达的特性

绘画疗法具有如下特点：

1. 绘画中的任何东西，如简单的一条线、一个小点、一抹浅色等，都是咨询者在当时的情境下必然会出现的自我表达的一部分。

2. 咨询者在同伴和治疗师的守护下若无其事地画了一幅画，以此为开端，通过意象和表达，治疗师可以获得更多的信息。

3. 绘画可以和咨询者、治疗师形成稳定的三角关系，缓和医患双方之间的紧张、不安和拘谨，也能够缓和治疗中出现的显性或隐性感情(转移)。

4. 绘画行为本身也有很大的作用。在治疗初期还没有什么进展的时候，咨询者通过绘画、表达获得一种解放感，然后开始生气勃勃地自我整合。实际上绘画能够整合纷繁复杂的脑功能、身体功能以及心理功能。很多时候，这样的体验可以很自然地使治疗从绘画疗法过渡到精神治疗。

绘画疗法的治疗结构

导入

需要注意的是以下几个方面。收集咨询者的资质、性格倾向等情报；在治疗计划中，不要过于倾向于绘画疗法，不要勉强地导入绘画疗法，主治医生、绘画治疗师以及其他工作人员要很好地交流沟通(治疗师和主治医师是同一个人时这个问题不存在)；在设定治疗目标时，要有一定程度的预见性，希望可以具体到"什么时候""什么样的情况下""使用什么样的技巧"这些细节，当然，在这个阶段，还不会知道具体治疗持续的时间以及不得不终止的时间。

有关如何制订合适的绘画治疗计划的文献，请参阅中井久夫先生的优秀的论文。

适应症

精神分裂症、抑郁症、不确定型精神病、边缘型人格障碍、恐惧症、强迫症、神经性厌食症、各种神经症、酒精依赖症、药物依赖症、青春期精神障碍、高龄者或小孩的心理疾病等。

选择使用技巧

对于具体使用什么样的技巧，我们一时很难回答。选择判断的标准非常灵活，需要在临床实践时随机应变。重点是考察咨询者当时的状态、疾病的情况、退行情况、性格特质等。中井先生认为比较理想的处理是根据咨询者当时的表达，做到与他们的状态一致(参照各种技法展开的具体条目)。

材料

绘画用的工具一般是 25 色或 32 色的彩色蜡笔，或是同时使用彩色粉笔、彩色铅笔，以及画透明水彩时要用到的独特的水溶性蜡笔，这样的话能够扩展创作的空间。再准备好 8 开大小的绘画纸，此时准备工作就完成了。此外需要注意的是，要根据咨询者当时的心情和内心活动，让他们自由选择最合适的工具，把当时的心境画出来。

当然，一定要预先准备好彩色铅笔、彩色广告画、彩色笔、水彩画用具、油彩画用具，以及作为粘贴画材料的杂志、剪刀、糨糊等。若能够提供如此丰富的道具的话，咨询者就可以根据当时的心情自由选择，因此会得到很好的治疗效果。对于不太习惯自由绘画或不太会使用绘画道具的咨询者，需要妥善安排好治疗现场，努力降低他们的不安和紧张感，让他们觉得放松和安全。

使用个人绘画疗法还是团体绘画疗法

重视咨询者的状态和性格特质，满足他们的需要，让他们自主决定，这是最好的。不过，有时这些也由主治医生决定。高江洲义英先生认为，越是咨询者偏重"状况依赖"的情况，越是需要使用个人治疗，越是咨询者期待"团体互动"的时候，越是需要使用团体治疗。团体治疗有产生好的互动的可能，也有产生危险互动的可能，一定要慎重考虑。一定要在两者之间选择一种合适的治疗方法。

实施团体疗法时的注意点

1. 在医院内发出通知给参加的人："马上就是绘画时间了，请到治疗室集合。"如定在 13:30 发出广播，之后再进行一个半小时的绘画治疗。宣布"开始"的时候，一般用自然的方式比较好。病房护士和绘画治疗师共同努力或咨询者相互邀请，保证咨询者多次参加治疗为好。

2. 一个团体由 15 名成员组成最为合适。

3. 治疗工作人员包括绘画疗法师、作业疗法师、护士、临床心理医师、医生等(研究生、志愿者)。这样的成员结构的问题在于治疗者人数太多，但是我想这是由团体特征决定的，每 3～5 名咨询者可以由 1 名工作人员负责。负责不是指在旁边观察他们，而是指在有限的时间内和他们共同创作。不要穿着白大褂，那样的装束会给人一种生硬的压迫感，只要在团体里面很自然地、自由地参加活动就行。营造一种轻松活动的氛围是符合治疗要求的。

4. 结束的时候对咨询者说"画了什么啊，如果想说明一下，或者还有什么想要补充的，请在后面补充一下"。除此之外，还要确认是否在作品的背面写上了日期、姓名、画的主题、主治医生姓名等。当然，在符合治疗方针的情况下，可以在当下或者之后针对绘画进行咨询。

5. 团体治疗时收集团体成员的言行等信息，工作人员通过这些信息会发现到目前为止的治疗过程中值得注意的地方。另外，要相互监督并有意识地展开讨论，每个人把自己的观点、发现、干预方法等写成报告，把报告文档送到主治医生处。为了充实治疗内容，有意识地回顾治疗过程是很有必要的。

6. 在配置团体成员时，需要特别注意某些疾病群体的病人的特殊要求。如给精神分裂症患者实施精神治疗的时候，尤其需要注意，此时如果有躁郁症、神经症、精神病症病人在场的话，治疗会对他们造成很大的影响。当然休闲的时候是没关系的。

7. 命题画最多只能有 3 幅，从第 4 幅画开始一定得是自由画，要让咨询者自由地创作。另外，有的时候咨询者会在前面 3 幅命题画的基础上展开进一步的联想而画出第 4 幅。所以不要拘泥于命题画，某种意义上退路似的自由画在治疗过程中也是很重要的。

以上具体论述了制订治疗计划的时候必须注意的七个注意事项。在绘画疗法中，绘画作为“看得见的东西”而反映出很多的信息，这些有时会使咨询者和治疗师都手忙脚乱。因此，治疗师一定要认识到，在治疗的过程中要尽可能自然地做到上面所说的七点。另外，实施绘画疗法的治疗师至少要掌握精神疗法的基础知识，在此基础上还得补充表现病理学、病迹学等方面的知识。

绘画疗法的各种技巧

把绘画疗法中的方法和各种技巧整理成一个体系是很困难的。从绘画测试的角度看，或许可以把它分为自由绘画和命题绘画，投射法和构成法，甚至还有绘画补充法等。但是，和测试不同的是，绘画疗法中根据治疗的经过和当时的状况，会出现各种各样的绘画，治疗师都会认同它存在的合理性(也就是说它和测试不一样，是没有标准答案的)。因此，在发现、使用、推广一种技巧的过程中逐渐形成方法论。下面举一些在临床上普遍使用的技法。

具体使用的时候，这些技法被用来进行测试，另外它们作为绘画疗法应用于心理治疗的情况也很多。从这个角度说，随着对新理论和新技巧的不断研究，绘画疗法一定有更广阔的发展空间。

涂鸦法

南伯格首创，由中井先生等人在日本推广的治疗手法。让来访者用铅笔(蜡笔、签字笔等也可)在画纸上涂鸦绘画。“不用仔细思考要画什么，(完全自由地)试试看就在纸上随便画画”。和咨询者说“看出什么图形的话，告诉我一下”，询问投影出来的东西，让来访者在能够看出图形的地方涂上颜色。画完之后，围绕这幅画和咨询者进行具有治疗性质的谈话。

房树人测试

房树人测试(HTP test，house tree person test)是由巴克推广，被广泛地使用的技法。对此，日本有高桥先生写的专门的解说书。原来的做法是让来访者画房、树、人

(男/女)各1幅,共计4幅画。"整合法"(细木、中西等)是让咨询者将房、树、人画在同一张纸上。细木先生等人推广的"多面性 HTP 法"(将"加框法"应用于 HTP),被广泛应用于诊断和预判方面。比起心理测试,此法作为一种艺术疗法被应用于治疗的时候取得过良好的效果。对此,在德田等人的报告中有过论述。

风景构成法

风景构成法(LMT, landscape montage technique)是中井先生发明的技法,它一方面可以作为测试法,另一方面在描绘风景主题的时候,也能起到充分的治疗作用,而且还能够反映出表现病理学方面的信息。在加好框的画纸上,按照"河川、山、田、道路、房子、树木、人、花、动物、石头及你希望加入的东西"的顺序,让患者将11个项目画入,构成风景图。一定要按照顺序将项目一个一个地画入,上完色后就完成了。

加框法

加框法(frame technique)是中井先生发明的在绘画治疗时由治疗师使用的一种手法。在病人的面前,治疗师在纸上画好框,然后将纸交给病人。分裂症病人的治疗会因此而变得容易。采用"加框法"时,病人似乎更觉得安心。

"圆和家庭"描画法

"圆和家庭"描画法是岩井先生等人正在试验的一种描画法。"请在纸上画个圆,然后看看怎样解释这个圆。请以圆为媒介,试着画一下自己和自己的家庭。"来访者开始绘画。根据画出来的东西进行心理诊断和家庭动力分析。

动态家庭绘画法

动态家庭绘画法(KFD, kinetic family drawing)由伯恩斯、卡夫曼开发,加藤推广。使用"请画出包括你自己在内的家庭成员正在做事的情景"的指导语。家庭内部的动力被投射出来,可以从中获取大量情报。

房屋画

房屋画(house test)使用"请画一间房子"的指导语。什么样的房子都可以。自我的社会性和家庭内部动力能够被很容易地投影出来。

树木人格测试

树木人格测试(Baum test)经科赫推广之后,该技法因为具有测试简单的特点而被普遍使用。说"请画(一棵)(能够结果子的)树"后,让咨询者在画纸上绘画。

自我的无意识能够被投射出来。

人物画

马克欧弗发明了人物画(DAP, draw a person)技法。目前大多数的研究主要采用原始人物画技法的修正版。

意象绘画精神疗法

意象绘画精神疗法是德田等人在临床上使用的绘画疗法的治疗技巧系统的总称。在咨询时以绘画作为媒介,画出的图像用特定的意象分析表仔细分析,不断积累分析经验。它被认为对表现病理学的分析也是有帮助的。分析表是用来客观把握意象变化的。考察各个要素(形态意象、空间意象、时间意象、意象的范畴等)随着时间推移和治疗的推进产生的变化。

"间隔"连续创作法

"间隔"连续创作法是高江洲先生等人试用的技法。主要针对慢性分裂症病人和他人的动力变化(伴随着时间轴、空间轴)。从"间隔"的视点出发,让人连续画人物画和风景画。它能帮助诊断和治疗。

扩大风景构成法

扩大风景构成法(extended landscape montage technique)是1989年由伊集院先生引入的绘画疗法的一种。它是探寻风景中的天象、地象表达,以了解精神病患者,特别是精神分裂症患者的空间构成表现病理,以及今后怎样恢复的一种技法。这个方法是在使用风景构成法后,给患者一张新的画纸,让他画出天空和代表夜空的星星,再根据当时的情况,试着让来访者说一下在天空下面的风景。治疗中加入了让患者通过自己的语言,从天空、星星这样的天象说到地象的程序。

(德田 良仁)

第十五章 沙盘（箱庭）疗法的理论和展开

沙盘（箱庭）疗法，主要是荣格派的治疗师使用的一种心理疗法，只要是心理治疗师，不管是弗洛伊德精神分析流派，还是卡尔·罗杰斯的人本主义心理流派，都可以使用这个方法。不过，对于这个疗法的操作方法和分析方法，各个流派之间的理解可能会有些不同。另外沙盘（箱庭）疗法作为心理疗法的一种技巧有它自身的独特性，或许关于它的理论有点奇怪，希望大家能够理解和认同这个事实。另外，后面会提到，沙盘（箱庭）疗法主要是以荣格分析心理学为理论背景的。

到目前为止，关于沙盘（箱庭）疗法的理论是什么还很难正面回答。因为沙盘（箱庭）疗法侧重临床实践。我想，今后为了继续使用沙盘（箱庭）疗法，甚至使沙盘（箱庭）疗法进一步发展，系统地整理出这个疗法的理论是很有必要的。

但是，由于卡尔夫当时并没有对沙盘（箱庭）疗法进行系统的整理并建立理论体系，所以现在归纳起来非常困难，或许只能通过其他理论从侧面论证了。另外，卡尔夫本人对东方思想很感兴趣，或许他发明沙盘（箱庭）疗法的时候也融入了东方思想。但是，论证这个看法的文献很少，我对东方思想也不太熟悉。不管怎么样，我还是想论述一下自己的观点，下面主要围绕三个方面进行论述。

和荣格分析心理学的关系

沙盘（箱庭）疗法的理论是以荣格分析心理学为背景的，或者也可以说，荣格分析心理学就是沙盘（箱庭）疗法的理论基础。下面介绍一下得出这个推论的依据。

卡尔夫女士的私交

很多时候，某种理论是以私交为契机建立起来的，沙盘（箱庭）疗法也是这样。卡尔夫和荣格是好朋友，因为他们住的山庄离得近，荣格的女儿和卡尔夫的儿子是好朋友，然后卡尔夫和荣格也渐渐成了好朋友。

卡尔夫在后半生对心理疗法产生了兴趣，因为她和荣格是好朋友，所以想要考荣格分析师的资格证，但是没考上。当时，在苏黎世，听了洛温菲尔德的演讲，她了解了世界技法，并对它产生了兴趣，而后跑去伦敦学习。她把学到的东西告诉了荣格，荣格给她提了很多建议。荣格说，在沙盘上能够演绎出能动的想象。他鼓励卡尔夫女士一定要继续探索这个技巧。之后，在世界技法中诞生了沙盘(箱庭)疗法。

荣格分析心理学和沙盘(箱庭)疗法

能动的想象

能动的想象是“梦对话”法的扩展。“梦对话”法是荣格在1938年提出的荣格派使用的技巧。“梦对话”法就是让咨询者把梦里出现的东西，尤其是人物对话记录下来，作为对梦境的补充。实施这个方法的时候，由于意识化非常强烈，所以编出的对话很死板，而意识水平降低之后，会出现意想不到的内容。但是此时由于意识不清，对话很难记下来。实施沙盘(箱庭)疗法时，咨询者手里拿着玩具，在沙盘上面会无意识地说出故事，这可以很好地解决这个问题。

自己和自我

荣格派把意识的中心称为自我，把意识和无意识整体的中心称为自己。塞缪尔斯把自己定义为“人类最充实的内在力量和整合的整体人格所形成的原始的印象”(就是无意识中心的意思)，提出“自己是人整合的内心的中心”。另外，它能够调整和缓解自己内心思想的对立，起到自我整合的作用。沙盘(箱庭)疗法，以自己为基础，使患者自我整合。

普遍的无意识

荣格认为，无意识不仅具有个人特征，还具有人类普遍特征，他特别重视普遍的无意识。进一步深入探究下去，荣格得出了无意识是“内心的遗产”，是蕴含着创造性、可能性的仓库的观点。另外，在普遍的无意识中有由人类原始印象组成的内心原型。这个原型，就是塞缪尔斯所说的“内心受遗传影响的部分，和本能有关，使内心活动具有某种倾向性”(我的理解就是内心会受遗传影响。如被欺负的时候，有的人天生就容易产生回击的想法，而有的人心里容易产生躲避的想法，这个和遗传有关)。从这个观点来看，人际关系间的互动和投射等无意识互动具有双重互动关系。例如，治疗师和咨询者在处理母子关系时，咨询者会受到治疗师身上具有的母性和人类具有的普遍的母性(不是具有治疗师特征的，而是人类具有的普遍的母性特征)双重因素的影响。另外，咨询者和治疗师身上都有两个要素，这样情况就变得更加复杂了。结合图15-1说明。

图15-1中的1是来访者和治疗师的个人无意识之间的相互作用。2是来访者的普遍无意识产生了变化，治疗师的个人无意识感受到了这样的变化，然后治疗师的

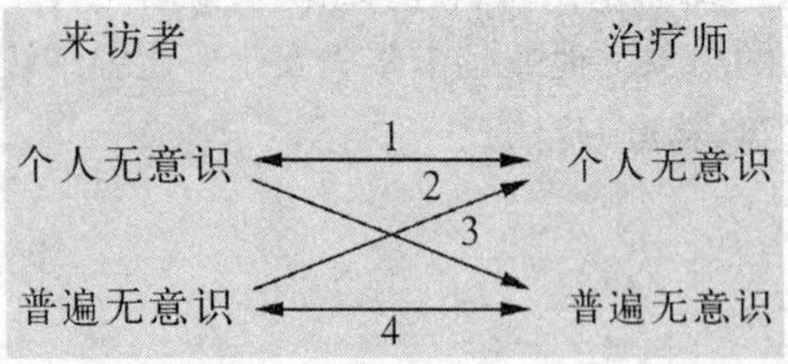

图 15-1 无意识的相互作用

普遍无意识部分也产生了变化，这种变化反过来对来访者的个人无意识产生影响。3 是来访者的个人无意识影响了治疗师的普遍无意识。反过来，咨询师的个人无意识也会影响咨询者的普遍无意识。4 是两者的普遍无意识之间的相互作用。普遍无意识只能以印象的形式表现，因此对它的意识和觉察大多是很困难的。在沙盘(箱庭)疗法中，印象间的相互作用和上面的双重关系很容易对应起来。所谓的双重关系，就是由来访者的个人无意识引起治疗师的像上图 1、3 那样的反应。

另外，这样的动力关系在沙盘的制作过程中会在创作的作品中反映出来。在沙盘制作中用到的箱子、沙子以及玩具，具有唤起和激发普遍无意识的作用。鲍安把沙子和罗夏墨迹测试的 M 反应联系起来，提出沙子和母性是有很大关系的。另外，沙箱也象征着保护性。

脱整合与再整合

上面从自己和普遍的无意识方面进行了假设性质的论述。下面，我从脱整合与再整合方面进行切实具体的论述。在“自己”中，存在着脱整合心理活动。这个脱整合可以被理解成分离。人在出生的时候，母子一体，使自己和母亲分离的力量是自己身上的力量，出生时“自己”中存在的这股力量让分离成为了可能。然后再和外界接触，也就是和现实中的母亲见面，母亲对自己产生了影响，产生了自我整合，然后内在化，这就是再整合。这个过程在人的一生中都会发生，进行沙盘(箱庭)治疗时发生的是浓缩的脱整合和再整合活动。

卡尔夫的理论

卡尔夫的理论受到荣格分析心理学的影响，同时还吸收了很多东方的思想，如受到曼陀罗和西藏式的思想影响等，不过她自己并没有对其进行归纳和总结。下面介绍一下她倡导的五个方面。

母子一体性

卡尔夫提出，使咨询者成长和治好心病的根本在于母亲和子女在一起的这种感觉。这种观点放在普通的心理治疗中也是正确的。在沙盘(箱庭)疗法中尤其是那样。母子一体性是基础，它使沙盘作品创作出来，同时创作能够反过来促进这种感觉的产生，彼此产生影响。哪一方是源头不好说，实在要追究的话，可以说原点在自己身上具有的这种感觉。实施这个疗法时，沙子、箱子、框架这些沙盘道具起到了帮助作用。另外，治疗师给予咨询者的内心能量也起了非常重要的作用。

得到保护的自由空间

内心有种种烦恼的咨询者或多或少是因为受到了压抑，受到了限制，受到了束缚，甚至受到了攻击和冷落。如果能够缓和这种状态，那咨询者就能够成长。建立一个轻松的治疗环境是必须的，而这个环境是受到了很好保护的自由的空间。

这样的空间可以孕育上面提到的母子一体性，另外，它促使咨询者自我表达，激发他们自我治愈的能力。为了营造这样的环境，需要使用沙盘(箱庭)的相关道具。其中沙盘是很关键的。沙盘是一个框架，它构成了被保护的空间。另外，咨询者和治疗师的医疗关系也是很重要的。治疗师的气量是什么程度，就能容纳多大程度的咨询者。

象征性的体验

象征性的体验在上述环境中，对于咨询者解决自身的问题，对于咨询者发展自我，都是必不可少的。在心理疗法中，对于某种实际体验，以心理的方式、象征性的方式来体验它，这个很重要。如想体验母亲感觉的咨询者非常渴望被拥抱，那他在沙盘(箱庭)治疗时，就很可能出现类似拥抱那样的行为。

治疗过程

卡尔夫基于诺依曼的观点，把沙盘(箱庭)为主的心理治疗过程分为三个阶段。诺依曼把人类从古至今的意识发展水平分为三个阶段。这三个阶段，就是(1) 动植物阶段；(2) 斗争阶段；(3) 适应阶段。于是卡尔夫产生了通过沙盘(箱庭)疗法推动治疗进程，使咨询者的意识水平得到发展的想法。可以说，这个想法和诺依曼的意识发展阶段水平划分的想法是相呼应的。比起消除症状，这个疗法更加重视患者的意识水平和内心的发展。

到目前为止还没强调的一个重要方面，就是卡尔夫认为的"首先要自我表达"。也就是说，需要重视的是在治疗初期咨询者创作出的关于自己的作品。我觉得，这就好比是梦的解析中的"第一次做的梦"，也就是在梦的解析过程中，在治疗初期出现的对分析过程一览无余的梦，我想这个就和沙盘(箱庭)疗法中卡尔夫提到的表达自己的作品一样。实际上，这个作品和终结期的作品很接近，这个作品再扩展一点就成了终结期的作品。

延期解释

延期解释就是治疗师针对咨询者的评论和分析出现得稍微晚一点，这样的延迟要很自然。在咨询者和治疗师之间存在着沙盘作品这样的媒介，这样交流的时候就有了一定的空间。咨询者也好，治疗师也好，有了这样的媒介，他们交流的时候会轻松很多。这就是延期解释的作用。

沙盘（箱庭）疗法的展开

日本的本土化

游戏

河合隼雄先生于 1965 年将沙盘（箱庭）疗法引进了日本。当时，河合先生并没有将其直接翻译成“玩沙子疗法”，而是翻译成“沙盘（箱庭）疗法”，这是因为日本自古就有庭院盆景的缘故。河合先生觉得庭院盆景和玩沙子差不多，这样翻译更有日本人的味道。这种游戏是老百姓的游戏，以前也在教科书中出现过，非常普遍。日本人通过这样的游戏维持自己的精神健康。

原本，洛温菲尔德在研究世界技法时，曾经从威尔斯的小说作品中得到启发，想出了一种“地板游戏”。当时他的想法是把地板游戏设计成像是“在一个箱子中游戏”。封闭的空间就像一个具有保护性的空间，可以使咨询者更加自由自在地创造和游戏。因此，这个技巧的出发点还是和游戏有很深的关联。换一种角度看，沙盘（箱庭）疗法本来就是一种游戏疗法。恐怕游戏和游戏疗法的理论就是沙盘（箱庭）疗法的理论背景。

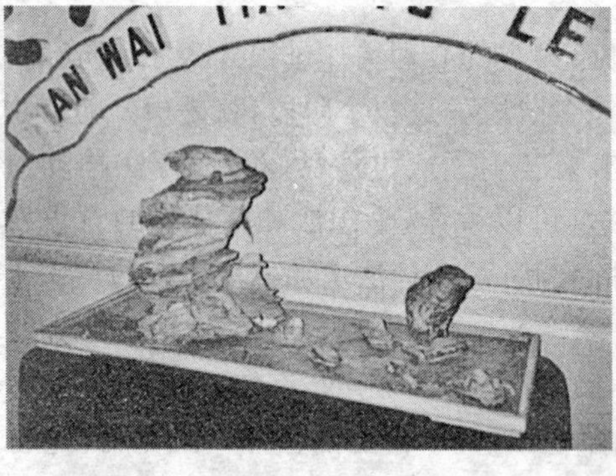

图 15-2

日本除了庭院盆景，还有和它很像的奥平先生提过的沙洲和盆景游戏。这些都是日本人很早以前就有的创作。沙盘（箱庭）疗法能够在日本发展起来，和上述的文化背景是分不开的。

另外扯一点题外话，在中国我们也能看到盆景。图 15-2 就是樱井先生在中国旅馆中看到的盆景，而中国就是日本盆景的起源地。在美国，像有美国书法家一样，也有制作盆景的创作家。盆景或许已经在世界范围内普及了。

河合隼雄先生的定位

河合隼雄先生是日本心理疗法的带头人，他为了提高心理临床水平，同时发展沙盘（箱庭）疗法而贡献着自己的力量。他的理论在日本国内，甚至在国际沙盘治疗协会都是出类拔萃的，是世界沙盘（箱庭）疗法理论的一部分。

这里想要强调的是要重视积累治疗经验和“美的治疗”。冈田先生在谈到河合先生的庭院盆景中出现的美景时，因河合先生说的（确切地说是河合先生的友人说的）“日本人能把内心的纠葛处理得这么美啊”，提出帮助患者解决心理问题时存在着美的治疗。他觉得重视美的治疗更能发挥这个疗法的疗效。

有制作沙盘经验的人都知道，道具都是摆放得恰到好处的。我觉得摆放得恰到好处就是美的。

此外再插一句，齐藤真的“脱直解化”想法以及伯尼克的融合观点等理论也可以用来解释沙盘（箱庭）疗法为什么具有疗效。

转移和逆转移

如上述所示，沙盘（箱庭）治疗是由洛温菲尔德的世界技法发展而来。洛温菲尔德曾经指责安娜·弗洛伊德和克莱因不该把精神分析的方法直接用于治疗儿童，洛温菲尔德与她们持有不同的看法，她想到了这种技法，主张把它作为一种构成法。她提出“转移和解释是不需要的”，实际上，在心理疗法中，即使是游戏疗法或沙盘（箱庭）疗法，转移和解释都是需要的。这两个东西很重要。

之前说过的母子一体性就是因为发生了转移和逆转移。另外，咨询者和治疗师之间，像图 15－1 所示的那样存在双重关系。也就是说，咨询者透射出来的关于母亲的话题具有现实母亲和理想化母亲的双重含义。

重点在于，治疗师使转移和逆转移向好的方面发展，从而减少了它们的副作用。因此，在沙盘（箱庭）疗法中，道具起到了很重要的作用。

（冈田 康伸）

第十六章 音乐疗法的理论和展开

现代音乐疗法涉及的范围很广。最近在德国公开发行的刊物《音乐疗法事典》上，列举了关于音乐疗法的种种问题，看了这个之后，我觉得音乐疗法真的已经发展成了一门学问。本文从音乐疗法博大的内容中，重点围绕音乐疗法的各种理论和背景进行论述。

提到音乐疗法的理论，我们最先联想到的就是它的多样性。有种说法是“有多少个音乐疗法治疗专家，就有多少种音乐疗法”，这种说法虽然有点夸张，不过至少说明了治疗师流派不同，依据的理论背景也不同。至于音乐疗法最本质的东西到底是什么，这个问题也就等于在问音乐疗法到底是什么，它有什么独特的地方。

本文试着针对上面两点进行论述，在概括各种理论的同时试着探讨音乐疗法的独特性。本文在各种各样的观点中参考了荷兰心理学者赛门叶斯特的分类法，同时简单介绍音乐疗法的独特性，并列举“合奏疗法”（丹野修一）的例子作为具体说明。

各种观点产生的背景——从四种观点说起

赛门叶斯特先生根据“音乐的作用”把对音乐疗法的解读分成了四种观点：“魔术的观点”“数学的观点”“医学的观点”和“心理学的观点”。这样分的好处是涵盖了现代的种种观点，同时也囊括了以前的观点，如音乐是原始民族具有治疗作用的仪式等。我觉得，在研究音乐疗法的理论背景时需要结合历史进行思考（顺便提一下，鲁德先生针对音乐疗法，结合过去的理论，从医学、精神分析学、学习理论、人性心理学四个方面分别进行了细致的研究，之后，除了医学方面，其他三种理论都被归类为赛门叶斯特所说的“心理学角度”音乐疗法）。赛门叶斯特先生还提出，隶属“心理学角度”的音乐疗法可以分为“侧重言语治疗的音乐疗法”“侧重音乐的音乐疗法”和“侧重内心活动和音乐活动相似性的音乐疗法”三种。

上述两种对于音乐疗法的看法，概括起来就像表 16－1 所显示的那样。下面就结合表 16－1 说明一下。我的论述很多地方借鉴了赛门叶斯特先生的观点。

表 16-1　音乐疗法的四个方面及其代表的方法

1. 魔术的观点 · 自然民族的治疗仪式 · 民族音乐疗法 · 音像疗法 2. 数学的观点 · 毕达哥拉斯的思想 · 庞特维克的听取方式 · 新型的数学模式 3. 医学的观点 · 音乐处方 · 同质的原理 · 对植物神经的音乐影响 · 免疫力,荷尔蒙的动态和音乐 · 作为医学治疗的辅助手段	4. 心理学的观点 1) 侧重言语治疗的音乐疗法 · 精神分析的音乐疗法 · 格式塔疗法的音乐疗法 · 行为疗法的音乐疗法 · 认知的音乐疗法 · 来访者中心的音乐疗法 · 悖论的音乐疗法 · 以人本主义为基础的音乐疗法 2) 侧重音乐的音乐疗法 3) 侧重内心活动和音乐活动相似性的音乐疗法 · 类比的音乐疗法 · 形态学的音乐疗法 · 鲁道夫·罗宾森音乐疗法 · 合奏疗法

魔术的观点

音乐具有不可思议的魔力,或者说超现实的力量,这是该观点产生的原因。在古代,甚至现代的很多原始民族中还存在着古老的音乐治疗仪式,这也是将其纳入艺术疗法领域的原因之一。恶鬼或者神灵引发的疾病被具有超凡力量的音乐治好了。有意思的是,不仅各地的原始民族觉得是这样,现代的很多音乐疗法中也时不时会出现这样的论点。例如,莫雷诺把音乐疗法治疗师比做"现代巫师",之后他还提出了"原始音乐疗法";斯特洛贝尔也从音乐使人产生的恍惚体验出发,研究了现代音乐疗法和原始音乐治疗仪式的异同点(声响疗法)。实际上,现代音乐疗法有很多地方都借鉴了各地的原始治疗仪式。当然,也必须重视现代科学诊断体系、治疗技巧和原始民族的思维、方法的差异。如现代科学方法是以国际诊断标准为基础,使用即兴演奏或其他技巧,从深层心理学角度分析咨询者等。这中间的一些技巧也可以说是属于心理学范畴的。这也可以理解为赛门叶斯特和我们的思维角度不同。尤其在强调音乐具有"不可思议的力量"的时候,虽说音乐疗法是现代科学疗法,不过将其看成魔术也还是比较贴切的。

数学的观点

从这种观点出发认识音乐疗法是受了毕达哥拉斯学派的影响。他们认为,自然界是由融合和数学的原理构成的世界。因此,由一定数量的音阶等构成的音乐是微观的宇宙,它能保持人类精神和身体上的和谐及均衡。这种看法在现代音乐疗法刚刚开始盛行的时候,由庞特维克再次提出。他以荣格的无意识理论为基础,提出微观宇宙、音乐和人类的精神产生共鸣,能治好疾病的观点。这种有点古老的观点对于音乐疗法却意外地适合,它对当时相对先进和精炼的看法(因为在很多方面受到了荣格心理学的影响)产生了一定的影响。所有的艺术,尤其是(西方)音乐,都具有独特的数学、物理构造,这一点是不容忽视的。但是我觉得今后会产生"音乐疗法不仅仅具有调和结构,同时具有宇宙和自然的另一面,也就是具有不调和性和不确定性"的新的数学看法(如鲁德不从数学的角度,而是从情报理论的视角来处理带有很多不确定因素的即兴演奏的问题)。我觉得,音乐不仅是调和的世界,若从别的角度看,我们也能发现它很另类的一面。

医学的观点

在这种观点中最有代表性的例子,就是把音乐当做具有特定疗效的药物,是"音乐处方"。从这个角度出发,出现了和亚里士多德发明的"类似疗法"(发热时对患者加热,寒冷时给患者降温等)很相似的"同质原理"(iso-principle)。也就是说,在选择音乐的时候,必须选择符合患者当时心境的曲子。但是对这种看法的批评很多,对于应不应该"同质"也存在争论。不仅如此,很多人认为采用这种疗法不仅忽略了患者过去的音乐背景和文化背景,而且还忽视了对患者的人格干预、听音乐时的各种状况,以及音乐产生的影响等。虽然有许多批评,但是对音乐疗法在身体、精神方面疗效的研究、实践越来越受到重视。音乐对血压、脉搏、肌肉紧张程度、免疫功能以及荷尔蒙(和精神压力有关的荷尔蒙)的影响,以及音乐对缓解疼痛的影响等方面的研究报告纷纷出现。顺便提一下,玛兰托将直接对患者身体、精神产生影响的音乐称为"音乐药物"(music as medicine),另一方面,对于在理疗中起辅助作用的音乐,如为了让透析患者心情愉快,早点醒来而使用的音乐,称为"医疗中的音乐"(music in medicine)。

心理学的观点

现代音乐治疗中属于这个领域的疗法最多,它是从心理治疗监督甚至心理学知识出发的音乐疗法。这个领域中也包括针对残疾人(儿童)的治疗、教育援助。当初精神分析式的音乐疗法(尤其是欧洲)和行为疗法式的音乐疗法(尤其是美国)是两股很强大的潮流,渐渐地,如表 16 - 1 中所示的,心理治疗的音乐疗法也被添加了进来。另外,还有和原来的心理治疗不一样的音乐指向疗法,以及从音乐角度独立出来的方法(鲁道夫·罗宾森先生的音乐疗法,丹野先生的合奏疗法等)。

赛门叶斯特将上面的各种音乐疗法按照"与心理疗法关系的差异"分成了三类,这也可以说是音乐疗法是一个独立疗法的重要证据。接下来,我按照赛门叶斯特的顺序简单介绍一下心理学方面的音乐疗法的各种理论。

心理学方面的各种音乐疗法——追求音乐疗法的特色

侧重言语的音乐疗法

根据赛门叶斯特的观点,属于此类的有以精神分析、完形疗法、行为疗法、认知疗法、来访者中心疗法和逆说疗法为基础而发明的音乐疗法。它们的共同点是在诊断和治疗方法方面沿袭了以前的心理疗法的模式,把心理治疗的方法直接转换成音乐的形式,对音乐现象的分析也使用原来的分析系统。

如精神分析式的音乐疗法通过即兴演奏和收听音乐,能够把患者从内心的压抑中解放出来,激发他们演奏音乐,或通过言语表达自己的决心。音乐在这里具有某种象征意义。患者在演奏的过程中把对某个重要人物的感情迁移到治疗师身上,某些时候,他们又沉浸在音乐中(就好像和母亲在一起一样),退行到前语言阶段。

形态心理学比过去更加重视"现在和将来"。咨询者在演奏的过程中把自己的某些情绪融入音乐并表现出来。治疗师通过伴奏,认同了咨询者的人格,于是咨询者进一步把自己融入音乐,通过内心和音乐的不断对话,得到更完善的自我。

在行为疗法式的音乐疗法中,音乐可以促进患者积极地演奏或是被动地倾听,就好像是正负强化因子。如咨询者会根据当时的情况选择合适的行为,或倾听音乐或进行演奏。

认知音乐疗法(如埃利斯的逻辑疗法)研究咨询者对歌词的认识,它通过歌词使患者不合理的想法和不安表现出来。

来访者中心式音乐疗法采取无条件地接纳来访者的音乐行为的治疗态度。把咨询者演奏中的呼吸、节奏、速度、活力融入治疗师的演奏(音乐模仿),充分地接纳咨询者的音乐行为(即兴演奏)。

另外,在和逆说心理疗法有关联的施瓦布的调整性音乐疗法中,咨询者审察和接纳自己听音乐时的各种感觉(音乐、思考、身体),这不是要达到压抑身心症和神经症的目的,而是让他们学会带着这种症状适应生活。另外还有一点是赛门叶斯特没提到的,即在人类心理学疗法中,音乐能带给人至高无上的享受,这个对于心理治疗是非常重要的,一定要引起重视。

就像上面所述的,侧重于言语治疗的音乐疗法中对音乐的概念最早是通过相关心理疗法中的概念来进行解释的。

侧重音乐的音乐疗法

现实中存在和上面相对立的观点,该观点认为对于音乐疗法不需要从心理疗法的专业角度进行解释。纽恩的音乐指向性心理疗法就是这样。纽恩认为,倾听音乐和音乐创作本身就是心理疗法中的"倾听""感知""打开心扉",音乐治疗师在治疗过程中随机应变地抓住时机进行语言引导，这就像跟着即兴演奏中的感觉走那样。这样的音乐创作行为把患者的过去和现在连接起来，保证了治疗的展开。因此，音乐疗法不需要用心理学来解释，音乐治疗师就是音乐家。在我看来，这样的观点就是试图在音乐创作中以音乐为中心，探索音乐疗法自己的发展模式。虽说如此，若像赛门叶斯特所说的那样，省掉心理学解释这个步骤的话，在音乐疗法的治疗过程中就会出现危险。治疗师的着眼点必须放在咨询者的病理上。

侧重内心活动和音乐活动相似性的音乐疗法

第三种观点可以说是介于上述两种观点之间，它融合了上面两种观点的思想，是根据赛门叶斯特的"类比"概念得来的。赛门叶斯特从现在非常活跃的音乐疗法治疗师的言语中提炼出如下的概念："音乐的种种构成要素(旋律、声音、节奏、活力、形式)，和我们的思维、感情、行为很相似，在即兴演奏中，它们会表现出患者的感情和举止""即兴音乐和适应身体障碍的能力之间一定存在某种联系""演奏的时候，随着音响的调试和创作、模仿的进行，患者重要的感情、思考、姿势能够表现出来，能诊断出患者的价值观、行为模式，同时看到患者的成长和变化"。

这里面表现出了两种"类比"。一种是音乐行为和病态之间的相似关系，另一种是音乐系统和治疗系统的相似关系。为此，赛门叶斯特举出了内因型忧郁症患者的反应时间长、音乐节奏缓慢，且演奏时缺乏互动的例子，甚至还列举了突然陷入心因反应的患者在即兴演奏过程中痊愈的例子。

还有和这样的音乐疗法很接近的泰普卡等人创立的形态学音乐疗法。我曾经介绍过，他们根据歌德的形态学中"内心活动不是由于音乐现象而产生的，而是由于现象产生的"理论，通过生动地变换音乐形式，把患者和治疗师都吸引进来以达到治疗目的。另外，赛门叶斯特将鲁道夫·罗宾森音乐疗法归入了上面提到的"侧重言语治疗的音乐疗法"，不过我觉得它和这第三种观点比较相似。这个方法以音乐为媒介，使障碍者的知觉、体验与行动能力变得更加敏锐，通过音乐活动激发他们的潜在能量。我觉得还是应该归入这一类。

需要注意的是，在鲁道夫·罗宾森音乐疗法中提到了音乐活动的目的在于培养患者的音乐能力、创造性和自发性，并以此达到治疗的目的。赛门叶斯特的理论对此并没有详加论述，但是这是有关音乐疗法特色的重要观点。我对它的理解是：它说的是音乐体验(还有体验音乐的过程)和患者内心的"适合程度"的问题。上面的观点就是将音乐现象和个人心境进行联系和类比，我甚至觉得这两个事物之间的关系是紧密相联的。在音乐治疗中，当时的音乐和患者心境的接近程度直接左右着治疗的效果。好的音乐治疗当然可以激发患者自身的自主性、创造性、音乐能力，这里的音乐能力，我想指的不是其他技术，而是"对音乐的感知、领悟、创造的能力"本身。

在提到音乐疗法特色的时候，我觉得关键在于“音乐和患者心境的相似程度”，以及“音乐和患者当时心境的适合程度”，后面那一点尤其重要。音乐疗法能抓住患者艺术体验中的感觉，并以此展开治疗，和其他疗法相比，这是它显眼的地方。我在参加了合奏疗法之后更加深刻地体会到了这一点。在探究音乐疗法时，自身的体验也是不可缺少的，下面就结合我自身的体会，谈一下丹野修一先生的合奏疗法。

音乐疗法中的审美——从合奏疗法谈起

活动的详细情况这里就不谈了。大致就是患者和工作人员将参加者创作和编译的曲子合奏出来。另外，对于“音乐和患者心境的相似程度”，这里限于篇幅原因也不充分扩展开了。概括地说就是演奏时大体上不发出嘈杂无章的声音，处于康复阶段的精神分裂症患者会被他熟悉的同音合唱式乐曲所感染，之后开始自我表现，再参加日间治疗，最后结束治疗；具有药物抵抗性幻听症状的分裂症病人（使用的药物没改变）在听到了和他的心境和奇特的身体动作很合拍的曲子时，先是机械地弹奏旋律，之后整个人融入了音乐中，合奏变得生机勃勃，最后患者也出院了。

这里想要强调的是，患者的这些变化是在美妙的音乐体验中产生的。“审美”这样的词汇指的自然就是“美妙的能够引起共鸣的音乐”和“富有节奏的音乐”。或者应该说，对于他们，这些音乐是“非常符合自己心境的真切的东西”。作曲不需要很高的技巧，限制也很少，通过音乐的形式，患者展现自己的“音乐能力”，充分地创作出属于自己的音乐。通过演奏尽可能地拉近患者和音乐的距离，使音乐符合患者当时的心境。总之，通过感受当时演奏的音乐的细微改变，如音质，音强，音乐的厚度、密度等变化，参加者之间会产生一种微妙的交流和启发，从而进入一个遥远的异世界。虽然是团体治疗，但是也会产生很多个人的感想。

音乐体验和患者的创造性、自发性有很深的关系，音乐可以激发他们的能力，这个很好理解。另外很有意思的是，出现了疾病也激发出创造性的情况。丹野先生说过，“没有患者在那边，就创造不出那样的曲子”，他提出疾病也能产生创造性。另外，患者在演奏时充分地表现属于自己的纯朴的音乐，在进行音乐治疗的时候，治疗师和患者的创造性、自发性相互影响，从而爆发出正向的生命的力量。

回过头来再思考一下，我觉得把音乐的这些作用归类到之前提过的四种观点中的音乐观点更为合适。在各种理论基础上建立起来的即兴创作技法自然是那样，倾听音乐的技法也是。决定治疗成功的关键是音乐和患者心境的“接近程度”。音乐产生的一系列生物学的反应对于患者体会和接受音乐的意境也有很大影响。不管哪种观点、哪种技法，治疗都是围绕着音乐疗法给患者带来美妙体验展开的。出色的音乐治疗师不仅能够熟练地驾驭音乐，也能够根据当时患者的心境敏锐地选择最适合的音乐。

本文是根据赛门叶斯特音乐疗法的四种观点，以及心理疗法观点中音乐疗法的三种分类而撰写的，大致介绍了各种治疗技巧的相关理论，并且探究了音乐疗法的特色，同时结合丹野先生的合奏疗法得出结论：音乐疗法的核心是真实的音乐体验。由于篇幅的关系，我只是围绕音乐疗法中的各种理论大致地介绍了一下。

当然像这样把纷繁复杂的临床治疗彼此区分开或建立一个固定模板的话是不行的。如可以把音乐疗法看成魔术式的治疗，也可以看成心理学方面的治疗，即使是倾向于医学方面的音乐疗法，完全不结合心理疗法实施的话，也是不行的。确实，这个方法具有多层含义，涉及多个领域，很难把它划归到某一块去。但是我想，对于不断发展的音乐疗法，进行一些理论方面的整理工作，这对它的发展是有好处的。

接触了各种理论，又参加了丹野先生的学习班，我的感触就是：在音乐疗法中，“音乐”起了非常大的作用，充分发挥“音乐”的作用很重要。不这样的话，音乐疗法和其他疗法也就没什么区别了。因此，对于音乐疗法治疗师的培养，要重视培养他们熟练驾驭音乐的能力。这不仅仅是指技术方面。维也纳的培训机构有专门培养治疗师“感性”的系统课程，以培养治疗师敏锐的感觉，让他们了解音乐会给患者带来怎样的感觉，让他们具备洞察患者身上和整体气氛的细微变化的能力。我觉得这样的系统实施起来或许很困难，但确实是非常必要的。

（阪上 正巳）

实 践 篇

第十七章 个人疗法的实际应用——非精神病例

在本篇当中，我将介绍自身曾经接触过的个人艺术疗法的实例。一般，除了专家间的学会讨论以外，我在发表有关绘画疗法和箱庭疗法的文章时，不会将来访者的作品直接公之于众，而是以语言叙述的形式进行描述（如《少年期的心理》）。直接发表图像作品过于鲜明和真实，通过语言翻译之后，我们往往可以更全面地对作品进行把握（在这里，重要的是要依照患者实际的心理进行描述，同时也应该注意对作品的理解进行升华，使来访者本人读到该文时也能够产生共鸣）。当经过15年或20年的时间之后，来访者本人已经从当时的心理矛盾中摆脱出来，因此他们即使重新见到这些图像作品也不会受到太大的影响。我认为，即使得到来访者的许可也不能轻易地将其作品公之于众。我们必须在重视患者本人及其权利的同时，考虑在治疗过程当中和治疗过程之后与来访者之间保持中立的治疗关系，如果我们不注意和来访者之间的关系，便可能造成患者不能脱离治疗师独立思考，而使来访者变成“职业患者”（中井定义的词汇）。

这里，我将对1977年12月以语言形式发表的病理进行整理，当然，我这次将添加数张图像并进行分析，所以内容上又与当时的论文有明显的不同。

病例

15岁，女，自身体味体验。

该病例是一名15岁的高一女生。主述：因为自己身上有异臭，坐公共汽车或在教室时，大家都对其侧目而视，所以不想上学。诊断：自身体味体验。

以下是初诊时其母亲讲述的该病例的生活史：

从出生开始受到其祖母的极度宠爱。父母因为经营服饰用品店而将其托付给祖母照料。其弟弟是由其父母抚养的。该患者是个听话懂事的好孩子。四年级时，其祖母因脑溢血而突然去世，原来就不太和朋友玩耍的患者外出变得越来越少。父亲是个和善安静的人，幼年期父亲因其父母的分居，11岁为止一直和母亲在一起生活。“现在仍时常在夜间徘徊走动”。祖父从前是经营和服店的商人，分居后和其他女子共住，很少回家。据说此人年轻时曾是个驾驶外国产摩托的摩登青年。患者的外祖母从事染色业，是家中长女，“个性要强，不服输，在学校时成绩全优”。经过面谈，我觉得患者的母亲是个和气、有主见的现代女性，很少表现出情绪上的波动。患者的弟弟比患者小三岁，与她相反，他开朗，爱社交，经常和朋友在外玩耍，很少在家。

治疗经过

不信任时期

初诊半年左右的时间，她一直说“对人群感到恐惧”“总觉得自己身上有异臭”等，自身异臭感、孤独感、对人群存在恐惧感的症状始终没有明显改善。后来她回忆说：“在那半年里，对治疗师也充满了不信任。觉得这世上只有自己有这种病，只有死才能解脱。对治疗根本没抱太大的希望，但还是尽可能想治治看。其实是为了能得到治病的药物而来就诊的。”

从症状性到表意性

有一天，她向我谈起了她做的一个梦，那是一个“喝药时，药卡在嗓子里”的梦。让她觉得不可思议的是，要是她一时忘了吃药，想起后再服用的话，就会做这个梦。这很明显是一种对药物的抗拒反应，我认为她需要药物治疗以外的治疗，于是向她推荐了绘画的方法。她欣然同意，之后她画出了许多给我留下深刻印象的作品，在这里介绍其中几幅。

绘画疗法的导入

她最初自发画了两张画：《森林对面的风景》和《跳跃》。

《森林对面的风景》

（×年，2，28a）。第一张是风景：中间是一个池塘，两只鸭子在岸边游泳。左边是栈桥，下方近景是郁郁葱葱的树林，中央偏左处树木稀疏的部分可以看到通向池塘的路。上方的远景可以看到悠缓的山坡和牧场，中间有两头牛看起来像是母子，远处有几十头放养的牛群。右上方是围着教堂而建的四间房子。中间两间房子上面有弯曲的树枝笼罩着屋顶(图 17－1)。这是一幅水彩笔画。色彩丰富无空白处，给人以明快的感觉。她说：“如果真有这样的地方就好了，想去看看，但是自己一个人去又太孤独了。”

《跳跃》

（×年，2，28a）。第二张开始有人物登场了：中央有一个穿蓝色毛衣、黄色裤子的女孩子展开两手，扬起双脚，跳跃在半空中。后方有三座黑影似的小山，空中有两只鸟

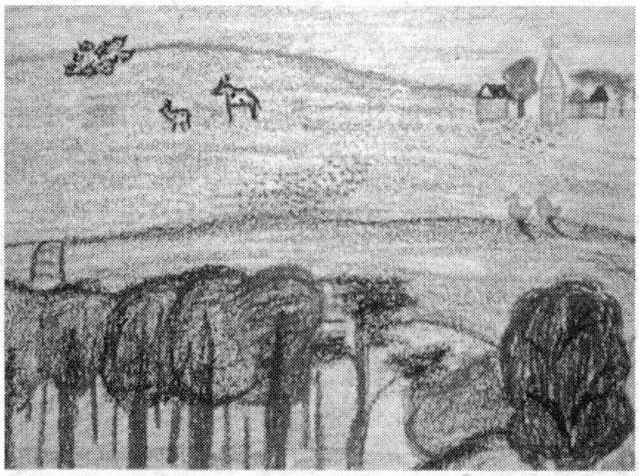
图 17-1

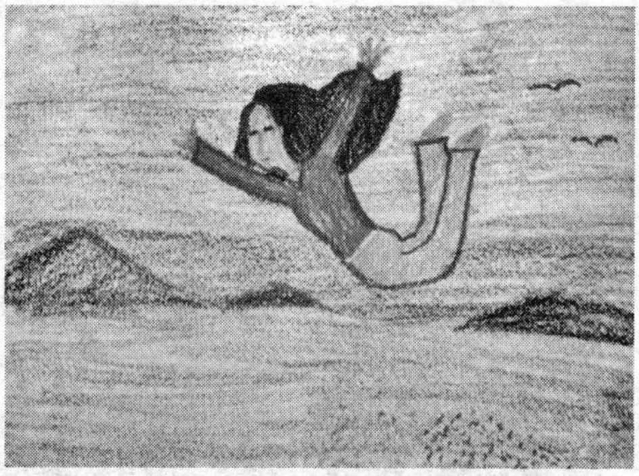
图 17-2

在飞。下面是原野。在色彩上，这张画与第一张一样——黄绿色的草中开着红色的和黄色的花(图 17-2)。“除了山和广场以外什么都没有，但是有鸟儿在飞。这女孩子在跳跃，不是在飞。”

现在想起来，这两张图实际上都揭示了治疗的全过程。也就是说，穿过眼前的密林(现在的困惑与矛盾)，可以到达池塘(休养的地方)，可以看到鸭子(自我存在的支点)，然后是大小两头牛(重建母子关系)，再进一步则是牛群(社会集体)，最后“四间房子当中有一间教堂，在尖塔上可以看到十字架”。在后来纵观整个治疗过程时，这两张画当中的预见性内容让人觉得非常吃惊。

在画这两幅画之前，我从她那里听到了这样的话：“小时候的记忆里面，印象最为深刻的是‘在繁华的街边，爸爸和妈妈牵着我的两只手，我央求他们把我提起来，我的身体就好像漂浮在半空中一样’。那时弟弟三岁，而我五岁。我那时总是和祖母在一起，外出时父母也经常把我托付给祖母照顾，我不太喜欢和父母外出。祖母什么都给我买，要什么就给我什么，祖母因为为人和善，在街坊邻居当中也很有人缘，大家都很喜欢她。可是因为血压很高，她在我四年级时去世了。那是 11 月 11 日星期四，有图工课的那天。那个时候祖父不知是什么原因，不和我们在一起生活，一个月左右才来一次。父亲是长子，可是父亲一直和叔叔他们住在一起……”

这些内容，我认为是她内心当中的“重要体验”。祖母对她来说是她的“世界”，可是，这个可以依靠的、万能的祖母突然之间去世了。事实上她并没有注意到“大家都喜欢、很有人缘”的祖母，却和她的祖父关系不佳。我并没有去触动她这些缺乏条理的认知，对她来说失去自己最爱的人是非常伤心的事，我对她在这一“重大的体验”当中所经历的痛苦非常理解，并表示了同感。这次画的这两张画，既包含了她最初的“父母提着她的手，将她提在半空中的那一天”的幸福记忆，也象征了最终得到自由而“欢喜跳跃”的她，是过去和未来在同一空间的缩影。背景中像黑影一样的三座山象征了她即将面对并不得不跨越的三个障碍物。

《丑小鸭》

(×年,3,13)。她当时经常自暴自弃地说"除了离开这个世界没有别的路可走了",或者"我经常因为自己和他人的不同而苦恼,并大喊大叫。而母亲总是说'你一个人像个傻瓜一样叫些什么'。总之我和弟弟不一样,和父母也不一样。虽然我和他们是亲人。但是我们是不同的类型。我和其他普通人也有很大的不同,我总是很在意他人的视线"。她在讲述这些时画的一幅画让我印象非常深刻:山中的池塘中有三只鸭子模样的鸟在游水,其中小的那只的颜色青茶混杂,和其他两只的颜色不同。在对面的岩石上停着另一只鸟(图 17-3)。

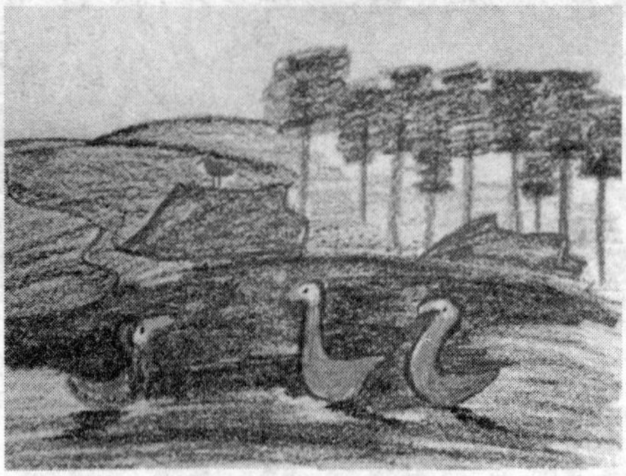
图 17-3

她这样说:"本来我想画一只天鹅,但不是白色而是灰色的,我觉得灰色更合适。"当时(准确地说是我前一次的论文当中),参照安徒生的童话,我将这幅画命名为《丑小鸭》。

《蜷缩着睡觉的狗》

(×年,3,21)。和第二张同样的原野的风景,但是人物不见了,中间是一团黑色。黑色团块的右下方是三角形的耳朵,左上方也有一个同样的三角形耳朵,两耳中间有三撮翘起的毛。这是一条狗,蜷缩成圆形睡觉的狗。左上方有呈青、红、黄、绿色羽毛的鸟在飞翔。山的上方,右上方的空中飘着云(图 17-4)。

她说这是她养的狗。我问她:"你很喜欢它吗?"回答很出乎意料:"嗯,不,我生气时会使劲踢它。"可怜的狗成了主人的出气筒,所以它才背向着观众,蜷缩着睡觉。

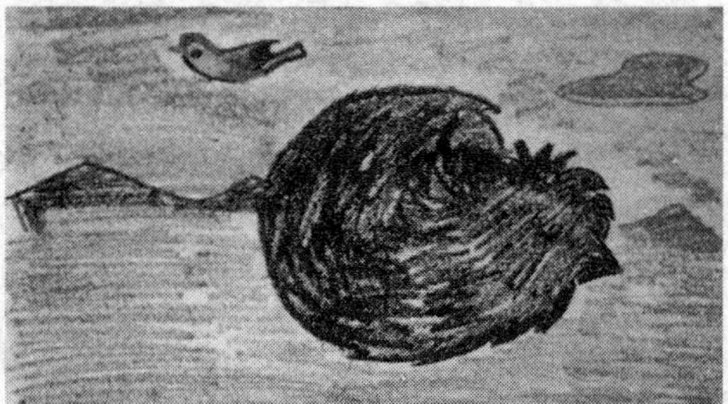
图 17-4

《自画像》

(×年,5,4)。正面只有一张脸。注视着前方的目光中透着几分锐利。

"这是我的脸。我讨厌自己的脸。我讨厌看镜子。因为我总是瞪着眼睛。"但是我并不觉得她的脸很难看,我不理解她为什么那么讨厌自己的脸。不过,她的目光确实过于犀利,而且表情僵硬(图 17-5)。

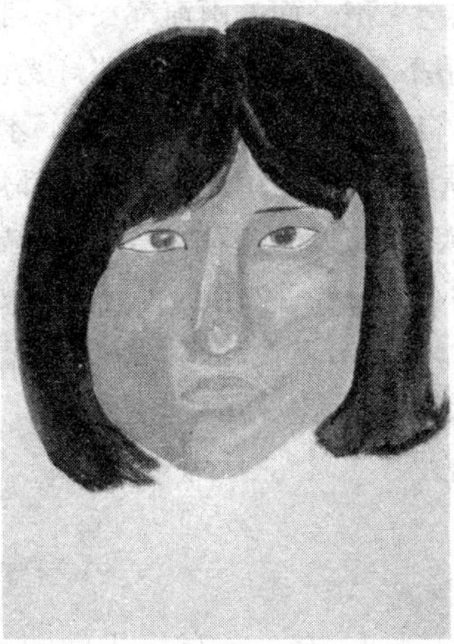

图 17-5

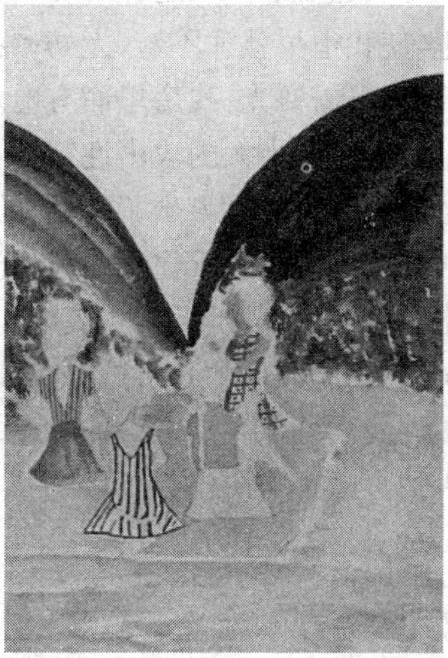

图 17-6

《山麓上的欢谈》

(×年,5,25)。山麓的平坦处铺着金黄色的毡子,四个女性一起坐着谈笑风生。三人是背影,另一个人可以看到侧脸,但是没有画眼睛、鼻子和嘴。头发和裙子的部分没有涂色(图 17-6)。

一问才知道,她前几天和朋友共四个人到海港游玩去了。她看到船觉得很向往,突然有了想去意大利和英国的想法。我问为什么,她说她喜欢希腊神话。进一步问她喜欢什么,她给我讲了《丘比特和普绪克》的故事:丘比特的母亲阿佛洛狄忒因为嫉妒普绪克的美貌,施法让她喜欢上了一个性格怪异的男子,此人正是丘比特。丘比特一再告诫普绪克不可偷看他的容貌,而普绪克在姐妹们的怂恿下借灯光偷看了丘比特的脸,这时灯油落下烫伤了丘比特。因为普绪克违背了诺言,丘比特说'没有信赖,爱情就不存在',并离开了她。此后普绪克经历了各种各样的磨难,终于还是和丘比特走到了一起。

"这个故事让我印象很深刻,如果能变成神仙该多好呀,但是人们都说神仙是不存在的。"她说。

在讲故事的过程中,我看到她眼中出现了少有的美丽的光芒。而且在那天,她说:"妈妈说有时间可以邀请医生到家里做客,星期天的话什么时候都可以。"她借其母亲的话,表达了对治疗师的好意的邀请。当然,我虽然心里很高兴,但还是小心翼翼地拒绝了,因为和患者的交流只能在这家医院的这间诊室。一周后,她所在的学校有作弊事件发生，而揭发这件事的正是她，因此她和朋友之间又有了新的隔膜。

“在教室里，我坐的位置稍微靠前一点，立刻有人问我要不要到后面去坐，还有人做鬼脸，有人故意抽鼻子，这让我觉得很烦。”她的情绪越来越激动。“早上，光直接照在我的房里，使我很早就睡不着，光妨碍我的睡眠，气得我起来把外面的雨窗都关了。我不想要光，我也不需要光，我房里面有电灯。”她开始说些很不合逻辑的话，我说：“灯光也是光呀。”她表现出相当大的攻击性情绪：“光都没有了才好呢，世界上的人都死光了才好呢，这样公共汽车也就没人坐了，我死的时候，一定带着大家一起死，用炸弹把世界都炸掉。”“我没想哭，可是会忍不住哭出来。没有值得相信的人。都是坏人。”她先这样哭喊，然后表露出对母亲的阴性情绪。“我说什么妈妈都不相信我，我有气憋在心里，不想和妈妈说话。祖母很和蔼，什么心事都可以和她说。我从小时候开始，就没和妈妈好好说过话，她总是批评我。好像我是碍事的孩子。她态度很冷漠。吃了早饭，就马上去店里。晚上，我很害怕自己去厕所，可是母亲一次也不肯和我一起去。”

《海边》

（×年，6，8）。无边的大海，海中间有跳台。在阳光下，有一个穿着 T 恤的开朗的少女，她披着长发，在沙滩上奔跑。她后面是盛开的紫阳花和向日葵，在花的下面有一只白色的狗在看着少女(图 17－7)。

我们一边看这幅画，一边交谈：“少女十分向往‘海’和‘光’，即使现在还有阴影，但最终还是能看到光芒。总有一天能发现妈妈好的一面。”

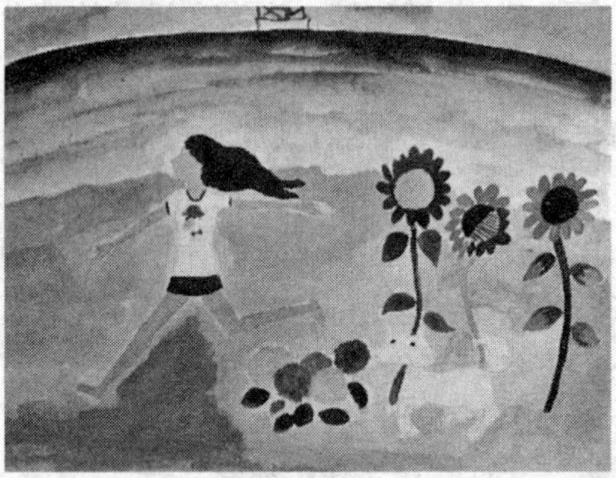

图 17－7

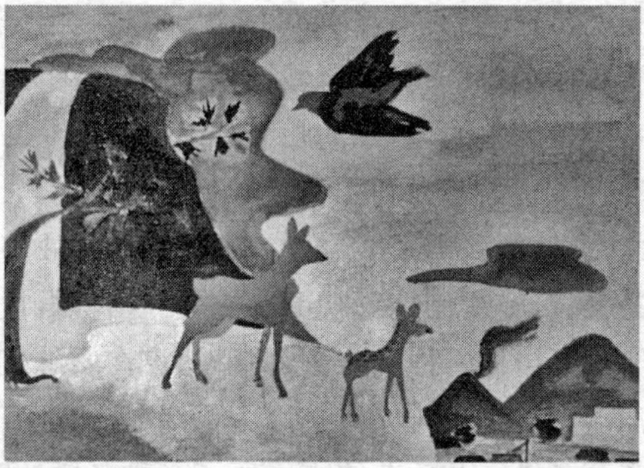

图 17－8

《靠在山崖上的树，注视着远山里蒸汽机车的烟柱的母鹿和小鹿》

（×年，6，29）。母鹿和小鹿在有瀑布的悬崖上看着远处的山。山路上有村庄，山后面有升腾的烟柱。她说这是蒸汽机车在行驶。空中有鹰在飞，崖上聚满了雨云，有一棵树好像就要倒了，可是还是拼命附着在山崖上(图 17－8)。

山崖上的阴云象征不安，猛禽象征激烈的攻击性，而摇摇欲坠的树正是她孤军奋战的写照。母鹿和小鹿在竖起耳朵倾听，看起来有一点不安的样子，但是还是满怀期待地看着远方。她的图画十分明白地表现出了她的状况和心理动态。

那段时间她十分热衷于动画片《小肥肥一族》（芬兰童话）和《海童》（日本漫画）。她的内心世界也正像是神话和童话故事中所描述的世界一样。另一方面，她对外界的看法和态度也发生了巨大的改变。她突然有了暑假打工的念头，这着实让我吃了一惊。一问才知道，她是想在我工作的大学附属医院的食堂做服务员。这次尝试最终持续了一个星期左右，她因为觉得疲劳而半途而废。之后也有几次这样的尝试，而让我印象深刻的是，她的这种尝试真是以治疗师（我）的所在地为起点的。因为字数关系，我在此不能细细追述全部的过程。大致的经过如下：她最终决定退学，第二份工作是在家附近的超市里做店员，第三次是在百货商店做售货员。之后在企图自杀（未遂）并渐渐好转后的一段时间内，她在家里帮忙。第四次是结婚典礼的事务员。在不断的尝试当中，我们可以看出她正不断向着自立的方向前进。而且这种变化过程正像是动物行为学者所描述的，年幼的野兔以巢穴为中心，不断地开拓自己的活动范围。之后，这种内心世界的图像交流和在外在世界的尝试持续了两年之久。当然这当中并非风平浪静，在高中二年级退学后，她曾两次因为强烈的不安和被害妄想而被迫入院接受治疗。

《在海中的新生》

（×年，8，11）。当时，她在母亲的劝诱下参加了一家宗教团体所主办的修养道场。在为期三个月的修行进行了一半的时候，她突然因为想听母亲的声音（有生以来第一次）而给家里打了电话。电话中母亲对她说，好不容易才有的机会，应该待全部的修行结束后再回家。她听到这些后突然崩溃，将偷偷带去的38颗安眠药吞下企图自杀。她昏睡了一昼夜，苏醒过来时下身麻痹，不能活动。她母亲通过长途电话与大学附属医院的我取得联系，她开始入院接受治疗。入院检查时，她的臀部有褥疮，神经学上未见异常，因此大致可以认定下半身的麻痹是心理原因造成的。

当时，因其下半身麻痹而活动困难，因此请其母亲在侧护理，而事实上这最终在治疗过程当中起到了十分重要的作用。患者有意无意地依赖其母亲，经常以脚疼为由让母亲为其按摩。而母亲也自觉这次自杀行为自己有责任而自责，尽心尽力地护理她。两个人的关系迎来了前所未有的新局面。这是当时画的一幅画：山丘的后面有一轮落日，左侧缓缓的转弯处的地平线上有三棵光光的树。画面中央是向日葵林，正当中是一个裸体的少女，姿态上看起来像一个婴儿。但是，向日葵林在色彩上呈暗青色，对面的天空也不是晚霞的颜色，而是澄清透明的蓝色。所有这些景色都像是在海底。于是，向日葵林又恍如海草的丛林。我们可以看出这个少女刚刚在海中得到新生（图17－9）。

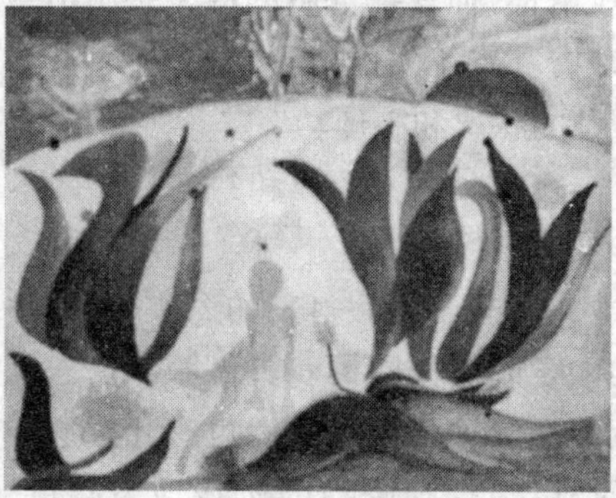

图 17-9

“妈妈从来没有像现在这样每天从早到晚陪着我。她总是一早就和父亲去工作，丢下我一个人在家。直到现在，我一到黄昏还是觉得十分孤独和不安。但是，现在早上醒来，我见到光就会觉得很安心，因为有母亲在我身边。”

那时，她每天要喝四五瓶牛奶。每天要排尿十二三次之多。当然，因为下身麻痹，所以母亲一直照顾她的起居。这在任何意义上说都是婴儿期的再现。所以她的画中才会出人意料地出现死与再生的内容。但是这个过程也不是一帆风顺的，对当时的起落曲折的过程在此不再赘述，请参照之前的论文。

《浴火的母亲》

（×年，9，16）。画面中央是一个赤裸上身的女性，但是没有画乳房，脸上有红色的口红和显眼的灰色眼影，可以看出这不是少女而是一个成熟的女性。她睁大的眼中露出惊奇和一丝悲伤，黑暗的背景当中像是有火焰在燃烧（图 17-10）。

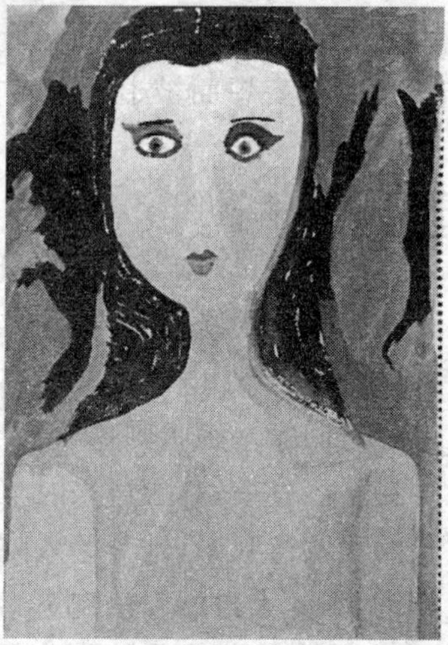

图 17-10

“这是妈妈，在火里燃烧，这是过去的坏妈妈。我只不过是叫这个人妈妈而已，她从没像个妈妈一样为我做过什么，所以我要让她死，而且是浴火而死。”之后她真的把这幅画用火点燃了，这体现了相当强的攻击性。现实当中，虽然她偶尔会对母亲出言不逊，但是从来没有付诸行动。我认为像这样用象征的形式将情绪发泄出来是比较理想的，所以只是静观其变，并没有对其进行劝阻。

《夜晚播种》

（×年，10，28）。夜晚，月亮在山的那边，但是有隐隐的月光透过来，画的中间有一棵光秃秃的树，树上拴着一头瘦瘦的牛。树的右方有四间有红色屋檐的房子，在那前面的院子里有两只鸡，而树左方的田地里有一个人在努力地播种（图 17-11）。

她的状态再次陷入了深谷，她需要再次入院治疗。但是我从这幅图中看到的是，虽然现在是很艰苦的局面，但是依然有月光从山的那边透过来，而且这些播下的种子终将发芽成长。所以我采取了观望的态度。

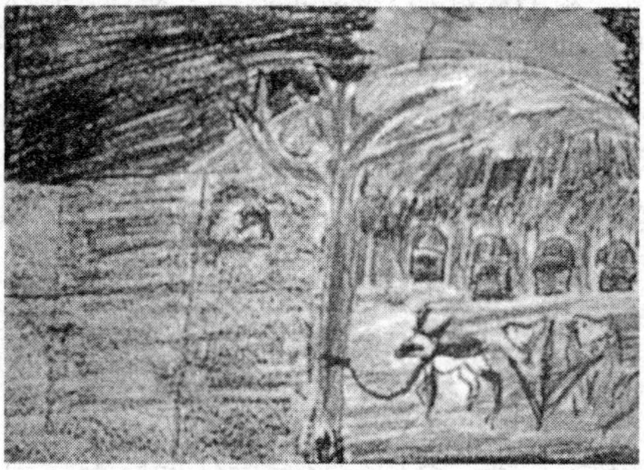

图 17-11

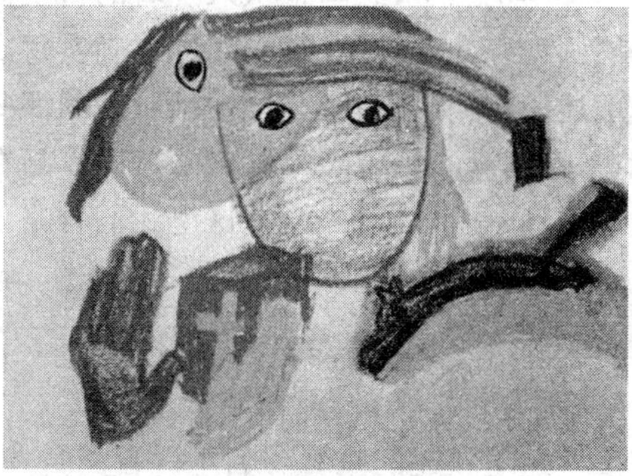

图 17-12

《我的影子要支配我的灵魂》

（×年，11，6）。画面中央有一个错位的灰色的影子罩在她的脸上，右眼重合在一起，左侧的是真正的她的脸，这张脸有些倾斜，看起来没什么自信。对面是医院的小窗户，有一只猫正跳过来。这只猫像触电了一样竖着全身的毛。她拿着红色的盒子，盒子上有一个十字架。她那个灰色的影子伸着手要支配她的意识（图 17-12）。

“最近，我觉得在不知不觉中做了许多不像是我做的事情。我好像根本不是我自己。”“在她的身体里有另一个她，两个她在争相控制这个身体，但是拿着这个红色盒子的是真正的她，只要保住这个盒子，就能保护自己。”我们针对这幅画谈了许多。事实上，后来德国作家米切尔·恩德在《默默》(*Momo*)中曾经提到了相同的内容：穿着现代人的外衣的时间窃贼以节省时间资源为借口大肆偷走普通人的闲暇时间。这是一本十分有哲学性和现代批判性的作品。我在德国旅行时曾经买到恩德的原作，回到日本后我见到了这本书的日文版。而当时她那幅画实在让我觉得太难忘了。

整个治疗过程经历了七年之久，详细情况请参照前面的论文。

考察

这里举的是个人绘画治疗在很深层的内心世界对患者产生影响的病例。在这个例子当中，可以说绘画对治疗起到了决定性的作用。我发表过数篇像这种象征性表现在精神心理疗法过程中起决定作用的论文。这是其中之一。绘画在整个治疗过程中占相当大的比重。我们自然不能否认语言媒体的治疗方法是心理精神疗法的主力军，在本例当中，正如主人公所说，药物治疗并没有起到辅助作用。相反的，正如加藤清先生所阐述的，有的时候，药物治疗会影响本来的精神疗法的效果。当然，在许多治疗困难的病例当中，药物治疗的作用是毋庸置疑的，但是从这个例子中我们可以看到，真正有效的治疗是在中止药物治疗后才开始的。

本例当中，绘画是从入院时的自发性绘画开始的。此后，应她的要求，我不断地以绘画为媒介进行了治疗，而她也确实每次都通过创作将内心的信息展示了出来。通过上述的治疗过程我们可以看到，她的那些作品构成了整个治疗的主体内容。在梦境分析、箱庭疗法当中经常提到的首次作品在治疗过程当中的预见性作用在这个事例当中也得到了验证。另外，在这里我们省略了在后半程治疗当中使用的由我开创的"交替转换投影绘画—故事创作法"的叙述，请参照我在总论中的记述。

结论

这里叙述的是对一名主诉自身身体有异臭的十五岁女孩进行绘画疗法的七年当中最有代表性的九个月的治疗进程。经过治疗，她终于从因感觉自身身体有异臭而对人感到恐惧中摆脱出来并完全康复，之后还结婚生了三个孩子。在这个例子当中，绘画作品将患者的内心世界完全表现了出来，绘画作品的变化还完整地体现了治疗的全过程。绘画作品在治愈其心灵疾患的过程中起到了相当大的作用。保证患者的这种内心表达活动的进行，是绘画疗法的精髓所在。

（山中 康裕）

第十八章 个人疗法的实际应用——精神病例

概述

关于精神病和绘画的关系，我们从罹患精神分裂症和躁狂性抑郁症的画家的病程和对表现病理的观察中得到了一些启示。画家孟克在疗养院治疗期间接受主治医生的意见，创作了以《阿卢法和欧米茄》为题的一系列作品，而我们知道绘画活动为他的自我治疗带来了相当大的效果。在精神科治疗当中，我们可以通过个人绘画疗法中的作品得到许多表现病理学方面极有意义的知识。此外，在针对人际交往中容易紧张的患者实施个人绘画疗法的时候，治疗师和患者间的绘画行为可以舒缓治疗关系中的紧张感。即使是因妄想性不安和家族内矛盾而表现出攻击性的患者，通过绘画这种非语言的交流，在治疗师的理解和守望下，也能逐渐平静地洞察自己的内在症状。

和其他精神疗法相比，绘画疗法最大的特征是画好的作品可以保存下来，在视觉上能够直观地对其反映出的病态和心理状态进行讨论，这被称为图像学。

另外，我们必须注意在精神病学领域，绘画行为往往可以使无意识的心理矛盾突显出来，或者使其成为心理负担而使病态恶化。这在通过投影法进行心理检查或其他的精神疗法中也同样重要。

心理检查和适应

作为个人精神疗法，对精神病患者导入绘画疗法的时候，必须考虑到病态的程度和病情表现的类型。比如说对于在分裂症的急性期表现出反复的自发性绘画行为的病例，在语言表现失灵的状态下，将自己的病理表现出来有可能孕育出自我治愈的契机，但是如果这种绘画行为有可能同时加重患者的病情的话，就不应该使用绘画疗法。而对于情绪障碍的患者来说，在抑郁状态下进行绘画是十分痛苦的，在极度的狂躁状态下也不适合进行绘画。

精神病的急症发作后，病情逐渐趋向缓和的时期，个人绘画疗法将成为最为有效的方案之一。患者可以将在急性状态下体验到的“混乱的精神世界中的心理矛盾”通过鲜明的图像表现出来，这会让治疗师大吃一惊。患者还可以将通过绘画使自己从那个混乱的世界中解脱出来的过程同治疗师分享，可以进行比言语心理疗法更为深层的交流。绘画疗法可以使治疗师—患者关系更为丰富多彩。

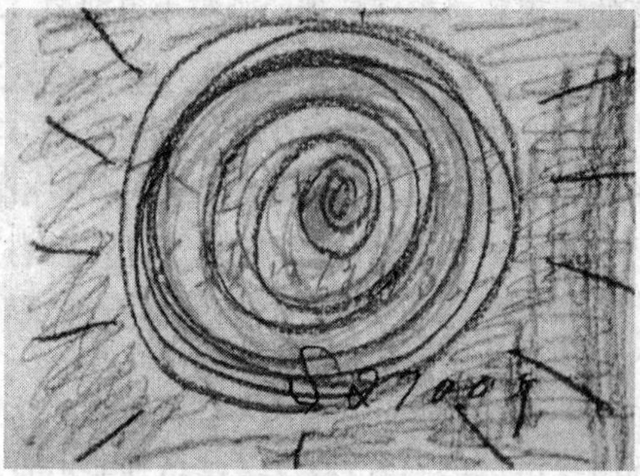

图 18－1 18 岁女性 从急性期恢复的征兆：太阳的出现

在这种治疗过程当中，“太阳的图像”“人物背影”等往往体现出康复的迹象，而抑郁特征表现为水平线或画面中的纵深。我们在临床上遇到这种例子，往往都会觉得不可思议。我们可以通过绘画了解到在康复期仍然存在的不安，得到未完全治愈的信息，还可以通过自画像检测患者的康复程度。

即使患者在日常生活中的言行举止表现得十分正常，而绘画时不能够综合各要素描绘出具体的事物，画面中多处呈现出抽象化图案和空白的话，我们可以知道该患者还存在表现能力不足的内心空间心理特征。多次以笔强力压划图画，有时甚至划破纸张也不停下，或者每次都重复同样的绘画的话，则是思维贫乏或妄想倾向慢性化的特征。

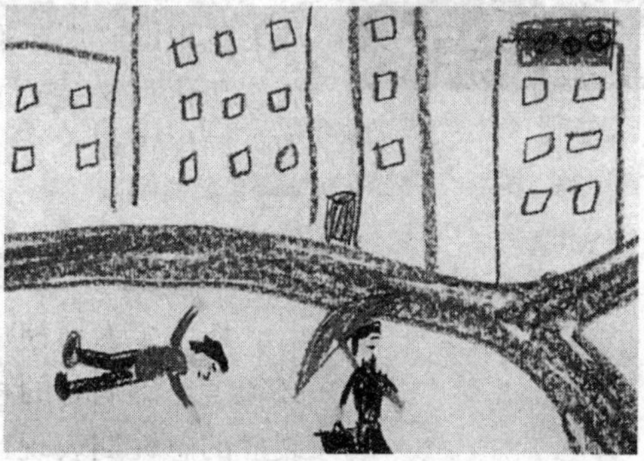

图 18－2 25 岁男性 在《雨中的自己》主题画创作中描绘的“醉倒在新宿路边”的场景

针对有强烈的自闭倾向，且不能进行语言交流的病例实施绘画疗法时，平时无法用语言叙述出来的发病时的各种记忆或矛盾会在绘画中表现出来。患者往往会突然将上述问题用语言表现出来，或将发病初期的强烈的体验以极其鲜明的图像表现出来。这在一定程度上可以达到自我开示的作用，同时当这种绘画作品出现的时候，患者往往会感受到与发病当时同样的精神压力，而且有病情复发的可能性，必须仔细加以注意。

与有强烈的慢性化无为自闭倾向的患者接触时，为了促进其与人交流和自发行为，最初使用交替色彩分割法和图形涂色法会使绘画疗法的导入变得相对容易。另一方面，如果让患者画自由画，由于受到表现和关心的限制，他们往往会出现重复同样的绘画内容的倾向。这要求治疗师用宽容的态度去接受。在治疗当中，和得到反映病理状况的作品相比，让患者体会到交流的乐趣才是重要的。

实施绘画疗法所需的物品、设备和环境

对精神病患者实施个人绘画疗法，只要有稍微软一点的铅笔和白纸，那么无论是对门诊还是对住院治疗的患者都可以进行。当然，丰富的素材可以使表现的内容更为多姿多彩，如12色或24色的铅笔、蜡笔、水彩笔、油彩，以及有色画纸等。除此之外，也有学者指出，在精神病治疗中疲劳是不受欢迎的，所以颜色不应该太多，而且应当选用B5一类的小型纸。

绘画疗法不论是在精神科诊疗室、住院病房的一角，还是在门诊的治疗室都可以实施，在户外则需要画板，刚开始实施时不必拘泥于画具和物品。在持续的治疗过程当中，治疗师和患者逐步交换意见，这可以使治疗环境不断充实。

照明过暗等妨碍注意力集中的环境是不好的，能够使患者安静地体会绘画乐趣的房间比较合适，不必特意准备花或者是画画的素材。治疗师和患者都能与自己的内心世界认真交流却又放松的气氛最为重要，倒不一定要求欢乐愉快。治疗师要直接或间接地参与绘画活动。

有的治疗师会准备每个患者专用的保管袋或保管箱，以保管患者的作品或下次用的绘画用具，另外，有的患者喜欢随身携带自己专用的画本，还有的患者要求每次开始时治疗师都能在纸上画出边框，然后才开始治疗。根据治疗关系的不同，在治疗的过程当中自然而然会形成双方都觉得合适的实施方式。

在门诊治疗当中，也可以采用把绘画以家庭作业的形式交给患者回家完成的方式。患者可以拿着作品来就诊，并因此形成有规律的生活节奏。但是如果强制执行的话反而会使患者中断治疗，一定要根据患者的状态和意愿来进行判断。没有语言交流无妨，只要能体会到绘画的乐趣就好。对患者来说，共同绘画、共同欣赏作品是最具治疗效果的。

导入和具体实施的流程

在建立治疗关系之前，治疗师要对患者是否适合使用艺术疗法，以及对所能达到的治疗效果进行评估。在进行心理咨询的时候，要将实施绘画疗法的决定告知患者，征得对方的同意后再开始治疗。除了要将应用艺术疗法的理由和效果告诉患者以外，还要让患者知道其个人意志是受到尊重的。

可以像这样对患者提出建议："一至两周一次在约定的时间、约定的地点，与治疗师一同进行绘画活动，同时进行与治疗有关的谈话。当然，如果你觉得不方便的时候可以自由取消当日的治疗日程。"另外，根据病情，最初可以以绘画心理测试或绘画游戏的方式导入，这样会相对容易一些。

随着面谈次数的增加，自然而然会迎来结束治疗的时期。但是，事先约好治疗的

终止时间会比较有利于接下来的治疗的开展。一般定为十次左右,最长定为半年。另外,事先定好治疗契约,可以消除患者对绘画疗法的费用的担心。

这种通过绘画来进行治疗的关系一旦确立,患者就开始和治疗师同席作画,展示自己的内心世界。不论绘画表现的水平如何,治疗师都必须予以接受。治疗师对这些作品的反应,会对患者的态度和情绪带来长时间的影响。只要治疗师对患者表示理解和接受,患者的作品中所包含的激烈、难以承受的心理体验就会抒发在笔墨之间。

如果出现在绘画时不停地反复描画,或对鲜艳的颜色表现出强烈的不安的情况,治疗师应当中止绘画疗法。之后重新再开始的时候要采用更为稳妥的实施方法,可以使用交替色彩分割法或风景构成法。根据治疗关系和病理情况能够确认治疗方案是否适合。当然,也可以更换其他的精神疗法。

在绘画完成之后,治疗师贸然进行评论和分析是不对的,首先应当让患者自己面对作品,对自己的作品进行认知,从中获得启示。通过图像学的知识很容易对作品进行分析,但是不要急着进行分析,而是要让患者体会自己的作品。从让患者给自己的画起名字这样简单愉快的话题入手较好,但是要注意不能过于强求患者对作品进行联想和说明。

绘画疗法的作品当中的内容,有些最初让人觉得费解,可是通过对后来的作品的分析会对其有所觉悟。所以不必急着通过作品去读取患者的内心世界,而是要有耐心地通过对整个治疗过程的理解去把握作品的内涵。每次绘画完成后,都对精神病症患者的作品进行精神分析的心理咨询方法是不适当的,应当采用相对缓和的接触方式。

个人绘画疗法中患者的作品一般由治疗师保管,为了确保患者在精神疗法的实施过程中表露出来的秘密不泄漏,原则上不能交给其他治疗师和患者家属传阅。在治疗契约结束的时候,对于是否将作品带走,要征求患者的意见。另外,因科研或探讨治疗方针欲将绘画作品示于他人之前,必须征得患者的同意。根据精神疗法实施的深度不同,对于绘画作品的处理方式也颇为不同。

患者要将画带回家时,实际上是对作品的一种依恋,如果需要记录治疗过程,可以向患者提出暂时保存,待做好幻灯片后再交还本人的建议。选择将作品交由治疗师保管的患者,一般是想将病理性的内容封存到作品当中,重归日常生活。曾经有一个患者将所有病理性很强的作品都托付给治疗师保管,只要求将一幅整合性很好的写生画带回家。

经过一段时间,我们来重新浏览这些作品的时候,往往可以从中发现治疗的突破口和治疗关系的递进过程。作品当中所包含的患者传递给治疗师的信息在这时往往变得十分明朗。不同的患者会有不同的表现方式,有的给出一个题目,有的展开一个故事,当我们发现当中隐藏的种种治疗因素时,我们就可以进一步发挥绘画疗法在构建治疗关系上的治疗机能。如果患者同时参加了集团绘画疗法,我们就应该注意,在不同的场合,绘画活动存在许多不同,同时课题画和自由画当中也存在很多表现方式的不同。即使治疗师预先规定了绘画课题，患者也可能有自己想自由表现的题目，我们可以根据患者选择的方向推测患者的人格特性。当治疗师的预测和患者的绘画意志相抵触时，治疗师可以提出改善治疗关系的方案。

当患者按照治疗师的意向进行绘画治疗的时候，患者会在课题画当中将发病时的心理状况表现出来，或在绘画之后用语言将不安和记忆表述出来。在风景构成法当中，治疗师可以通过在画纸上画上边框来构建患者的精神视野的框架。而通过交替互动绘画法和交替色彩分割法，我们可以使患者将不安表现出来，进而建立更为稳健的治疗关系。

注意事项

在绘画治疗当中，治疗次数和治疗内容的深度不是呈完全正比关系的。另外在表现病理学上，病人所画的每一条拙劣的线都和美术家的作品具有同等意义。最理想的治疗过程是，在治疗师的关心和守望当中，在适度的刺激下，患者的内在创造表现能力沿着一定的框架一点一点表现出来。当然，最为重要的是，要避免拖沓的治疗方案，在与以后的治疗阶段建立了良好的衔接之后，在合适的时机终结绘画疗法是十分重要的。

还必须注意到，如果治疗师对精神病人的奇异的、特有的绘画特征表现出过度的兴趣的话，与之相呼应，患者会漫无边际地、无止境地描画其内心的病理世界，并有可能长时间流连其中。

在治疗的过程当中，有时会因各种意外而不得不中断绘画疗法，但是即使如此，非言语性的接触还是可以为言语性的心理治疗提供相当大的帮助，并为日后的康复作出贡献。另外，根据以往的经验，患者在绘画治疗中表现得越投入，治疗过程往往就越顺利。

（吉野 启子）

第十九章 针对儿童的绘画疗法

绘画疗法的目的

本来,心理疗法的主要对象多是无意识的世界,无意识世界是由平时无法意识到、无法表现出来的内容构成的。艺术疗法的目的是将这些内容表现出来。通常来接受艺术疗法的患者,尤其是少年儿童,如有心理障碍或行为不良的少年,他们大多数并不具有优秀的表现能力。当然,不排除当中也有人具有突出的绘画才能,但这只是少数。所以我们在这里所进行的话题当中,主要是以表达能力、会话能力较差的孩子为对象的。其实绘画疗法也可以帮助健康的孩子提高表达能力,提高改进人际关系的可能性,但我们在这里要讨论的并不是具有这种目的的艺术疗法。另外,艺术疗法的实施主体——治疗师也同样不一定具有出色的会话能力,我本人就是一个绘画能力很差的人。所以我们这里要讨论的是治疗师和患者如何在缺乏绘画表现能力的情况下开展绘画疗法。

于是我们就需要构建一种能减少治疗师和患者负担,能避免有意识的自我防卫,能让孩子轻松投入的治疗方法。同时,对于治疗师来说,这种方法还必须容易导入,能够和患者进行互动,同时不需要太多的设备和准备时间。

绘画疗法的导入

我们来看一下,在今天的日本,绘画疗法作为心理疗法究竟怎样在临床实践当中得到应用。首先绘画疗法可以作为个人疗法,也可以作为集团疗法来实施。两者在实施方法上有许多不同,在这里我们要讨论的是作为个人疗法实施的绘画疗法。

时机

在现在的日本,针对中学以下的患者大多实施游戏疗法。游戏疗法中有各种各样的玩具,而且大多设有箱庭。对少年儿童一般很少直接使用绘画疗法。首先,儿童大多先注意到玩具,并逐渐接受箱庭疗法的模型,在这时一般治疗师会建议他们“可以试着将模型摆在沙盘上”。然后儿童在进行这些活动的同时,语言的交流也逐渐开展起来。在开展箱庭疗法的时候,很少同时进行绘画疗法。但是即使在患者对箱庭及玩具十分着迷的情况下,也不会每次治疗都进行箱庭游戏。偶尔，当患者出现对箱庭治疗的兴趣减少的情况时，就可以考虑绘画疗法的应用了。改变以往的治疗方式，让患者在画纸上画一些东西，箱庭疗法是使用现成的模型进行创作活动的，在患者的内心当中，或多或少都有摆脱这些既成品而独立创作的欲望。所以，无法事先预见什么时候实施绘画疗法是个人绘画疗法的特征之一。也就是说我们必须准备好随时能使用的绘画用具，这是导入过程当中最重要的。

方法

和一般心理疗法的原理一样，艺术疗法实践当中最为重要的事，是在受保护而又可以自由发挥的空间当中，让来访者自由表达自己。一般，以"什么都可以，画一些你喜欢的东西"为导入语。然而大部分的儿童都不能顺利地着手进行绘画，虽然一般幼儿园或小学低学年的儿童会欣然配合，但是对小学高年级或中学生来说，想顺利地导入治疗并不容易。需要在导入环节上下工夫。最为常用的是循描法，使用循描的方法，不论对方是否擅长绘画都没有关系，导入较为容易。

除了自由绘画、循描以外，课题画也比较适合儿童使用。可以让来访者自由地对眼前的事物进行写生。绘画疗法的目的是要将无意识的内容以图像的形式表现出来，在写生的过程中，会自然而然地出现治疗师和来访者都未预测到的画面。这种方法实施起来自然、容易，估计从今以后这种方法将成为治疗方法的主流。

正如摄影家通过布景安排等手段拍摄想要的照片一样，在心理治疗当中，我们可以通过适当的导入语，将治疗过程中有决定意义的瞬间、场面，用图像表现出来。如当家庭关系出现问题的时候，可以通过描画家庭布局的方法，将家人之间的关系表现出来。如果是和母亲的关系出现问题，可以让来访者将"由母亲想到的图像画下来"，通过这种方式整理对母亲的复杂的感情。另外，患者对梦境进行叙述的时候往往不能用语言清楚地表达出来，这时尝试用绘画的方式进行表现会有意想不到的收获。但仍然要注意，不能强迫患者作画。

绘画疗法的用具

将绘画疗法的用具一直保持在常备状态是最为重要的。如果不是伸手就可以拿到，很可能会错过实施绘画疗法的时机。比如说，在进行面谈时，当患者联想到一个情景图像的时候，如果有绘画用具，就可以直接将这种内心图像固定下来。但是，如果一旦失去机会，过后则很难再次捕捉到这种内在图像。根据我的经验，在现在的日本，能够保持绘画用具的常备状态，并随时利用的心理咨询机构很少。主要是因为游戏疗法室一般都是由多个治疗人员共用，很难具体地把握每个来访者使用了多少纸张和画笔，所以往往在想利用它们的时候才发现某种重要颜色的画笔缺失或损坏，治疗师之间甚至会互相指责而产生矛盾。因为无法保证治疗室里绘画用具的常备状态，所以我们主张治疗师个人准备个人的画具。

用笔

个人疗法当中的绘画疗法用笔并不需要太繁杂。只需签字笔以及有色铅笔、蜡笔或水彩笔等，色数在18～24为宜。实施绘画疗法的过程当中并不需要过多的颜色，特别是对心理能量水准较低的儿童来说，太多的颜色常常会造成混乱。笔尖部较为柔软的画具可以促进无意识的内容的表达。一般很少使用油彩。

根据现在的治疗实施现状来看，一般面谈时间为50分钟，其中绘画疗法的时间只有30～40分钟，最后还要留有清理现场的时间。至于水彩画，虽然用笔柔软，可以自由画线，使用方法多样，但是要求室内有盥洗设备，所以平时较难自由地利用。

用纸

在绘画疗法当中，用纸的大小是十分重要的。但是大多数关于绘画疗法的书籍对此并无详述，而许多治疗师对此也是不求甚解，我对此十分不解。画纸的大小与绘画时的精神能量、面谈时间、保管空间的限制等有十分重要的关系。我经过摸索，后来一直使用A4的纸。这是树木人格测试法的用纸尺寸，它对于精于绘画的艺术疗法治疗师来说尺寸略小，但对于我这样以表达能力较差的儿童为对象的人来说很合适。

对于精神能量更低的儿童，A4的用纸也稍微嫌大，我一般将A4的纸用线格开，分成3×3的9格，再进行绘画治疗(NOD法，即九宫统合绘画法)。因为面积较小，所以实施治疗时绘画负担较少。相反，有时针对年龄过小的儿童使用小画纸反而不能顺利进行治疗。绘画疗法的一个好处就是可以根据具体的情况自由改变实施道具。但是标准尺寸仍以A4为宜。这种大小也最利于保管。不过在进行粘贴画治疗时，则以B4为标准尺寸。遇到表达欲望较为强烈的患者则使用更大的A3或B3的画纸，但一般仍以B4最为常用。所以我在B4大的道具箱中放入画笔(有色铅笔、蜡笔等)，绘画用纸(A4、B4)，粘贴画疗法的材料，胶水，剪刀，同时将常用的其他的心理测试用具装入其中随身携带。我所在的大学的研究生在进行心理援助时，一般都带有这样的一套用具。正因为有这样一套工具在身上，治疗师才可以得到一种安心感。

绘画用纸的纸质也是一个重要的问题，虽然质地上乘的纸张最受推崇，但是，有的来访者对过度华丽的纸张会感到有压力。曾有一名住院治疗的慢性精神分裂症患者说过这样的话："对我来说，用这样的纸画画太浪费了。"他因此拒绝绘画。所以对于这样的患者，我们要注意使用中等纸质的画材使画者的心境平和。

我们期待今后能够拥有专用的绘画疗法室，有充足的画材和作画时间，使有绘画才能的治疗人员活跃在治疗活动当中。这里所阐述的是随时都可以实施的绘画疗法。

(森谷 宽之)

第二十章 团体绘画疗法的现状

针对团体绘画疗法，我们已经做了一些介绍。现在，各种各样的团体绘画疗法在医疗机构、教育机构，以及为了帮助参加者实现自我发现的体验小组内都得到了广泛的实施，在此无法一一详述。在这里，我们首先来看看各种形式的绘画疗法的基础理论及发展过程。在了解了这些之后，我们参照我所在的长谷川医院的例子，来对具体的实施方法进行讨论。

团体绘画疗法的三种形式

凯斯把团体绘画疗法分为(1) 工作室公开绘画治疗团体；(2) 分析式绘画治疗团体；(3) 题目中心式绘画治疗团体。

工作室公开绘画治疗团体在确保患者私人的创作时间和创作空间的基础上，通过绘画和雕塑进行自我表现，并在这样的创造性活动当中寻求治疗的要因。这种方法要求参加者有自发性。而同一个绘画治疗团体中的个人与个人的交流则被认为是次要的治疗要素。

分析式绘画治疗团体是以T小组等团体精神疗法为原型发展而来的。所以，在这样的团体当中，绘画只是交流方式的一种，是团体发展的媒介。在这种团体当中，强调参与者正面面对自己，正面面对与团友的交流。

题目中心式绘画治疗团体通过共同的绘画题目构建而成。这个团体中的成员通过绘画和自己的内心进行对话，然后通过向其他团队成员介绍自己的作品进行沟通。是介于上述两种治疗团体之间的一种形式。

这些团体的差异是由构成成员的特征而决定的，而这些差异又决定了艺术疗法治疗师的职责和使用的治疗素材。

综上，我们在探讨团体绘画疗法的时候，必须首先明确是面向什么对象，是什么构造的团体。

精神科团体绘画疗法的社团构建

在这里，我们来说明一下以精神科入院患者为对象的治疗团体的构建方式。

在入院和出院都很频繁的精神科建立的治疗团体，必然只能选择开放式的形式，而且要通过一定的步骤才能实现团体的构建。想要在短时间内构建绘画治疗团体,共同的题目是十分重要的。对于自我认知水准很低、易怒、不安的精神科入院患者来说,合适的题目可以给他们安心感,构建让他们心境平和的环境。也就是说,在精神科的团体绘画疗法中,题目中心式的绘画疗法团体最为适宜。

对象和治疗目标

即使同是精神科的住院患者,根据急性期、恢复期、慢性期的不同特点,治疗目标也不同。如急性期的目标之一就是使患者可以在被保护的、安全的环境当中自由地抒发自己的情感。在恢复期,我们期待可以促进患者的对人交流,通过在团体当中的分享交流提高对自己的评价,并找回自信。在慢性期,我们希望通过绘画治疗可以提高患者的活动性,使患者得到达成目的的成就感和满足感。

另外,可以在全院范围内,如日间护理病房、禁酒病房、老人病房等处进行团体绘画疗法,根据患者的病态和程度设定合适的治疗目标。

关于素材

绘画或雕塑的素材也要根据团体及患者的病情不同而区分使用。一般来说,在精神科,我们要尽量使用安全的、容易控制的素材,水彩颜料等流体的素材因为不易把握而时常会引起患者的不安。相比而言,蜡笔等固体的绘画材料比较容易上手,可以进行阶段性的感情表现。从材料的尺寸来说,水彩笔、粗蜡笔等较粗大的画具更适合抒发感情,而使用普通蜡笔和有色铅笔等较细的画具更容易进行感情的控制。在雕塑材料中,利用黏土等可以进行自由的表现,但是容易引起病情反复。使用木质的拼装材料,可以引发更为安定的立体表现。

关于团体构造

团体的构造,根据对象、治疗目标及材料而自然形成。下面我们来介绍一下具体的结构模式。

形式: 以急性期的入院患者为对象的团体大多采用不限制参加和退出的开放性模式。以日间护理、禁酒病房,以及门诊患者和精神科的自我认识较高的入院患者为对象的团体,多采取规定参加者和实施时间的半封闭或封闭式的治疗形式。

人数: 基本人数为 8 人,开放式的团体由于随时有人加入、有人退出,时有超员的现象。而参加者的自我机能较高,不太需要技法上支持的团体,可以接纳更多的人数。

场所: 如果有团体疗法专用的治疗活动室是最为理想的。但是现实当中往往不具备这样的条件。要根据治疗团体的形式的不同来决定在什么样的地方实施团体绘画疗法。采取开放式形式的慢性期患者的治疗团体,一般在经常有患者聚集或经过的大厅等地方进行治疗。而急性期的患者群体虽然也使用开放式的治疗方式，但是需要有安全的空间来保护容易感到不安的患者，一般在开放式的食堂进行治疗活动。禁酒团体等接近封闭式的治疗团体，因为必须要考虑保护患者的隐私，所以一般利用医院的会议室来进行治疗。

时间： 每个环节每周进行 1 次，每次一个半小时。根据团体的不同，内容上也有很大差异。例如，急性期和恢复期的患者团体，在进行创作之前，先要进行 15 分钟的热身，即在粗纸上用蜡笔自由涂画。禁酒团体一般在前半部分进行绘画创作，后半部分大家聚成圈，进行语言交流。

治疗师的任务

表 20－1 精神科团体疗法的团体构造

	治疗目标	团体性质	治疗师的作用	画具、材料
急性期	使患者在受保护的环境当中安全地表达自己的情感并体验这种快乐	开放式	为患者提供安全的环境、精神上的支持，规定题目和实施计划	容易驾驭的材料，不会引起感情爆发或退行现象的材料
恢复期	增加人际交流，恢复自信心，通过获取成就感提高自我评价	开放式	为患者提供安全的环境、精神上的支持，为患者解决治疗过程中的困难	容易驾驭的材料，容易得到成就感的材料，让患者觉得新颖的材料
慢性期	提高活动性、成就感和满足感。加强健康的自我肯定	开放式	提供能够增加好奇心又不会引起失败感的题目和材料	能够增加好奇心又不会引起失败感的材料，容易吸引注意力的材料
酒精依赖者	自我洞察，分享个人经历	封闭式	导入自我分析、洞察，根据每次的进行情况决定题目	最简单的材料即可（蜡笔或签字笔）
老人	通过制作表达自己的意愿和态度。通过图像进行回想。防止身心的机能老化	开放式	帮助自我表现，根据身体情况进行创作上的扶助	老人容易使用的材料（特别注意尺寸和形状），不会弄脏衣服的材料
门诊治疗的患者	提高对新情况、新事物的反应能力，提高自我评价。增进对人交流。找到归属感	半封闭式	尊重患者的自主性。根据要求介绍、准备材料	新颖的材料，能够满足冒险欲望的材料（可供选择的材料甚多）

治疗师的任务是规划团体的构造。在精神科的开放式团体当中，治疗师通过规划团体的构造来保护并支持患者的绘画活动，根据需要对患者进行指示。在各种病房当中，根据团体性质的不同，治疗师的任务也不尽相同。如表 20 - 1 所示。

团体绘画疗法的实施过程

我们来介绍一下在我医院的恢复期男女混合闭锁病房中进行的团体绘画疗法（每周 1 次，每次 90 分钟）。

准备　在治疗活动开始前 15 分钟，要将各种绘画治疗的用具搬到治疗场所。这种团体在病房的食堂进行绘画活动，我们将四人的小桌子拼成一张大桌子。

早会　在进行治疗活动之前，要通过病房护士把握病房的整体情况、参加本次活动的患者的状况及出入院信息。

自我介绍　治疗总是从自我介绍开始，在开放式的团体当中，治疗师和患者并不十分了解的情况时有发生，需要进行自我介绍来增进了解。即使是熟悉的双方，也可以通过自我介绍来确认彼此的存在。

团体说明　参加者都有各种各样的不安，担心自己画得不好，或是担心医生会根据自己的画来对自己进行诊断。所以，我们要进行说明："画得好不好不是问题，重要的是回到童年的心情，自由地表现自己。"

热身活动　对于初次参与的患者，或对绘画有抵抗的患者要进行热身活动。我们一般采用用左手（非能动手）在 B2 纸上任意涂画的方式。

提出课题　一般根据前一次的实施情况和参加人数来决定本次的课题，但是在实施过程当中也常常根据现场的情况来改变题目。同时为了保证每次都能自由地选择题目进行绘画活动，我们必须准备好绘画材料。

制作　针对题目进行绘画创作的过程占每次治疗时间的三分之二左右，是治疗活动的发展阶段。在这个阶段，治疗师要像温尼科特所说的，像一个"和蔼的母亲一样"，为参加者提供温暖和谐的环境。另外，这个阶段也最需要技术上的支持和治疗性方案的介入。

分享与共有　在治疗的最后，所有人按顺序介绍自己的作品。将自己所画的内容、在整个治疗活动当中体验到的感受、对别人的作品的感受和领悟到的东西进行分享。在这时，其他参与者往往会因同感而鼓掌。不必执著于对作品进行说明，要将重点放在创作过程当中和此时此处的心理和感情的变化。

最后所有人一起鼓掌，结束当日的治疗活动。

收拾场地　所有人共同收拾场地，将桌子排列还原。这时，本来只是来参观学习而并没有参加治疗的患者往往也会积极地帮助我们。另外可以趁这个时候和在治疗中没有积极发言的患者打招呼，询问其心情或对其参加活动的行为表示感谢，争取延续治疗活动的效果。

表 20-2 精神科团体绘画疗法的题目

一、个人画的制作：注重个人的自我完结性，与团体成员的自立欲求或独处欲求相符 1. 从热身运动开始发展成为图像画 2. 使用象征性的题目，如桥、树、房子、虹、暴风雨、太阳、水等 3. 音乐与图像 4. 故事画（起、承、转、结） 5. 用互相交替涂画的图片制作的个人粘贴画 6. 三个愿望 7. 望远镜扩大法 8. 粘贴画疗法
二、共同作品创作：通过共同创作，提高团体成员的归属感和团体的凝聚力，满足个人的依存欲求，促进相互交流 1. 动物画的共同创作 2. 房屋画的共同创作 3. 街道画的共同创作 4. 从共同涂画法向共同雕刻法的进化 5. 用互相交替涂画的图片制作的共同粘贴画 6. 在画有圆圈的画纸上进行共同创作（象征性利用） 7. 道路画的导入 8. 岛屿画的共同创作 9. 肥皂泡画的共同创作
三、塑像创作：使用触觉材料进行的立体创作和视觉上的平面创作相比，更能反映我们细腻的内心世界。对这种素材引起的退行性，如果能够正确地加以利用，可以产生意想不到的治疗效果 1. 黏土创作（黏土、橡皮泥） 2. 积木创作 3. 木偶制作 4. 毛线和纸框的合成 5. 风景模型创作（共同创作）
四、制作版画：版画的制作需要画草图、剪切、雕刻、构成、染墨、印刷等。但是，在印刷成画的一瞬间，所有人都会显示出对作品意外性的惊喜，这是其他技法所不能提供的。这是创作意图和偶然的结晶。印刷的行为实际是对自己的内在进行确认的过程 1. 纹理涂画制作（把纸放在木片、石头或粗制的布上进行涂画） 2. 纸板画 3. 用泡沫制作版画

总结会 在接受治疗活动后，以治疗师为中心，助手及病房护士一起对治疗活动进行总结。因为治疗活动是一种联合治疗方式，所以总结会是十分重要的。首先按治疗活动的进程，对每个患者的情况进行整理。然后，根据病房护士提供的病人日常的精神状态和参加情况记录，以及作品中所反映的内容，总结出患者的整体精神状态，并

根据需要向主治医生报告，这对制定下一步的治疗方案十分有益。

团体绘画疗法通过绘画等非言语形式的沟通方式，结合参加者互相分享作品和创作中的乐趣的交流活动，为患者提供共同感受、互相接受、互相支持的机会。所以从这个意义上说，团体绘画疗法十分适合语言表现能力不强的精神科患者。而且在实际的治疗当中，团体绘画疗法要比一对一的个人绘画疗法更为经济有效。可以预见，团体绘画疗法今后必将在各种各样的医疗机构中得到更为广泛的应用。

（关 则雄）

第二十一章 粘贴画疗法的理论与应用

概述

粘贴画疗法的定义

粘贴(collage)一词,来自法语“coller”一词,本意是用胶水或糨糊粘贴的意思。将照片、画等从报纸或杂志中剪下,再在纸板上进行作品创作,这是在20世纪初形成的一种美术表现方法。据美术史记载,关于这种创作方法的起源有两种说法。一种来自崇尚立体派的毕加索和布拉克,另一种来自超现实主义思潮当中的埃伦斯特。这两种起源学说在美术史上都有着革命性的、划时代的意义,而共同的特点是它们都不约而同地使用了“collage”这个词。虽然这两种流派无论在进行美术创新时的基本思想,还是在作品的性质上都有本质的不同,但是随着时代的变迁,它们逐渐融合在一起,形成了现代的粘贴画这种美术形式。

箱庭疗法使用既有的模型玩具来展现情感和思想。这和科学式的思维方式不同,它被称为列维斯特劳斯式的具体的构造主义科学的思维方式。[1]无论是粘贴画还是箱庭都是使用既有的材料,乍一看好像只是将材料组合在一起,而实际上其中展现的是创作者自身的内心世界。粘贴画作为一种团体绘画疗法的创作方式,其实在各国的治疗机构当中都得到了广泛的应用。在20世纪70年代的美国,许多作业疗法治疗师在论文当中都提及了这种形式,其中大多数是作为评价法或自我启发法来进行应用的。

我长期从事插画创作。1988年春,在师范举办研究会的过程当中,为了锻炼自己的立体塑型能力,我进行了粘贴画的创作,体验了这种治疗法的自我治愈效力。其他的参加者也创作出了很多精致的或有震撼力的作品,而且创作之后大家的心情都非常满足、平和。从这个经验开始,我一直在治疗当中将杂志图片粘贴画作为个人心理疗法的一种进行实施。

森谷宽之从“便携式箱庭、迷你箱庭”的灵感出发,先准备几十张剪贴图,让患者从中进行自由选择,实施便携图样盒式

〔1〕 Levi-Strauss, C. 著,大桥保夫译:《野生的思考》,水箜书房(1976)。

“Bricolage”在日语里被翻译为加工手艺,排列组合。即使用仅有的道具对手头仅有的材料进行加工,制作出有新创意的作品。Levi-Strauss 说,在手工艺制作工作结束之前,余兴未尽而顺手制作的粘贴画作品,是“bricolage”成为艺术活动的开端。

的粘贴画疗法。1987 年，森谷在和同事聊天时，曾谈到箱庭疗法的沙盘等设备不易准备和搬动，感叹如果能有便携式的箱庭疗法设备就好了，而箱庭疗法的一个重要的治疗要素就是使用既有的物品进行表现。从这一点出发，森谷在 1987 年的东海精神神经学会上第一次在学界对粘贴画疗法进行了介绍。

1989 年，在日本艺术疗法学会上，森谷的《在心理疗法当中的粘贴画的利用》和我的《粘贴画疗法的利用》同时发表，之后关于粘贴画疗法的研究会[1]及书籍纷纷出现。而在其他国家，箱庭疗法不如日本这样普及，粘贴画疗法在团体绘画疗法当中虽然曾有利用，但在个人疗法当中很难得到实施。

治疗要因

中井久夫认为，粘贴画创作行为(粘贴画制作的过程)和心理咨询的过程具有相同的特征。[2] 在心理咨询的过程当中，患者对自己混乱的思想、感情及行为，像卷毛线一样从纷乱的状态向统一的状态进行整理。而粘贴画创作行为也同样如此：先将完整的杂志页面上的图片剪下来，再从自己的感性出发在纸上进行统合，以达到统一的状态。其他的艺术疗法也是同样，制作、创造的行为本身就是自我治愈的过程。在这当中治疗师的职责是促进患者的自由表现，并接受患者创作的作品，同时也必须保证患者有拒绝治疗的自由和权利。

因为粘贴画疗法是以箱庭疗法为出发点的，所以二者在治疗要因上有许多相通之处。箱庭疗法当中由沙盘而产生的心理性退行现象，相当于粘贴画疗法当中将杂志的书页剪开后再粘贴成画的过程。同时种村季弘[3]提出，在粘贴画疗法当中，剪刀的破坏性功能和胶水的结合性功能相辅相成。这种分散然后再进行统一的过程是粘贴画疗法的主要治疗要素。此外，和箱庭疗法一样，粘贴画疗法的治疗要因还包括自我表达、内心世界的自我意识化、对自我表现和美意识的满足、沟通的媒介作用、心理诊断的材料，以及同时制作的相互影响作用。中井久夫指出，粘贴画疗法具有和梦境的自然治疗要因相近似的特点。[4]

在自我表现和美意识的满足这一点上，因为粘贴画疗法的材料是杂志书页上的图

---

〔1〕 1992 年 4 月，东京粘贴画疗法研究会(代表为杉浦京子)和东海粘贴画疗法研究会(代表为森谷宽之)成立。1993 年，因为森谷的工作变动，东海粘贴画疗法研究会由中村心理咨询中心的中村胜治接手进行组织管理。1994 年，德岛箱庭、粘贴画疗法研究会成立，1998 年，随着森谷的工作变动，该研究会由鸣门教育大学继续进行组织管理。

〔2〕 森谷宽之等编：《粘贴画疗法入门》，创元社(1993)。

精神上的健康或精神上的自立和存在的可能性，实际上是在分散趋势和统一趋势之间，是在这两个趋势之间的动态平衡当中。所以，有了统一和分散的平衡，发展的可能性才存在。

〔3〕 种村季弘："追念 Max Ernst——粘贴画和墨版画的发现"，《发现杂志》，青土社(1967)。

〔4〕 森谷宽之等编：《粘贴画疗法入门》，创元社(1993)。

粘贴画和梦境一样，其内容和展开都是预想之外的。而且梦境和粘贴画都有一个特点：趋向于统一的力和趋向于分散的力的动态平衡点和日常清醒时的动态平衡点处于不同的位置，有时这两种动态平衡点同时影响粘贴画和梦境的内容和展开。梦的自然治愈力是指梦境可以缓和因没有解决的问题而带来的紧张情绪。我们认为粘贴画的治疗意义和梦的自然治愈力很接近。

片和文字，这些作品体现了专业摄影师和插图设计师的审美观。从这个意义上说，粘贴画不论是谁的作品，不论制作人员的绘画水平高低都有欣赏的价值。和其他治疗方法相比，在粘贴画疗法中患者更易得到自我表现和美意识的满足感，这也是治疗要因当中的重要一点。西村则昭指出粘贴画这种艺术表现形式的一个特性是能促进患者的外向性。他提出了"对外界环境的想象性适应"这一概念。粘贴画的素材能够提高现实感。

心理诊断和应用

根据我的经验，除了急性期的精神分裂症患者以外，粘贴画疗法适用于其他任何类型的患者。但是对于紧张性和幻想性的精神分裂症患者应当慎重使用。另外，因为要使用剪刀，所以在违法犯罪人员的心理咨询领域和精神科实施时要特别注意。[1] 对于无法自由使用剪刀的幼儿和老人，可以实施手撕法或使用便携图样盒式的粘贴画疗法。[2] 随着粘贴画疗法的普及，在福利看护、恢复性治疗等领域的团体治疗应用变得十分广泛。[3] 同时粘贴画疗法在异文化心理咨询当中也得到应用。[4]

应用粘贴画疗法进行心理诊断的方法和箱庭以及绘画疗法一样，主要是应用对箱庭和绘画疗法作品的解释以及梦境分析的方法，不拘泥于固定的方式，同时结合了荣格心理学和精神分析学等各学派的见解，以及罗夏测试法的分类方法。除了箱庭疗法当中常提到的系列的理解、统合性、题目、空间表象、象征性解释之外，还有其自身特有的剪切方法、粘贴方法、色彩。另外，森谷[5]还提出设定判定轴的方法，在作品中设定过去、现在、未来的时间轴和天、地的空间轴等，他建议要不断地舍弃旧的不适用的轴，设定新的合理的轴。

粘贴画疗法的心理诊断功能还处于开发阶段，还有许多课题需要解决。近年，它在监狱等司法领域当中得到广泛的应用。勒纳认为这种方法虽然对于心理过程的评价十分有效，但是与人格因素的关系还需要缜密地研究。和心理测试相比，粘贴画疗法在应用当中受到的患者的阻抗较小，即使不能通过粘贴画作品进行精确的诊断，也可以充分

---

〔1〕 上别府圭子、海老泽佐知江："临床场面使用粘贴画的注意事项——关于学会工作坊和精神分裂症患者的粘贴画的讨论"，《临床绘画研究 11》(1996)。

〔2〕 森谷宽之等编：《粘贴画疗法入门》，创元社(1993)。

(关于 MSSM+C 法的适应时期)在治疗开始时一般不会同时使用。应该在正确的心理评估的基础上，在建立起好的治疗关系并形成了某种合适的表现手段时，使用这样的治疗方法。在实施之前，要对风景构成法和树木人格测试法进行心理评估，以确定患者是否适合描画法，同时参考患者的病态水准以确定以上方法是否适当。

〔3〕 山本映子："精神科看护中的粘贴画疗法——心理护理中的手法之一"，《临床看护研究的进步 8》(1996)。

崎玉医科大学短期大学护理学科的山本映子助理教授在报告中指出，对入院 30 年的患者在放松疗法中使用粘贴画疗法，可以看到积极的效果。

〔4〕 铃木康明、井上孝代："异文化间的心理咨询"，渡边文夫编：《异文化接触的心理学》，川岛书店(1995)。

〔5〕 森谷宽之等：《心理临床评估入门》，培风馆(1997)。

把握患者的心理过程。最近犯罪心理学会积极地推行粘贴画疗法，还有人提出可以通过粘贴画作品对制作者在被释放后的行为方向进行预测。要将粘贴化疗法作为心理诊断法进行普及还需要进一步进行基础研究[1]和病例分析。

实施时的材料、设备和环境

材料包括：几本旧杂志或通信购物目录、广告纸等印刷品，剪刀，胶水，粘贴台纸，保管剪贴图片的纸箱以及垃圾箱等。如果有桌椅当然好，没有也可以实施。至于环境，如果有专用的咨询室是十分合适的，但是根据情况可以在病房、等待室以及家中实施。另外，如果有存放作品的保存架更好，患者会觉得自己的作品得到了重视。

导入、具体方法和流程

导入

在确立了诊断及治疗关系的前提下，针对需要非言语治疗的患者实施。我一般对儿童进行游戏疗法，对沉默寡言的患者，或者对话很多却辞不达意的无法表达自己内心世界的患者也可以实施。导入时要为患者营造出一种自由的气氛，同时要和患者建立起互相信赖的关系。如果在导入后出现了可以自由进行语言交流的契机，则不必再使用非言语的方法，可以直接进行语言交流。如果还需要继续，则一定要征求患者的意见。

方法

没有特别的规定，由实际的操作者自由地发挥。大致可以分为两类：杂志剪贴法和粘贴图样箱实施法。

杂志剪贴法

针对成人患者一般用 8 开或 4 开的纸，儿童患者一般使用 8 开纸，要根据患者的状态和本人的意见来选择合适的尺寸。治疗师要事先预备一些杂志、广告纸或报纸。另外可以要求患者将自己喜欢的照片、杂志的插图带来使用。不必过于在乎量的多少，不足的部分可以在下次再准备，先从现有的物品开始实施。

导入时，根据患者的不同，可以灵活使用以下的说明指示："我们来试试制作粘贴画，粘贴画就是把自己喜欢的图片剪下来，粘贴在台纸上制作成图画。""我们来剪贴图

〔1〕 佐藤静："粘贴画疗法的基础研究(2)——从行动分析的立场出发"，《日本心理临床学会第 16 次大会发表论文集》(1997)。

片，制作粘贴画吧。”治疗师一般也会同时制作自己的作品。

1 个小时的治疗时间当中，最初的 10 分钟和最后的 10 分钟用来进行语言交流，其他 40 分钟用来制作。在制作完成之后，治疗师和患者可以一边欣赏作品一边交换意见。和箱庭疗法一样，治疗师不需要对作品进行解释。如果患者想对作品进行讨论的话可以继续进行交谈。如果没有的话治疗师简单地谈一下感想就可以结束治疗。我一般会称赞患者的作品“做得很好”“这里很有特点”等。

粘贴图样箱实施法

首先治疗师从各种杂志和广告纸当中将几十张图样剪切下来，散放在 A4 纸大小、5 cm 高的盒子里。如果是针对特定的患者实施的话，可以事先搜集患者感兴趣的图片。在盒子里放入圆剪刀、胶水，和剪好的图样一同拿到治疗室。台纸有 A4、B4 两种，根据情况选择使用。

导入时可以说“把图样贴到台纸上，做粘贴画吧”“如果不喜欢画画，可以试试粘贴画”。要告诉患者如果需要可以用剪刀进行剪切。完成之后可以询问患者对自己作品的感想，或让患者给自己的作品起名字。因为特别简便，所以制作时间一般不超过 15 分钟。

其他的变通方法

包括母亲和孩子共同制作家庭粘贴画的母子同时制作法，多人制作同一张作品的共同制作法，访问治疗的时候携带剪贴图样箱进行的访问粘贴画疗法，精神科的心理治疗中为了降低侵袭性而开发的大剪贴图样箱式粘贴画疗法，共同使用一本粘贴画本的交换粘贴画疗法〔1〕，根据咨询状况将画作为家庭作业交给患者带回家制作的自主制作法〔2〕，在其他团体疗法中制作并针对个人作品进行交流的方法，以及以自我开发为目的的团体粘贴画疗法〔3〕。

流程

在几次的言语心理咨询之后再导入的情况较为多见，在心理咨询的过程当中结束制作而只进行语言沟通的情况也时有发生。箱庭疗法的一个局限是每次的作品都被还原成制作前的状态，而粘贴画疗法的作品可以作为实物保存。另外作为心理诊断方法，粘贴画疗法容易实施，在治疗过程结束的时候可以将作品排列进行回顾，这和箱庭

---

〔1〕〔2〕 “粘贴画疗法的发展 4——粘贴画疗法中的新尝试”，《日本心理临床学会第 16 次大会发表论文集》。

〔3〕 杉浦京子、小川邦治：“不登校儿童父母联合会中粘贴画的制作和意义——从粘贴画中看到的母亲的变化”，《日本医科大学基础科学纪要 21》(1996)。

杉浦京子、铃木康明、金丸隆太：“团体贴粘画制作的效果——社会心理学的视点，临床心理学的考察”，《日本医科大学基础科学纪要 23》(1997)。

疗法有明显的差异。治疗一般是根据状态的恢复和现实适应能力的提高情况，最后在治疗师和患者的共识达成后结束治疗。

注意事项

粘贴画疗法和普通的心理测试不同，它没有特别的固定的实施方法，心理治疗师要在治疗实践当中不断地总结经验。粘贴画疗法方法较为简单，但也不是完全没有危险。只有在确保安全的前提下进行明确的诊断和积极的沟通，才能发挥这种疗法的治疗效果。

在粘贴画疗法的事例研究当中我们时常将视点放在对作品的解释分析上，而实际上我们应该把注意力放在作品本身产生的背景上（特别是患者与治疗师本身的关系），这在心理治疗当中是极为重要的。还应该特别注意保护患者的隐私，在作品的保管和处理上要慎重，不能失去患者的信赖。

最后，在这里列举三个病例。

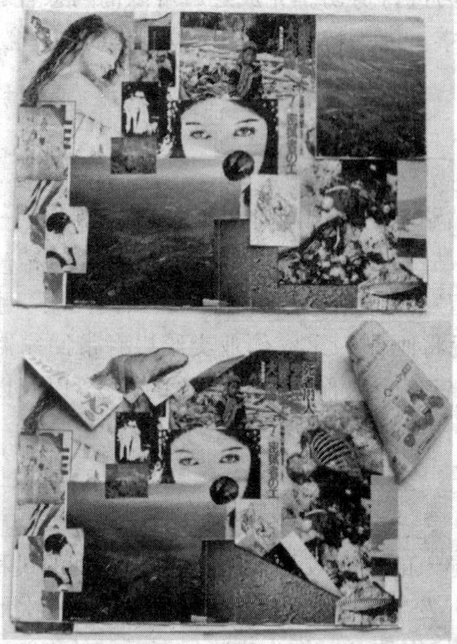

图21－1a，21－1b　患外出恐惧症的女学生的第一个作品（1a的一部分图样可以翻开，1b是翻开以后藏在下面的图样）。在风景画的下面隐藏着一些恐怖的图片。表露出患者既想让别人看自己的作品，又害怕别人看的矛盾心理

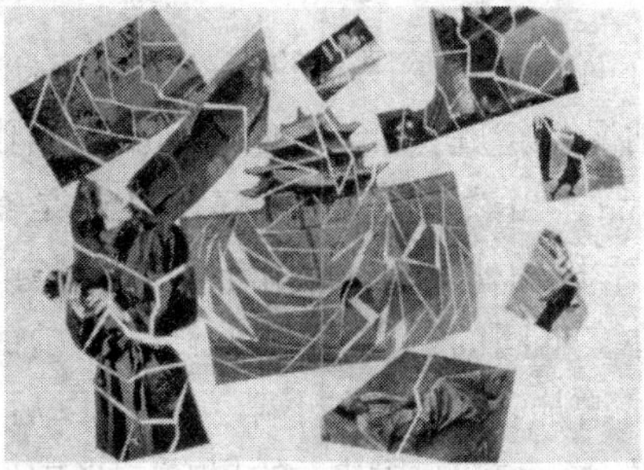

图21－2　感情缺失的女性在第二次治疗时的作品。从图上可以看出，她的内心世界像摔碎的玻璃一样布满裂痕

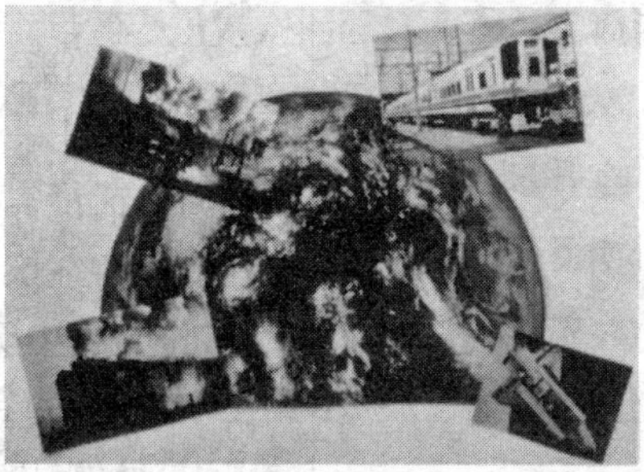

图21－3　拒绝上学的高中一年级学生第一次治疗时的作品(《宇宙之旅》)。这个作品是以《自立》为题目制作的。而第二次作品的题目是《无声的世界》，是婴儿睡觉的图画。从第一次和第二次的作品可以看出他在自立和退行之间的矛盾心理

（杉浦 京子）

第二十二章 箱庭疗法的实际应用——儿童和青春期少年

实施箱庭疗法时往往有超越年龄限制的作品出现，有时儿童会创作出非常老成、枯燥的箱庭作品，有时成人反而创作出宛如童话世界一样的作品。当然，儿童的箱庭作品还是有其独特的特征的。冈田和木村的研究证明，由于作者年龄的不同，作品当中会呈现出许多不同的特点。比如，随着年龄的增长，对植物的利用会明显增加，特别是在小学六年级以后（冈田）。另外，以战斗为题的场面在高中以下的男孩子当中经常出现，之后会急剧减少（木村）。这些现象反映了投射在箱庭作品当中的儿童的精神和成长历程特征。这些指示虽然能帮助我们理解箱庭作品，但是在实际当中并不是至关重要的。

儿童箱庭疗法和成人箱庭疗法的最主要的区别是箱庭疗法在整个治疗过程当中的地位和意义，也就是说真正的区别在于箱庭的利用方法。在这里我们从这一点出发，讨论儿童箱庭疗法在实施当中的注意点。另外，通常所说的少年儿童，不仅包括小学生，还包括处于青春期的中学生和高中生。但是，后者的箱庭作品在特征上更为接近成人，所以我们在这里讨论的儿童箱庭疗法主要是指学龄前的儿童和小学生。

作为游戏方法的箱庭疗法

正如我们所知道的，在针对儿童进行心理治疗时，无法利用语言作为主要的媒介来进行治疗。所以，我们主要以玩具为媒介进行游戏疗法。

箱庭疗法本身并没有一成不变的、严密的实施守则，在以儿童为对象时，在游戏疗法当中它通常作为表现方法的一种实施。这一点与在成人的言语心理咨询过程中根据需要使用箱庭的情况基本一致。但是，儿童制作箱庭本身就是一种游戏，所以箱庭疗法在实施上与游戏疗法浑然一体。

标准的做法是，治疗师先向儿童介绍说："可以在这个沙盘中自由地摆列玩具，你想不想试试看？"有的儿童可能会直接产生兴趣，也有的儿童当时可能不是十分热心，但过后往往突然积极地开始制作。

本来，从孩子的视角来看，在游戏室里放的箱庭用具和其他的玩具并没什么不同，儿童通常能直观地理解沙盘和模型玩具的关系。实际上即使没有治疗师的介绍，儿童见到了箱庭用具也会觉得十分新奇："咦，这有沙子？"从而自发地开始进行箱庭的制作。有的儿童在进行别的游戏时，会突然开始制作箱庭，而过后注意力又会转到别的游戏上。也就是说，我们并不是将箱庭疗法作为特殊的表现技法对儿童进行介绍，而是纯粹作为游戏来实施。

正因为如此，标准的做法是将箱庭用具放在游戏室当中。根据治疗机构、心理咨询机构的不同，有的机构将箱庭用具放在箱庭疗法专用的治疗室当中，在这种情况下，想开展箱庭治疗的时候往往不能及时进行。所以最好将箱庭用具放在游戏室当中。

箱庭内外部世界的关系——想象的交流或偏离

在进行箱庭疗法的时候，在箱庭的内外关系中会出现许多有趣的现象。其中一个是在箱庭内展开的场面会延伸到整个游戏室当中。比如说，箱庭中的战斗场面往往发展到箱庭之外，儿童在游戏室的各个角落建立"基地"，进行十分激烈的"战斗"，或者在箱庭中搭建的塑料铁路轨道会延伸出箱庭之外，在地板上自由排列。

有学者担心，在心理疗法当中，这种向外的延伸反映出本来应该出现在箱庭内部的事物因不能尽收其内而溢于其外，应当加以注意。确实，有时这种向外的溢出会使表现变得杂乱无序，但是，儿童箱庭的内外区分并不十分明确，随着想象的扩散和能量的增加，游戏占用整个房间的现象其实也并不奇怪。如果没有根据就认为这是一种危险的信号，反而会妨碍儿童游戏的正常进行。治疗师不能根据箱庭作品是否超过箱庭的范围来断定儿童的心理状态是否正常，而应该依靠游戏当中更为直观的信息来进行判断。

另外，与此相反，在外面进行的游戏也可以出现在同样题目的箱庭作品当中。但是我们不认为这仅仅是在外面进行的游戏的缩影，而是觉得这是表现的密度增加的结果。当儿童对联想的图像的归纳总结能力提高到一定的程度后，就会自然而然地出现这种情况。

箱庭的表现和外面的游戏相互交融，相互转化。儿童通过这种活动来调节联想和精神能量。不过，虽然这种表现的内外转化是儿童作品的一般特征，但是有学者认为，当这种表现过于频繁的时候，就说明这个孩子在精神上还不成熟，对自我和他人的区别还不太明确。

除了以上提到的关系以外，箱庭内外有时会呈现出完全不同的世界。有时箱庭内呈现出宗教风格的沉静的世界，而在实际的玩耍当中孩子却表现得十分粗野无礼。这两种表现其实都是儿童内在世界的体现，但是很显然这两者相互脱节。因为箱庭有边框将内外分隔开来，所以这两个世界能够被分别表现出来。偏离的两个世界最终需要被统合起来，但是在此之前，首先必须将这种分离的状态表现出来。游戏疗法当中的箱庭是一种可以呈现出另一个世界的双重构造，所以这种脱节的世界会表现出来。

而且，当游戏室里有两套箱庭设备的时候，儿童非常投入地制作这两个作品，两个非常不同的世界就会在当中表现出来。

在箱庭中展开游戏

箱庭疗法原本是一种构成式的表现技法，标准的做法是在沙盘中制作一个作品。无论是成人还是儿童主要都是利用箱庭进行作品的创作。尤其是对儿童来说，箱庭和绘画、黏土制作、堆积木、折纸一样，都是一种创作性的游戏。

正像儿童用积木创作了机器人，再用那些机器人进行游戏一样，儿童在利用箱庭制作出作品之后，往往会移动箱庭里的模型玩具进行游戏。其中有的儿童会不停地展开故事情节进行作品的制作。正如上面我们所提到的，儿童将箱庭作为游戏来进行制作，所以对儿童来说，这种箱庭的使用方法是十分自然的。正如河合所论述的那样，箱庭疗法是以治疗为目的的，而不是以制作作品为目的的。所以这种利用方法也是应该得到允许的。

为什么儿童不只是制作作品，而是要用箱庭进行游戏呢？在他们的箱庭作品中所收容的不只是静止的光景，从图像联想的维度上看，其中含有相当多的流动的情节要素，甚至有可能在一幅箱庭作品中创作出一个故事。儿童往往不能将作品当中的流动情节保存在自己的内心当中，而喜欢积极地用实际行动表现出来。从这个意义上说，当一个儿童内心想象世界中的联想汹涌地表现出来的时候，我们可以看出这个儿童对这种内心联想的自我控制力还不是十分完善。

所以，治疗师要转换自己的想法，不要只认为儿童会制作一幅精致的作品，而要觉得他们能给我们留下一幅作品是十分不容易的事。当儿童正式宣布“做好了”，我们就可以想象儿童将自身流动的内心世界用一幅静止的作品表现出来时的充实感。在作品制作出来的过程中儿童所得到的“归纳总结自己内心”的体验是箱庭疗法的精髓。虽然这和成人的应用情况有相同之处，但是对于很难进行自我反思的儿童来说，这种伴随行动（箱庭制作）出现的半无意识的体验具有十分重要的治疗意义。

以箱庭为媒介的治疗关系——关于青春期的少年

青春期的少年往往既不能通过游戏，也不能通过语言表达来自由地表现自己。他们往往觉得天真烂漫的儿童游戏很孩子气，而又不能用自省的语言来整理自己的内省问题。

所以治疗师在针对青春期的少年进行心理治疗时，需要保持自己和他们之间的距离，通常要借助某种媒介进行沟通。菅佐和子曾经指出在和青春期的女性一起做手工的同时进行沟通是十分有效的方法就是这个理由。这些所谓的媒介一般都是非言语的艺术表现技法，箱庭疗法就是其中的一种。

对于一般的患者来说，箱庭疗法是日常所没有体验过的表现方式。所以患者不会在乎别人对自己作品的评价。这对于那些对他人的看法十分敏感的青春期少年来说是相当重要的治疗因素。另外，箱庭用具表面看起来很特别，能满足青春期少年的好奇心。

但是，也不是说箱庭疗法在针对青春期少年实施时没有任何问题。无论使用什么方法，他们对成人始终怀有不信任感，另外他们对表达自己的内心世界非常敏感。青春期的少年虽然能够感觉到自己内心世界中萌发的各种想法和感情，但是不能准确地整理自己的思绪并用合适的方式表达出来。所以他们总是对向他人（特别是成人）表露自己的内心世界感到不安和困惑。

在使用箱庭疗法的时候也不例外。我曾有下面的经历：一个拒绝上学的初中一年级男生（A）在进行语言交流时，表现出非常强烈的紧张感。我向他推荐了箱庭，并希望他能利用箱庭制作作品。A 表面上答应进行制作，但是总是犹豫不决，无法进入状态。治疗师（我）想到这有可能是因为作为第三者的治疗师的视线造成了这种踌躇。所以，我问他“是否觉得自己做有些不好意思”，他很快地回答“是”，于是我尝试性地建议“我也同时制作另一个作品，这样你会觉得好一些吗”，他很爽快地说“是的”。

这样，我和该少年一直保持平行制作箱庭的治疗行为，并持续了大约三年。当中我曾试着提议他独自进行制作，但是 A 总是坚持通过平行制作的方法进行治疗。

平行制作箱庭的方法并不是一种标准的箱庭疗法的实施方式，治疗师需要在理解这种方法的影响的基础上实施。对于青春期的少年来说，表达内心世界本身会给他们带来不安全感。所以治疗师必须想办法确保与他们的距离。平行箱庭就是其中的一种方法。

（弘中　正美）

第二十三章 箱庭疗法的实际应用——成人

箱庭疗法(以下简称箱庭),本来是针对儿童、青春期少年的神经症的各种问题而开发的心理疗法,大多数已经被研究的病例也都是针对上述年龄段的。而另一方面,在针对箱庭疗法的适用范围的研究中,和绘画疗法中风景构成法的进展相辉映,人们逐渐开始探索针对青年、中年、老年人的箱庭的实施方法。从治疗对象的病态水平上看,箱庭的适用范围渐渐扩展到各种神经症和身心官能症、精神分裂症、癫痫及精神发育迟滞,甚至各种情绪障碍等。正因如此,在实施时治疗师需要慎重地决定是否实施箱庭和如何实施箱庭。

治疗机构虽然大多备有箱庭治疗用具,但是由于原有的治疗师的离职或缺少真正能够实施箱庭的治疗师而使设备蒙尘的情况并不少见。这种情况从侧面说明箱庭在治疗中的局限性和在实施上的安全性。这种治疗技法与其他的技法有本质上的不同,通过治疗师和患者的共同作业而产生的作品是治疗的要素。治疗师的参与会在患者的箱庭作品中反映出来,同时会改变治疗过程的走向。

治疗的导入

首先在开始治疗之前,治疗师有必要认识并判断实施箱庭的必要性。虽然个人的年龄和病情有所不同,但是成人在看到心理治疗室里摆放的玩具后,在无意识中会觉得这是供儿童治疗时使用的道具,而直接开始用语言来表述自己的症状和最近的经历。如果这时治疗师建议患者尝试箱庭,患者会怀疑这可能是什么心理测试而产生不自然的反应。

如果拥有造型和构成的意愿,针对任何年龄的患者都可以实施箱庭疗法。但是在成人的病例当中,治疗师和患者之间的信赖关系完全建立起来以前的时间尤为重要。当双方的对话不断深化,在话题当中有意无意出现了关于箱庭的内容,这时就是导入箱庭疗法的时机。比如,当治疗师在话题中引用古代故事《木匠和鬼六》的时候,可以在沙盘中制作实际的河流的样子,然后解说关于桥的情况,治疗师的这种行为本身就是对箱庭用法的最好的说明。而且通过这种方式,治疗师可以让患者理解“任何人都可以在需要的时候使用箱庭工具”，这样患者就不会产生“为什么要制作箱庭”的疑问，而是自然而然地进行创作。

于是我们需要再次检讨在导入过程中的提起方式，比如，“对于你现在很烦恼的事情，你能不能用这里的材料表现出来”或者“对于你的问题和矛盾，以及自我保护的方法，让我帮助你一起整理，然后在这个箱子里表现出来”。像这样，箱庭疗法的导入需要足够的信赖关系，如果在问题点还没整理好的时期就导入箱庭治疗，有可能给患者带来痛苦、混乱和疲劳。

适应和具体的方法

箱庭疗法可以适用于神经症和身心官能症。但是，对于强迫性障碍、解离性/转换性障碍、摄食障碍（神经性无食欲症/过食症）等达到病态边缘症状的病例，就需要治疗师有相当的治疗经验和指导者的帮助。而在身心官能症的病例当中，身体性的问题往往在箱庭中象征性地表现出来，治疗师要在了解患者在消化系统（胃十二指肠溃疡、过敏性肠炎）、循环系统（期外收缩等不正常搏动）、呼吸系统（支气管哮喘）的病史后制定合理的治疗方案。在需要药物治疗的情况下，需要和对艺术疗法有理解的心疗内科医生或精神科医生沟通，在对入院患者实施时还需要和护士等护理人员联络。对于精神分裂症的患者，在和别的治疗技法相比较后，由对箱庭疗法比较拿手的治疗师对正在恢复期后期的患者实施会得到相应的效果。对于躁狂抑郁症的患者，在临床治疗中大多数病例都不需要实施箱庭疗法，因此它可以作为防止复发或进一步洞察患者的方法使用。在死亡前保守治疗，如癌症、白血病等恶性肿瘤的治疗，进行性肌无力等神经元性疾病和老年痴呆症等器质性疾病的治疗中[1]它也时有应用。

技法的优点和缺点总是共存的。对于实施的具体方法需要根据患者的病理情况进行具体分析。在这里介绍两起针对精神分裂症患者的应用案例。武野提出，在治疗中将通常用的沙箱放在纸箱内开展治疗，因为纸箱的四壁较高，可以突出沙箱边框的保护效果；而入江的报告记载，在一次病例中，患者要求治疗师“给出一个题目”，于是治疗师提出“请按照我所说的顺序排列出河流、山丘，制成一幅风景”。通过这种方法可以将风景构成法融合在箱庭制作之中。像这样，治疗师在想方设法让不同的患者自由地使用箱庭疗法时仍然不能忘记，既可以坚持事先设定的治疗构造，也可以根据实施过程当中患者的要求改变实施方法。

治疗过程和箱庭疗法的流程

我们来思考一下患者通过箱庭作品在表现什么内容，为什么箱庭在治疗中可以发挥作用。正如人们在遇到矛盾和心理难题的时候会自然地做一些“有意义”的梦一样，

〔1〕 中根千景和入江茂在第26次(1996)日本艺术疗法学会(名古屋)上报告了“乳癌女性中观察到的创作活动的变迁”，患者在团体疗法中进行创作的同时，将团体疗法室作为箱庭的四周进行独立自由的创作。

我们每个人都有“创作”的能力。如果我们提供某种方式，让“故事创作”的能力得到发挥，故事创作者自身的矛盾和问题会体现在故事当中，同时还可以带来无意识的自我治愈的效果。揭开患者内心谜团的钥匙，是患者的箱庭作品。箱庭作品的内容〔1〕，有时是民间故事，有时是神话故事。通过箱庭，患者可以在治疗师的保护下安心地使用“箱庭语言”将故事进行下去，在不知不觉中到达治疗的终点。当然，病例不同，箱庭作品的内容也不尽相同。但在一般情况下，初次作品会反映出患者问题的中心主题，之后的作品则多反映出副主题。〔2〕在第一次作品中反映出的中心主题，会在第二次、第三次的作品中以各种形式变化展开。

神天桥十分重视治疗要点中的“螺旋状进行的治疗方式”，这种螺旋有两重或三重。我认为，这正像树木在成长的时候年轮在向外扩张的同时树干也会不停地向上生长，进而形成螺旋的状态。中井认为，从病迹学的观点上看，整个治疗过程既像是精神分裂症的发病过程，又像是神秘家的形成过程，或是恋爱的过程。综上，我认为，中心和周边〔3〕、深层与表层、内心世界和现实等相对的构造从未脱离箱庭制作的过程，真正能够全面理解箱庭作品流程的关键是治疗师对作品自然变化的慎重的观察态度。

在作品群所描画的世界的背景里融入了患者个人的资质和社会文化的要因（性格，家庭，生活史，城市、地区的文化，时代的变迁），以及个人的世界观、人生哲学。一般认为，一幅作品是这个整体当中的一部分心像风景的精密体现。患者独特的病理和防卫机制会在其中表现出来，患者憧憬的未来形象、理想的自我，以及与自我抗争的样子会在其中登场表演。同时，治疗师和患者的关系会得到体现，代表患者心目当中的治疗师形象的模型常常会在其中出现。这里，重要的是在进行心理咨询时让患者对自己的症状进行阐述，同时使用其他维度的表现方式对梦境等无意识世界的信息进行关注。〔4〕

一直以来初次作品的重要性一直被人们所重视。但是，对于箱庭疗法的终结（最终回），虽然有河合等人的论述和考证，但是我认为对这方面的研究还不够完善。我针对箱庭疗法的终结方式进行了检讨研究，针对箱庭的最终作品的典型终结方式，参照对整个治疗过程的回顾，将其分为以下两类。〔5〕着重点是在箱庭的最后阶段患者表现了什么内容。当我们对某些患者的箱庭作品进行分析的时候，我们发现虽然整体的治疗还没有完全结束，但是箱庭当中的故事已经全部终结，所以患者拒绝在治疗当中

---

〔1〕 入江茂、大森健一对《民间故事的构造和箱庭疗法的过程》在第21次（1989）日本艺术疗法学会（京都）中进行了说明。

〔2〕 作家池波正太郎针对故事创作曾经指出：“故事开头的描写一旦成形之后，根据计划的执笔页数，故事会自然而然地向结尾发展，所以说开头是十分重要的。”这被认为是故事创作的本质。

〔3〕 入江茂、高江洲义英、大森健一就“关于箱庭疗法中的周围性意识的康复和内在性的成熟”在第14次（1982）日本艺术疗法学会（东京）中进行了报告。

〔4〕 例如，对梦境进行报告的患者，在用怨恨的语气述说对父母的不满时，实际上往往是在表达对父母的和解和原谅。

〔5〕 入江茂、高江洲义英、大森健一在第19次（1987）日本艺术疗法学会（福冈）中的报告：《停止制作箱庭作品的意义》。

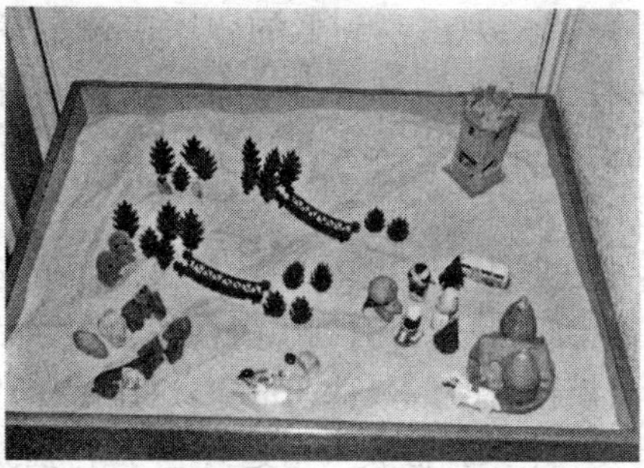

图23-1 患抑郁神经症的男性A(28岁)的作品。右上是塔,左右各有两条路,右下是正在交谈的四个人,左侧有两组猫头鹰。河流从右上向左下流淌。患者说河流在经过了左下的岩石后变成激流

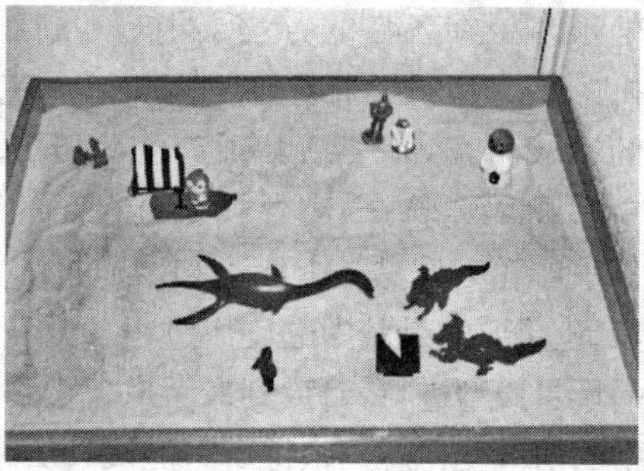

图23-2 患强迫神经症的女性M(29岁)的作品。现在的自己正坐着小舟向右上方的女明星M·F的方向前行。而在右下,象征另一个自己的海龙正在和自己的伙伴——两头恐龙一起进餐

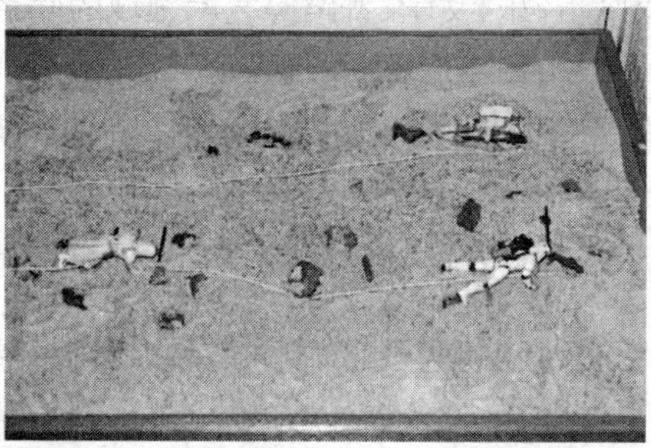

图23-3 接受教育分析的男性Y创作的描绘登山探险者的作品。患者强调,从上面看起来好像是人在平地上爬,其实是在峭壁上攀登

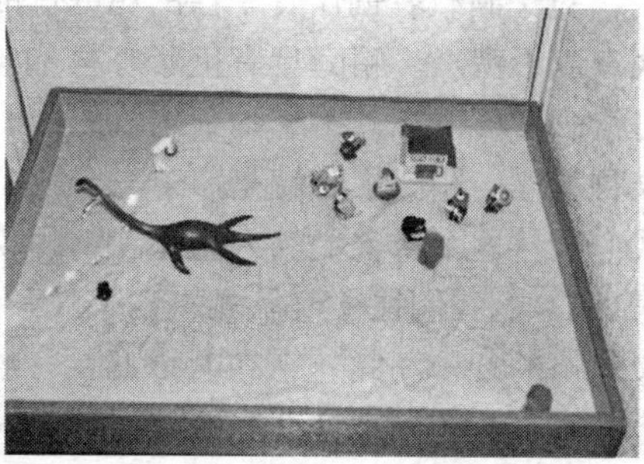

图23-4 图23-2当中的患者M的海龙,在那之后和左上的海豚谈话,在右上方,是海龙在搬家的时候来帮其庆祝的海鸟的乐队

再继续进行作品创作。与一般箱庭创作、整体治疗同时结束的“开放式”方式相区别,我们称这种在整体治疗当中中断箱庭创作,而在其后的其他治疗当中继续保持成长的患者群的箱庭结束方式为“封闭式”方式,这种现象和《死亡与再生》的主题创作及深刻的宗教性有关。同样的治疗过程在其他治疗技法当中也经常出现,并常常为治疗带来极大的转机。每一种方法都有其治疗上的局限性,因此在技法终结时的细腻的对应是十分必要的。

和其他技法进行比较以及今后的发展趋势

箱庭疗法和梦境分析、绘画疗法、粘贴画疗法有不同之处,但是总体上它们的相通

之处很多。在各自的方法当中[1],制作作品所需的精力由高到低的顺序应该是梦境分析＞箱庭疗法＞粘贴画疗法＞绘画疗法。在各个学派领域都有学者在进行四者之间的比较研究,其中粘贴画疗法的历史较短,还有待进一步深入。每个临床治疗师都在一边积累经验,一边寻找适合自己的创作治疗方式。

一幅箱庭作品是由沙子和水通过雕塑造型,再在其中按顺序添加玩具模型而成。但是,真正重要的是其中的创作过程。当我们注意观察时,我们会看到患者会将放在作品当中的玩具模型进行转移,到最后患者会将全部玩具模型都换成其他的形象,这让治疗师对当中的情节变化感到很惊奇。但玩具从保存架上被取下来并被放入箱庭当中时,它就被赋予了生命力并拥有了灵魂。患者的箱庭作品可以被看成在特定的"时间和空间"中,由患者的即兴创作而形成的只能存在一次的"患者的世界"。当治疗师将作品用照相机拍下来的时候,实际上是将这个特定的时间和空间从连贯的世界当中剪切下来,并和患者的内心世界正面接触。人的梦境只有自己才能体验,不管如何对内容进行详细记录,也不可能对其进行复制。与此相对,和梦境的体验十分相似的箱庭作品为患者和治疗师共同拥有同一幅内心风景提供了可能。可是,一旦玩具重新被放回保存架,其生命力将不再存在。

对于满载着创作者个性的箱庭作品群和绘画、音乐、文学、舞蹈等艺术领域的联系,我有以下观点。箱庭具有色彩多样的绘画特征,在英语里它又被称为"sand picture",而且绘画者可以在其中感受到乐器的曲调和动物的鸣叫,从这个意义上说它又具有音乐的某种特质。箱庭本身就是一个舞台,在其中登场的人物的对话又具有文学的特点,而且我们能从这个舞台上的人物和动物的动作姿势中体会到舞蹈的特点。纵观作品当中的表现形式,我们往往可以联想到印象派的绘画、古典而规模宏大的室内交响乐或浪漫主义风格的音乐。此外它和电影、话剧、歌剧,甚至和希腊的悲剧、日本的能和歌舞伎等综合艺术都有相同之处。当然,这些众多的侧面不可能在所有的箱庭作品中都得到体现,但是对于治疗师来说,经常用这样的观点来欣赏患者的作品是十分重要的。

饭田曾经阐述说,雕刻家通过自己的体验,将自己的视觉、听觉、味觉、痛觉及所有的身体感觉综合起来形成触觉,以此构筑自己的世界。所以,触觉存在于任何知觉认识当中。这个见解和神田桥所提出的磨炼治疗师感性的"五感训练"的有用性相互印证。而且,高江洲从与生态学(ecology)相关联的"园艺疗法"(horticultural therapy)出发,提出"生态艺术疗法"(ecological art therapy)(包括精神疗法在内的环境条件的创造活动),进而得到"平和森林"的构想。我认为"患者和治疗师感性的对峙"既是精神疗法的要点,也是箱庭作品理解的基础。融合在箱庭作品的小宇宙里面的两个人(治疗师和患者)如何正视对方,如何相互沟通,如何立足于原点,共同分担现在、展望未来,在今后的箱庭疗法当中是至关重要的。

(入江 茂)

---

〔1〕 实际临床中有各种各样不同的手法,本文中介绍的例子是20分钟左右的梦境报告和作品制作的内容。

第二十四章 陶艺疗法的侧面和实际

陶艺疗法的定义

所谓陶艺疗法，是指在制作陶器的过程中，将精神疗法和生活训练相结合的治疗方法。

用一句话来说，陶艺就是"始于土，终于火"的过程。以和土、造形、干燥、预烧、施釉、装窑、烧制等顺序进行操作，在温度达到目标温度后停火，待温度降下来后，再将作品取出，以这样一个全过程为一个疗程，根据季节的变化及各种条件的不同，时间大致在3～6个月。一年里周而复始，反复实施，以实现心理治疗和生活训练的目的。

陶艺疗法的目的、对象及效果

治疗目的

1. 和土、玩泥巴，差不多所有人在幼儿期都经历过，制陶的导入并不十分困难，但是一定要在其中融入精神疗法和生活训练的要素才能成为艺术疗法。

2. 在烧制陶器的过程中，成员间、成员和指导者之间的交流，以及在创作活动中初次体验到的感动有重大的治疗意义。

3. 通过创作活动和完成的制品构建人际关系，实现对社会和家人的再认识。

4. 在老人医疗和理学疗法领域，除了上述的目的以外，该疗法还可以促进记忆的再生，活化脑机能，并促进运动功能的恢复。

对象

精神病（精神分裂症、躁狂抑郁症）和神经症的患者，另外还可以作为针对老年期痴呆、脑血管障碍的运动技能训练来实施。

治疗时间

治疗时间为3～6月，或数年连续进行，根据病情和进行情况可以进行调整。

效果

入院治疗时一般可以顺利进行，并能收到显著效果。但是出院后，继续进行陶艺疗法往往十分困难。

陶艺疗法的实际操作

在烧制的作品当中，1000℃以下称为素烧或乐烧，1200℃～1300℃为陶器，1300℃以上称为瓷器或石器。陶艺疗法一般是指烧制陶器的工艺过程。

制作过程中需要注意的是，在考虑全体进程的同时，要时时顾虑到时间的分配。制作过程的大部分是共同作业，大家齐心协力是十分重要的。

如果对陶艺本身过于热衷，反而容易忽略疗法的目的和意义。要注意不能在过程当中偏离治疗目的。

接下来就实施陶艺疗法的材料、道具和方法进行说明。

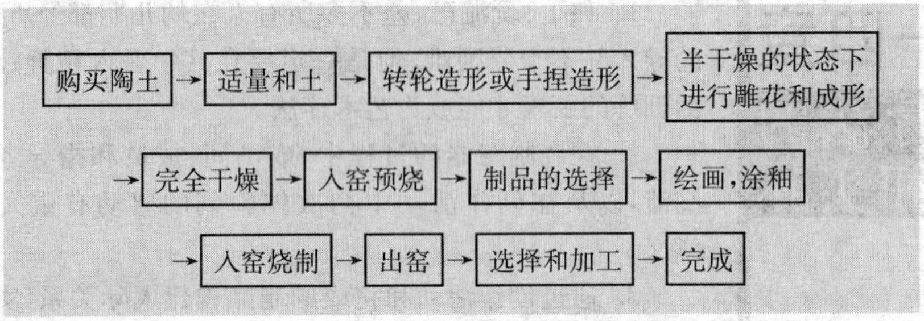

图 24－1　陶器的制作过程

窑和制陶场

窑分为煤气窑、煤油窑、电窑等等，大致在 300 000～500 000 日元[1]。

制陶场一般是木造，大约 30 坪(约 99 平方米)。窑最好和制陶场相毗邻。之所以强调木造为好，是因为制陶工艺和木造的房屋比较相称。钢筋、石棉瓦等工厂化的建筑风格不能激发患者的创作欲，不适合进行陶艺疗法。

制陶所需的材料、道具和方法

陶土(黏土)

陶土是制作陶器和瓷器的土，只要选择市场上卖的陶土即可。

---

〔1〕 1日元约合人民币 0.07 元。

陶土可以进行再利用，方法如下：如果是在预烧之前，只需用水浸泡即可复原，可以多次反复使用。成形后觉得不满意的作品、干燥时开裂失败的作品或是散落的碎渣等都可以进行再利用。所以，不用考虑失败的问题，只要不断尝试便可以早日习得制陶的技术，并能尝到其中的乐趣。陶土的提炼只要有土炼机即可做到，也可请求专业的服务公司帮忙处理。

造形

造形主要用带形法（把黏土做成带状，再积叠成形的方法）。要注意带与带之间要紧密重叠，不能混入空气。如果要用轮造形法，就要求有桌上转轮两三台（每台5 000～10 000 日元），电动转轮 1 台（每台 90 000～150 000 日元）。

另外，可以用石膏模型造形的方法做不成形的角盘，及四角形或偏弧形的花瓶。这种造形方法简单，体力上无法使用转轮的人可以用这种方法制作外形美观的作品。

接下来是装饰，需要有竹片或雕刻刀两三把，具体方法如下：

1. 雕花：在半干燥的作品上用竹钉或雕刻刀进行雕刻。
2. 上妆：用不同种类的陶土在作品表面上进行添加，再涂粉。
3. 镶嵌：将刻有花、草、动物、鱼的印模按在作品上取图。

干燥

作品成型后，在没有阳光直射的地方阴干。冬天要防止冻结（作品中含有水分），雨季还要防止走形，另外在通风过度的地方陶土容易干裂，要注意干燥速度。

此外，为了便于搬运，最好准备十张棚板。

上釉彩

可以根据喜好选择现成的釉彩，也可以自己调制。根据地区不同，使用的釉彩的种类也不同。一般刚开始时只选择常用的釉彩，如果一开始就选择太特殊的釉彩，容易失败。

1. 高丽釉（土灰釉）：以木灰为主要原料的釉彩。
2. 长石釉（白釉）：利用长石的白色而制成的釉彩，是陶瓷器的主要原料。
3. 天目釉（铁釉）：漆黑或赤褐色的釉彩。
4. 蒿灰釉（利用蒿灰的白色）：燃烧稻蒿而制成的釉彩。
5. 伊罗保釉：以含有铁粉较多的陶土为原料的釉彩（黄土色或灰青色的釉）。

绘图　绘画要尽可能使用简单的图样。陶艺用的毛笔有大、中、小三种，可以选择两三只，根据图样和形状的需要选择使用。绘图的颜色一般用红色或景泰蓝色。

涂釉　涂釉的方法有淹涂法（用手抓着作品的上部，使其侵入釉彩当中）、浇涂法、泼涂法，以及用喷枪喷涂等方法。

烧制的方法

根据每座窑的特点，烧制的方法各有不同。

烧制方法的种类包括吹入足够空气的氧化反应烧法，控制在不完全燃烧状态的还原反应烧法，以及控制在中间火焰状态的中性烧法。可以根据釉彩的特性而选择合适的烧制法。

确认烧成温度，一般通过三角锥和电子温度计测量。

根据温度的达成情况和釉彩的融解程度适时停火。

制陶计划和时间表

陶艺包括数道制造工序，是既需要高度技术，又需要体力劳动的创作活动。为了将这些多样的工序有计划、有效果地组合在一起构成陶艺疗法，需要医师、作业疗法治疗师、陶艺疗法治疗师、看护人员之间的共同沟通和慎重讨论。

制陶技术中最为重要的部分是造形技术、绘图、烧制等。作业劳动主要包括搬运和烧制等。另外，每天清扫散落的陶土、搬运棚板（特别是干燥时）、清理窑场和作业场等工作也是必须进行的。

将这些制陶工序作为陶艺疗法的一部分进行合理组合，将单独作业和集体作业相结合，以建立合理的治疗计划。

以下是陶艺疗法实施的一周时间表。

表 24－1　一周时间表

	周一	周二	周三	周四	周五
上午 9:30～11:30	陶艺	陶艺	陶艺	陶艺	陶艺
下午 1:30～3:30	陶艺	陶艺组的休息交流	陶艺	陶艺组的休息交流	陶艺

根据以上的制陶计划和时间表，简洁并如实地记录实施内容和各个时期的具体状态，并积极地将问题和通过观察得到的印象与主治医师和看护者进行沟通。患者在病房、医院以外的环境当中体现出来的平时看不到的状态对建立治疗计划是十分有帮助的信息，必须有效地加以利用。

关于作品

原则上要将作品作为诊断上的资料进行保存。和绘画作品不同，我们无法对陶艺作品进行连续性的分析和比较。一般很难从作品中解读出被投影在其中的患者的心像。另外，茶碗、烟灰缸、壶等日常用品大多有固定的形状和使用目的，除了作为资料保存之外，还可以根据本人的意愿，在医院、治疗场所中使用或展出。

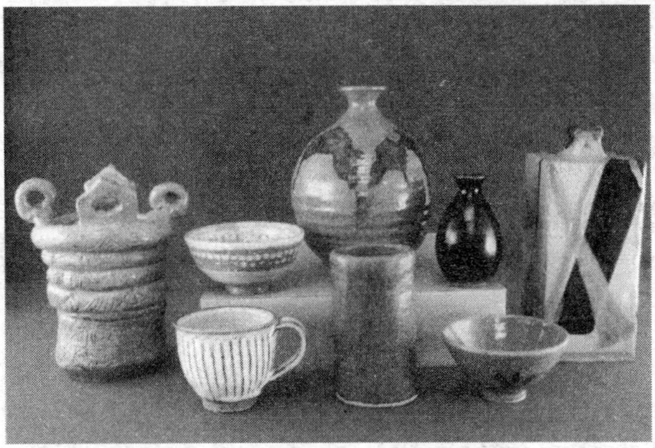

图 24-2 精神病患者的作品

○茶碗(转轮)(镶嵌，上妆) ○转轮加工的壶(高丽釉＋景泰蓝) ○转轮加工(天目釉)

○手捏加工(高丽釉＋花纹) ○石膏模型造形的扁壶(高丽釉＋天目釉＋铜釉)

○杯子(转轮)(刻刀花纹＋蒿灰釉) ○转轮加工的筒壶(伊罗保釉) ○茶碗(转轮)(高丽釉＋红花纹)

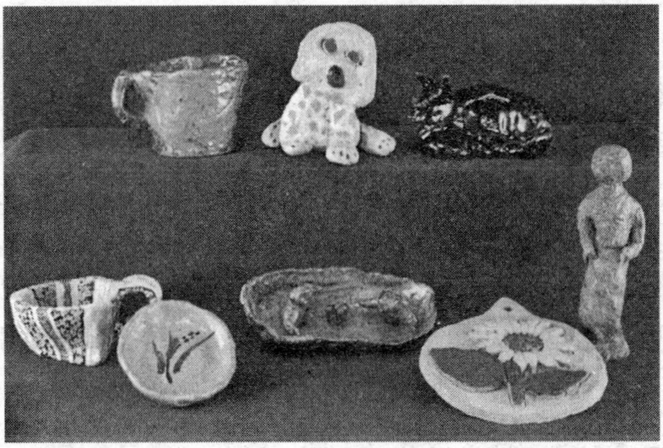

图 24-3 痴呆老人的作品

○手捏杯子(高丽釉) ○手捏狗(预烧＋色彩) ○手捏牛(天目釉)

○手捏杯子(预烧＋色彩) ○手捏盘子(高丽釉＋红花纹) ○装饰品(手捏) ○陶板切片(预烧＋涂彩) ○手捏人像(高丽釉)

注意事项

陶艺疗法对象的选定

和泥、玩土这种事，只要在幼儿期玩过的人都可以做到。但是如果要上升到陶艺的高度，会有很多人觉得很难做好。于是，我们要将实施陶艺疗法的患者分为捏泥组和制陶组。

关于技法的注意事项

转轮造形法需要六个月以上的技术训练，带状造形法和模型造形法则不需要这样的技术训练，至于使用哪种方法，应由治疗师和患者协商决定。

指导者和护士

指导者最好是陶艺家或有经验的陶工，每周进行两三天的临时指导即可。在作业当中作业疗法治疗师和护士的作用十分重要，在适当的时候进行生活训练和给予精神疗法的建议和帮助是十分重要的。并不需要进行太多困难的指导，只要将患者作为谈话的对象，了解其在工作上的烦恼和不安，在增强陶艺疗法治疗师和患者之间的连带感的同时，观察患者在治疗过程中的态度和语言行动。

作品的最后加工阶段

绘图、选择釉彩，这是为作品最后上妆的过程，最好和陶艺疗法治疗师协商后选择合适的方式和材料。在最后的烧制阶段，需要在相关人员的帮助下，根据温度计显示的温度和经验来进行，但是绘画和上釉最后应该由自己定夺，这不是效果好与不好的问题，而是要患者有自我完成的成就感。

作品的处置

当然我们可以将陶艺疗法中的作品完全保存起来，可是日积月累其数量会越来越多，所以最好在作品的里面或下面记录作者名及制作年月日。

结论

陶艺疗法已有30年的历史，我们总结出的经验如下：

1. 陶艺疗法在对精神病患者的治疗中可以非常顺利地应用，日常生活训练和精神疗法并行的效果得到广泛承认。

2. 作为理学疗法之一，陶艺疗法有非常好的效果，它可以防止和延缓老年病患的脑机能低下，对于运动技能的恢复治疗也十分有效。

3. 研究认为，对于老年期痴呆的患者，陶艺疗法通过与绘画、音乐、料理、园艺疗法等其他疗法的短期组合，并坚持每天实施，可以收到预料之外的治疗效果，还可以促进积极的生活意欲的涌现。

4. 陶艺作品并不仅仅作为患者作品被保存，还可以作为装饰物使用，如花瓶、花盆、烟灰缸等可在医院使用，并从中获得生活的舒适感。患者可以从作品的有用性中获得自信，从而收到意想不到的治疗效果。

陶艺疗法的特征是分类广阔，其作品包括了黏土制品和美术作品，用途也多种多样，可以作为日用品也可以作为艺术品使用。作品既可以在医院中使用，也可以永久保存并作为资料记录和考察个人的病程。

日本是世界上最长寿的国家，但与此相同步，老年痴呆症患者也在不断增加。陶艺疗法的应用对象范围较广，对健康的老人、需要恢复治疗的老人、老年期痴呆的老人都可以实施。它可以提高生活趣味和生活目标，防止健忘，激发脑机能和记忆力，并帮助再生训练。

从日本的文绳时期到现代，人们始终乐于进行陶艺加工。在制陶的过程当中，精神疗法和生活训练相结合，向我们证明了生活质量的不断提高。同时在对精神病患和老年期痴呆的治疗当中，通过积极实践，我们得到了许多成果。今后，在提高生活质量的前提下，作为重要的治疗法，对陶艺疗法进行深入实践是十分必要。

（中川 保孝）

第二十五章 音乐疗法的实际应用——非精神病例

音乐疗法的特征

音乐能够非常迅速地作用于人的身心，可以引起急速的退行，促进情绪的兴奋，在集体中，它可以增进一体感和凝聚力。在治疗中广为人知的是，音乐可以促进在各个水准上的感情发散和身体上有节奏的运动。

音乐是听觉上的、局限于短时间的艺术，音乐作品无法在视觉上表现出来。这和其他的雕塑、绘画作品有很大的不同，而和舞蹈和话剧有共同的特点。即使现在我们经常用录音磁带或录像带保存这些作品，但是这种性质基本上没有太大的改变。而且，音乐是一种公开的表现形式，不论个人是否愿意，它所表现出来的东西会被在场所有的人共享。这种特殊的性质既有益又有弊。因为演奏音乐必须在意他人的存在，因此我们在有他人在场的时候，就必须演奏能够被他人接受的曲调。

许多艺术疗法的主要治疗手段是通过艺术创造的方式，将自己的内心世界表现出来。而音乐疗法还有一个特征：对音乐的鉴赏行为本身也是一种治疗技法，即利用音乐引起的身心的变化展开心理治疗。当然，无论是既有的曲子还是即兴的曲子，都是演奏者内心的表现，这种创造性的活动始终是音乐疗法的中心。

音乐疗法的技法

音乐疗法的技法根据对象、临床场面、治疗师的技术和立场的不同而多种多样。可以说每个音乐治疗师都有各自不同的技法，所以不可能将这些技法一一进行介绍。这里我们简单介绍一下非精神病例中比较通用的一些技法。

通过听音乐进行的治疗

对象

从健康人的应激反应管理到重度的精神障碍、智能障碍的治疗等，无论是年幼的儿童还是高龄者，都可以对其实施音乐疗法，但是，根据对象的不同，实施方法上又有许多不同。

选曲

选曲具有决定性的意义，必须非常慎重。首先要选择与对象在情绪、节奏上相符合（同质）的乐曲。然后，根据治疗师的治疗目的，适当地加入异质的元素。

刺激强烈的异质元素可以引起感情变化，从而引发内心情感的表述，但是也可能会引起不快的感觉。为了避免引发不快感、不快体验及本人不愿意面对的内心冲动，要在适当的退行和适当的解放中开展治疗，最好在本人的喜好范围之内选曲。当然必须控制自我机能水准和防卫的适应性，这一点和其他艺术疗法相同。

另外，在选曲的时候，可以事先准备一些既有的曲子，也可以由治疗师和其他成员进行即兴演奏。我在进行团体音乐疗法的时候一般采用由一人或多人演奏，其他成员边听边将自己的感受记下来或进行故事创作的方法。有的演奏者在完全自由的情况下往往不能进行表现，这时也可以设定一定的题目或场面。通过这种方法，演奏者可以把自己的情绪经由音乐表现出来，而倾听者可以在感想和创作的故事当中把自己的内心投影出来。我称之为双重投影法。

实施步骤

听音乐本身就具有可以期待的治疗效果，但是音乐治疗的主流是在音乐引起的情绪变化的基础上进行心理治疗。所以，创造能够轻松地听音乐的气氛及在听音乐后进行对话是十分重要的。另外，听音乐后可以不要求听者马上进行语言表达，通过进一步的能动的音乐表现活动，往往可以收到更好的效果。

会话时可以自由地表述感想，也可以根据对象的状态，一点一点构成场面、状况，引导其进行故事创作，还可以引导其对过去的事情进行回想。这些最终取决于对方，要根据对方的情况采用合适的援助方法。而能动的音乐表现活动是指不急于引导对方进行语言化，而是引导其通过音乐等非语言的表现形式来进行表达，这种方法往往比直接进行语言表现更为有益。但是我们不能忘记，即使是音乐治疗，在任何一个时机，促使对方将自己的体验用语言表达出来都是重要的治疗手段。

注意事项

1. 一次听多首曲子，作为音乐鉴赏行为是正常的，但是作为治疗则过于繁杂，以一次治疗听一首曲子或一组音符为宜。

2. 可以以规范的形式使用事先决定的曲子，并始终以一定的方式引发对象的反应，也可以根据对象的状态，适当地对治疗方式进行修正。一定要记住，剧烈的变化和危险是时刻相伴的。

3. 在听过音乐后，可以鼓励治疗对象积极地进行音乐活动，这时可以不必在意既有的音乐的模式,可以自由地表现。治疗师最好能事先鼓励治疗对象进行一些热身活动。

通过演奏音乐进行的治疗

个人音乐疗法

通过乐器和乐器、乐器和发声、发声和发声、音乐和身体动作等组合方式,治疗师和治疗对象以相互合作的形式演奏,来实现并展开治疗性的交流。仅在开始的时候稍加设定,其后完全自由地即兴展开会话式的交流。既可以按照既有的曲谱进行演奏,也可以对既有的曲目随意地发挥,还可以采用治疗对象演奏、治疗师倾听的方式。

根据治疗目的,偶尔也会采用音乐课的形式,但是大多数的情况下,要注意让不具备音乐技能的人也能够参加。所以,要对参加者进行说明,让参加者知道不必遵守音乐法则,而且在开始治疗活动之前要进行充分的热身活动。很多人都会觉得自己对乐器不是十分了解,但是一般在反复进行治疗活动的过程中他们会渐渐地放开,逐渐可以自由地表现自己。所以,不要着急,等待患者的自由发挥,这本身就具有治疗意义。

乐器的选择一般由每个人的意愿来决定。一般打击乐器比较容易上手,但是适应了以后,有的人会主动尝试弦乐器。治疗师也要选择合理的乐器进行演奏,以促进治疗对象的表现。当然治疗师不能只是被动地跟随,有时也需要对治疗对象进行引导,并为治疗对象的演奏创造合适的条件。这需要一定的技术。所以说,这种治疗方法除了需要十分娴熟的演奏技巧之外,还需要从对方的音乐表现里感知对方心情的能力和技术。换句话说,这是一种以音乐为媒介的心理咨询或心理治疗。

一般在演奏的间歇和结束之后进行语言上的交流。这种交流应该对对方表现出支持性的态度,而且要接受对方的任何表现形式。有时,治疗对象会主动提出比较深层的话题,这时的对应方法和一般的心理治疗过程一样,这里略过不提。如果治疗师是音乐专业出身的人,或是对于心理疗法不是十分得心应手的人,在遇到这些过于深层的话题时,可以通过一些日常化的语言将话题尽量向现实方向引导。但是这种分寸的掌握是十分困难的。我个人认为,在进行这种风格的音乐治疗时,不论治疗师是什么样的出身,都必须掌握心理咨询和心理治疗的技巧。

让治疗对象在治疗师的伴奏下演唱的方式是比较常用的方法。伴奏乐器一般为键盘和吉他。注意事项和利用乐器进行交流基本相同,即尽可能为治疗对象的演唱提供好的伴奏条件,并保持对治疗对象一贯的支持态度。当然前面所说的心理疗法的技术在这里还是十分重要的。

团体音乐疗法

团体歌唱和合奏等过去一直在精神科实施和为高龄者实施的方法现在仍然得到

广泛的使用，作为导入方法它今后也将被广泛使用。但是根据团体中的动力平衡及有效地展开治疗的情况的不同，收到的效果也非常不同。根据实施方法的不同，它可以是使众人得到娱乐的活动，也可以是非常有展望性的治疗活动。如果想要把焦点放在团体中每个人的身上，并收到治疗成果，就必须是小团体(最多 20 人左右)。而且，治疗效果的好坏还取决于团体中有多少人愿意与治疗师合作。这也就是说，治疗效果取决于治疗师的团体操作技术。团体治疗的关键之处在于团体的动力与个人内心的动力是否平衡。进行这类治疗实践的治疗师，要求具有团体动力平衡的知识和技术。以下，就团体音乐疗法的具体实施方法及注意事项进行总结。

团体的构成 根据场地的物理条件和治疗目标，成员的性质和成员数会有不同。另外成员数还取决于音乐活动的种类。在确认这是一个以什么为目标的团体之后，再考虑团体的构成。如果被要求在已有的团体中实施团体音乐疗法，那么要在确认了成员的人数和性质后，决定目标和治疗方案。

制定治疗方案 根据治疗目标，制定合理的治疗方案(包括音乐活动和其他治疗活动)。然而，有很多事情在没有实践之前是很难预料的，严格地说，一般是在进行了一到两次的诊断性活动之后，再决定整体的治疗方案。诊断的重点不单单是观察每一个成员的性质，还要对团体的动力平衡进行预测，要着眼于把握团体的整体性质。

治疗过程中使用的技术 首先，要有能够掌握治疗过程和团体成员的领导能力。越是大的团体，越要求治疗师有领导能力，小团体当中成员间比较容易交流，因此要求治疗师承担适当的促进这种交流的职责。另外，还要求治疗师有团体操作技术，即对团体和个人同时进行观察的技术、促进记忆力集中的技术、促进音乐和语言表现的技术、促进团体内交流的技术、将团体内发生的事对团体成员进行反馈的技术、调整团体动力平衡的技术。治疗师利用这些技术在保证团体每个人都能分享治疗性变化的同时，推进治疗进程。这些技术被称为对人关系技术或团体技术，可以说这是团体心理疗法的共通技术。

评价 在团体音乐疗法当中，要在一次的治疗中使全体成员得到治疗性的效果是不可能的。实际上，一般前一次的治疗以患者 A 为中心，而后一次以患者 B 为中心，这样可以在持续治疗的过程当中观察到治疗的效果。所以，在每次治疗后对效果进行评价的同时，分阶段地对治疗效果进行评价是十分必要的。

和个人疗法不同，团体音乐疗法中不止要对个人的变化进行观察，还要观察团体的动力平衡的变迁。必须将两者结合起来对治疗整体进行评价。但是我们要记住，评价是为了把握治疗的效果，我们对患者行动的观察其实只是评价的手段之一。

以上，我们对团体音乐疗法的基本技法进行了叙述，下面我们列出一些不同团体构成下的治疗构造的对比表格(表 25 - 1)。这些是我根据经验进行的总结，希望可以提供一些参考。

表 25-1 团体构成与治疗构造的差异

	小团体	中团体	大团体
人员	3～10 名	10～30 名	30 名以上
治疗师	1～3 名	2～5 名	
等质性	不定	等质	
治疗室面积	30～40 平方米	40～100 平方米	
时间	30～50 分钟	40～60 分钟	
乐器/道具	根据治疗目标选定	根据治疗目标选定	根据治疗目标选定
治疗程序	课题＋自由	课题(3～4)	事前决定
对领导能力的要求	能动、被动	能动、被动	高度能动，分担任务
即兴度	(＋＋＋)	(＋＋)	(＋－)

基本用词

将艺术疗法和团体技巧相结合，可以开发出心理疗法色彩更强的治疗模式。以下是一些基本用词(BASIC TONE)。

B：beating 打拍子
A：association 联想
S：story construction 故事创作法
I：imitation 模仿
C：communication 声音交流
T：touching each other 身体接触
O：observing others 对他人的观察和表现
N：non-structured ensemble 即兴演奏
E：effective BGM 有震撼力的背景音乐

详细内容请参考其他书籍，至关重要的是要将艺术疗法的各种技法有效地结合起来，创造出和治疗对象相适合的治疗形式，并在治疗当中发挥音乐的特性。

(松井 纪和)

第二十六章 音乐疗法的实际应用——精神病例

针对精神分裂症的音乐疗法，根据分裂症的病态及状态其形式多种多样。比如，急性分裂症和慢性分裂症的音乐治疗方式不同，而且，破瓜型、紧张型、妄想型等不同病型的音乐治疗方式之间也有很大的区别。另外年龄也是十分重要的条件，我们可以根据年龄预测病情的发展，并制订不同的治疗计划和选择不同的曲调。

像这样，在精神分裂症的临床治疗当中，各种类型化分类对于诊断治疗十分有帮助。除了以上急性分裂症、慢性分裂症的分类方式，破瓜型、紧张型、妄想型等病型的分类方式以外，根据人格水准的低下程度，可以分为缓解型患者、缺陷型患者、荒废型患者，根据恢复的状态分为完全缓解型和不完全缓解型。

发病的诱因和对外界的反应方式因人而异，所以病情千差万别，但是随着病情进展，个人之间的差异渐渐减少，患者的个性逐渐被精神分裂症的进展所吞噬，这是让人十分痛心的事，也是让我们十分感兴趣的方面。

除了类型分类以外，在精神分裂症的临床治疗当中，有一些精神分裂症特有的症状记述用语。这些用语可以帮助我们分析病态、病型以及缺陷的程度。如感情的平板化、感情麻木、不活跃、寡言、无为、缓慢、自发性低下、积极性低下以及有无异常体验。同时，它们在进行音乐疗法治疗当中对于设定目标、选择曲调都有十分重要的提示作用。

以下，我们按照日常进行的患者分类对音乐疗法进行介绍。

急性发作后表现为不完全缓解的年轻患者群

在病型上一般为破瓜型或破瓜紧张型患者，他们在病情的急性发作之后，逐渐趋于平复，但是病后的弊害未完全消失，他们对重新参与到社会生活当中还存在着不安情绪。也有人认为，这时已经出现了轻度的缺陷症状：没有霸气，不活泼，容易陷入无为的状态，不能离开仅有的两三个特定的同伴，和人的交流处于受限制的状态。

他们在团体中基本不发言，语言很少，他们常常只是回答

“是”或“不是”，其他什么也不说。他们没有什么兴趣，即使什么都不做也不觉得无聊。他们参加团体活动但是并不十分活跃。另一方面，他们要求水准十分高，对活动多呈现批判的态度。

在接受日间护理治疗的年轻人当中这种患者很多，如何帮助他们恢复原有的活力和积极性，在分裂症临床治疗当中是十分重要的课题之一，今后还需要就这方面对音乐疗法进行改善。

实践和探索

因为患者较为年轻，所以多选择年轻人的歌曲，如流行歌曲等。从经验上看，最好能为他们准备比较容易完成的任务，如在合奏中担当一部分演奏任务，通过练习和合奏，让他们体会到集体活动的乐趣。

当然，歌唱的形式较为常用。可以让患者自己准备好偶像歌手的歌曲，然后一边播放一边唱，可以让患者就歌曲抒发感想或进行讲解，还可以在其中加入一些简单的乐器伴奏，鼓励患者边唱边演奏。对于青年期患者的活动，必须考虑到满足患者的表现欲和满足感，以促进他们积极地参加这些活动。这些患者一般不会拒绝他人分配给他们的任务，但是我们要注意不能让他们苦笑着参加我们的活动，而是应该从心底高高兴兴地参加我们的活动。

各种程度、各种年龄的缺陷患者构成的团体

缺陷型精神分裂症患者在精神病院音乐疗法的治疗当中是最多见的患者类型。他们的行动异于常人，服装也很怪异，有的说话不着边际，有的语速奇快，有的没有礼貌，有的不懂谦让，有的表情怪异或呈狂人状，有的表现出无力、无声的状态，也有的人在外表上和常人无异，但是总体上看，这些人都体现出人格上的缺陷（不积极、不活泼、无趣味、不修边幅）。

针对这些精神病院最多见的患者实施音乐疗法的目标是为他们的生活带来变化，帮助他们从病态的生活习惯当中解脱出来，最终摆脱病态的世界。治疗师可以为患者提供参加健康的日常社会活动的机会，使其体验到其中的快乐，通过这种接触，增加患者从病态社会中脱离出来的可能性。

实践和探索

实施音乐疗法的场所既可以是病房外的音乐室，也可以是病房内的食堂。从患者的立场来看，前者可以体会外面世界“晴朗”的气氛，而后者则可以体会对外来的慰问团的期待。而在治疗师看来，前者可以在封闭的空间里完成自己的治疗进程，后者则可以和病房的工作人员进行协作，还可以请他们对治疗进程进行评价，而食堂是患者

可以自由进出的空间，利于大多数人的治疗。

一般，在音乐疗法的治疗当中，比较理想的形式是由一个领导整个治疗程序的主治疗师和两个负责伴奏等辅助事宜的助理治疗师合作完成。这样可以减轻主治疗师在治疗中的压力，可以给治疗进程增加更多的变化，增加治疗的乐趣。

总体上，在精神分裂症患者的治疗当中，首先要注意现场必须是欢快的、自由的，而且是十分舒适的。要尽可能创造出患者可以自由交谈的空间。所以，要尽可能使用他们都熟悉的歌曲，再在其中加入简单的乐器演奏、歌曲体操、歌曲游戏等。

患者参加活动的态度各不相同，有的人很爱唱歌，有的人闭口不言。但是他们大多数人都是被动的参加者，他们往往只对治疗师发出的指示有所反应。所以，不论他们是否在认真听，治疗师都要很愉快地进行表演，充分发挥自己的人格魅力，进行交流，即使是单向的交流，也要先从自己出发与对方进行沟通。这时作为助手的助理治疗师要发挥辅助作用，积极配合主治疗师的治疗活动。

为了促进活动的活性，必须不断地选曲。我从前选曲的时候，曾提出“n-gA”的选曲公式，但是现在，我更倾向于使用自由变化的选曲方式。

大致上，在开始和结束时使用大家都很熟悉的比较舒缓的乐曲，而治疗过程中的中间四五首一般使用患者年轻时代的歌曲，以时间为序，并注意动静相间地排列。此外，歌词可以引出各种话题，促进患者的发言。

我最近在解释歌唱和精神分裂症的病理关系的时候，多使用“假想现实”这个词。也就是说，我们可以将歌的世界设定为现实和虚构的中间地带，一般健康人可以适时进入这个假想的世界而忘记现实中的忧伤。而精神分裂症患者也可以从非现实的世界中进入这个和现实世界相通的歌的世界，进而躲避心中的苦闷。

这个现实与非现实的交界地带是一种假想的现实，治疗师和患者可以在这里得到接触的机会，并帮助患者获得重新面对现实世界的机会。在这个假想的世界中待的时间越长，患者重回现实世界的机会就会越多。

慢性紧张型患者

这类患者有时会混在上两类患者当中，并有许多异常体验，同时许多病况还没有完全恢复。他们常常有不自然的敏捷的动作，表情灰暗，言行没有礼貌，偶尔会突然在会场站起来任意言行。这类患者预后较差，药效不明显，他们中的多数将在精神病院度过余生。现在很多人在探索是否有语言以外的沟通方式，而音乐正是其中一种。

一般多采取个人疗法对其进行治疗。

实践和探索

音乐疗法当中有一种即兴的方法，这是通过音乐来探索语言以外的沟通方式的一种方法。对无法接纳现实世界的紧张型患者来说，音乐是通向现实世界的一条途径。

其治疗方法一般是通过比较新奇的声响引发患者的好奇心，而治疗师也可以将他们所发出来的声音组合起来进行反馈，从而引起他们的注意。在这个过程中，可以期待他们恢复对现实世界的兴趣，进而实现真正意义上的沟通。具体方法请参照阪上的论文。

急性迁延状态(错乱)

对于精神分裂症的急性状态，药物治疗是基本原则，对于反复发病，药物治疗效果不明显的病例，音乐治疗是一种值得尝试的方式，一次偶然的机会我对这种病例进行了观察。

病例是被诊断为 MDI(躁狂抑郁症)的 70 岁女性。其突然发病超过一个月以上，不见好转。经病房医生商议决定，对其进行了音乐治疗的尝试。当时该患者不眠，不食，进行性消瘦，声音枯竭，言行混乱。医生每天两次在病房外放卡尔·奥尔夫的《布兰诗歌》给她听。一周后，我们发现患者合着音乐的节拍叩打墙壁。随着音乐治疗的继续，两周后其兴奋逐渐得到控制，开始口食牛奶。

急性的兴奋状态发作之后两个月左右，其病情渐渐平复，说话能力也得到恢复，之后曲子换成贝多芬的《田园》，一周之后，她的状态几乎恢复到了常态。

虽然这是一例躁狂症患者的病例，但是它说明在混乱的精神状态下加入音乐刺激，可以使患者封闭的内在世界渐渐开放，其混乱的精神可以逐渐得到整合调整，并最终趋于平静，恢复到清明的精神状态。

虽然躁狂状态和精神分裂症的兴奋状态在病理上有本质的不同，但是通过这个例子，我们可以肯定地说，音乐有改善精神失调状态的作用。

以上就精神分裂症的音乐疗法的实际，通过病态分类进行了阐述。针对精神分裂症的音乐疗法根据病期的不同，其目的、活动的形式和种类也有明显的差异。今后作为有效的治疗媒介，还需要对其进行更深层次的开拓。

(村井 靖儿)

第二十七章 音乐疗法的实际应用——高龄者

人们积蓄在内心的思维方式、生活习惯、行动样式、人生经验等，可以通过一些方式表现出来，而这些方式及通过这些方式表现出来的内容又完整地向人展示了生活的各个方面。如果人能和他人分享这些表现，那么无疑对于安度人生最后的时光是有帮助的。

在这个领域，关于治疗师的解释方式、价值判断的标准，以及指导性音乐活动或指导性音乐疗法等用语的正确性还有待商榷。在这里，我们通过对具体治疗进程的介绍来对高龄者的音乐疗法进行阐述。

对实施对象的心理测评

1. 事前资料的收集：既往的治疗记录、病例、生活史、身体状况记录。这些资料可以从周围的工作人员和家人处得到。

2. 见面后收集的资料：语言表现、主诉、外表、态度、和周围人的关系、初次见面时的情感特征。

心理测评可以在事前和治疗进程当中收集，所以开始时不必贪多求全。高龄者一般不能进行太多的活动，所以必须把握他们的身体状况。另外，音乐疗法治疗师在对治疗对象进行判断时，不能过于关注一部分的麻痹或痴呆的症状，而是要着眼于治疗对象的整体状况，包括乐趣、文化、兴趣、爱好、生育史、喜欢的音乐类型等。要关注治疗对象现有的资源和生活乐趣。

设定治疗活动的目标

1. 长期目标：促进和周围人的交流。维持和促进身心机能。维持健康。扩大自由的表现。唤起对学习和挑战的意欲。改善生活环境。促进治疗对象完成对人生的回顾和总结。

2. 短期目标：检讨现实情况。分享愉快的时光。刺激、唤起记忆。减轻心理障碍。促进感情的发散。

根据设定的目标制定方案

1. 促进对人交流：在这里举几个例子进行介绍。

治疗对象：重新认识自己，自己会这样的歌，表扬自己的歌唱能力。

治疗对象和治疗师(二者关系)、治疗对象和坐在旁边的人、治疗对象和团体成员间的人际关系。必须要考虑到这种人际关系的变化，并对人际关系进行测定，以决定活动的内容。

音乐能够跨越心理上的、年代上的以及地域上的障碍，利用这种功能，和治疗对象一起唱歌，可以消除隔阂，实现沟通。

一般选择治疗对象年轻(10岁～20岁)时熟悉的音乐，例如，80岁的人一般是大正七八年(1918/1919)出生的，可以选择昭和初年至昭和十年间流行的歌曲。

如：

昭和二年(1927)：《红蜻蜓》《红鞋子》《月无情》

昭和三年：《阿拉伯之歌》《我的蓝天》《波浪港》

昭和四年：《东京进行曲》

昭和五年：《请爱我》

昭和六年：《酒中泪叹曲》

昭和七年：《望影曲》

昭和八年：(非常时期)《东京之音》《岛的女儿》

昭和九年：《赤城催眠曲》《边城》《达伊纳》

利用音乐可以创造和对方没有年龄差别感的人际关系。有时因为和治疗对象唱同一首歌，他们会说"我觉得就像是和从前的朋友在一起一样"。这种现象不但发生在治疗师和治疗对象之间，刚开始还很生分的人之间，也会因为一首曲子而使距离突然拉近。音乐可以成为跨越时代、文化、地域的共通的语言。

2. 身心机能的维持。

使用以下的乐器(挑战新乐器)：

(1) 尝试亲手做自己的乐器(利用竹子和陶器)。

(2) 微型编钟，风铃。

(3) 结合音乐舞动身体。

年轻人会很容易跟着一些动感的音乐进行肢体表现。比如将日常生活中搓手和拍打肩膀的动作加入其中。

3. 唤起治疗对象对新事物的挑战欲和学习欲。

打击乐器、弦乐器、键盘乐器，这些乐器作为初次使用的乐器比较容易上手。曾有一位男性治疗对象提出想将在收音机听过的吉纳昌吉的《花》这首歌演奏出来。

4. 改善治疗对象的人文环境。

可以用音乐来缓解护理人员的心理压力，或者可以设置职员的卡拉OK室，而治疗对象成为听众和评判(位置关系的逆转)。更简单的方法是请护理人员在治疗时一起唱歌。

护理人员的心理安定与接下来的陪伴活动有很大的关系。

5. 樱林仁说过："人生中终极的幸福是在老后能够安详地迎接自己生命的终结。"对于由演唱歌曲而引起的回忆，我们要保持倾听的态度。

6. 对人生的总结。

通过演唱或演奏回顾过去的人生，通过不同的观点来对自己的人生进行检讨。

我曾经想通过《我的路》这首歌同治疗对象探讨死亡的意义，但是其歌词过于直白，治疗对象的心情变得很沉重，这是治疗师的意图过于明显而引起失败的例子。

另外，有个治疗对象通过回顾《跳舞的回忆》，谈了许多关于自己如何开始电影放映工作的经历。

7. 非日常性的体验。

可以通过歌词来寄托治疗对象不能实现的梦想和愿望。

如《择日远游》《山茶旅馆》等。

我们采用以上的选曲方式，将疗程定为3个月、6个月和12个月。当一个治疗目标实现后，我们就将治疗进程推向下一个阶段。

实际的活动场面

1. 人数(个人/团体)：1人，3人，10人左右；30人，50人以上。

刺激治疗对象的记忆，如果要认真地倾听出现的每个话题的话，要将人数控制在五六人左右，如果要通过多人数的演奏让治疗对象体会群体音乐的力量，则人数可以在50人以上。

2. 场所：门诊治疗室，个人房间，大厅，容易进行交流的空间。

3. 次数、时间：每周一两次。每次个人治疗的时间为5～30分钟，团体治疗的时间为20～60分钟。

4. 需要的物品：键盘，CD播放器，歌本或曲谱，和治疗目的相符的乐器以及粘贴曲谱用的白板。

分配角色的乐器：伴奏编钟，节奏铃，音乐积木。

自由表现乐器：打乐鼓，箱鼓。

打拍子用的乐器：沙锤，木鱼。

呼吸训练乐器：音笛，风笛，长笛类。

其他乐器：钢琴，吉他，挂式编钟，大正琴，日式太鼓，花铃，手鼓，雨音板，手风琴，非洲手鼓，架子鼓，钵，指琴，手铃，扇鼓，桶鼓。

5. 参加者的适应性或不适应性并不是最重要的，要尊重每个人的喜好，在治疗当中音乐技术不是问题的所在。

治疗的适应性：在生活当中有较多的音乐体验，但语言表现能力不良的人。

治疗的不适应性：极端不喜欢音乐的人或对声音过度敏感的人。

6. 音乐治疗活动的进程。

(1) 和工作人员商讨,决定实施场地。

(2) 诱导和邀请(可以请工作人员帮忙)。

(3) 席位可以听凭个人意愿(要注意尽可能和轮椅同高)。

(4) 音乐活动可以分为唱、演奏、即兴舞蹈、即兴作曲、倾听等等。要根据目的进行合理编排。

- 开始时首先就活动内容进行说明
- 跟在场的成员沟通(把握整体的局面,选择最开始的曲子)
- 从熟悉的曲子或符合季节的歌曲开始,之后根据当天的情况和治疗目的灵活实施
- 利用乐器进行演奏
- 根据治疗目的,演唱选定的歌曲
- 鼓励即兴的肢体活动
- 一起回想过去
- 总结(结束本次活动,对下次活动进行展望)

(5) 在治疗活动结束后,和工作人员开会总结

记录和评价

记录:记录本,评价表,录像,录音。

评价:以一定的周期对治疗活动进行检讨,对最初的治疗目标的达成情况进行评价。

注意事项和今后的课题

作为注意点,在这里列举一位高龄治疗对象的话:

> 我作为一个高龄者,在这里想强调一下治疗过程中自主性、创造性、自我表现的重要性。如果治疗人员总是在前面说个不停,我们是无法进行自我表现的。每个人的倾听和赞赏是十分重要的,只有这样我们的自主性和创造性才能发挥出来。所以,希望治疗人员不要过于强调条条框框,多听一下每一位治疗对象想怎样去表现自己。

在高龄者的治疗领域里,即兴演奏这种形式今后也必将得到进一步开发和推广。在以声音、音乐为媒介的治疗当中,不是以治疗师为中心进行,而是要接受并理解治疗对象的自我表现,并以适当的音乐表现或语言进行反馈。对这方面的专门人才的培养也是今后的课题之一。

(门间 阳子)

第二十八章 诗歌疗法的理论和展开

诗歌疗法的起源和历史

诗歌疗法就是以诗为媒介的精神疗法。在1981年刊行的《美国精神病学手册》(*American Handbook of Psychiatry*)的第二版当中,它单独作为一章出现,它是美国具有代表性的治疗技法之一。

在美国,诗歌疗法最初被广为注目的时候,被称为是"对诗的治疗能力的再发现",这是因为诗歌的治愈能力自古就为人们所共知,而且被应用于治疗当中。比如,亚里士多德曾指出诗歌是"人类精神之父",并且通过对诗歌和人类情动关系的分析,导出了"精神发泄"的概念,另外,古罗马时代的索罗努斯提出给抑郁的人听悲切的诗歌,给躁狂的人听戏剧的诗歌的治疗方法,这是在现代同样有效的治疗方法当中最为古老的文献。而知名的宗教学者米尔恰·伊利亚德曾经指出:巫师们在病人面前唱和的咒语是诗歌的起源。

在现代同样可以在日常生活中找到诗歌治疗的例子。当人进入心理矛盾冲突比较剧烈的青少年时期,会突然对诗歌产生兴趣,待到心理成熟之后又会从诗歌的世界中走出,回到现实世界。即使是过去从来没有接触过诗歌的人,也会突然在行动上和精神上变得像诗人一样,以诗歌一样的情怀面对每天琐碎的日常心理危机。而且,有经验的临床治疗师可以注意到,一部分精神分裂症患者会在病情加重或减轻的剧烈变化时期出现自发的诗歌创作现象,通常认为,这是一种内发式的自我治疗。同时,病迹学的研究发现,很多诗人的诗歌创作活动帮助他们自身避免了堕入精神分裂状态的命运。

可以说,无论是对个人来说,还是对社会来说,有诗人一样的情怀绝不是一件幸福的事情。艰难的生活和暴政的压迫往往给世界带来许多优秀的诗人。诗歌给创作者带来的往往不是满足和欢喜的心情,而是苦恼和不安,诗人不是站在地上看世界,而是站在悬崖边上眺望远方,只有这种立足于危境的情怀才能催生出优美的诗篇。而在悬崖绝壁的瞭望带来的是对尘世万物的宏观认识,通过这种诗歌创作活动,作者往往最终找到通往新世界、新生活的康庄大道。

如上所述,吟诗和听诗具有自我治疗的作用,而且这种诗歌中呈现的世界包含了精神治疗最基础的原理。诗歌本身是人类活动中最为根源、最为普遍的文化活动，同时对个人来说又是一种特殊的精神体验。我们每个人往往只是在某一时期感到对诗特别有兴趣。诗歌的创作和吟诵活动和日常的语言活动在性质上有着相当大的差异。正是由于这种普遍性和特殊性的同时存在，从太古时期到今天，诗歌仍然保有着生命力和对我们精神的治疗能力。

诗歌的这种治疗意义在相当长的一段时间内被人们所遗忘。在 1950 年左右，以美国为中心，开始了对诗歌的治疗意义的再认识、再评价运动。最初，人们注意到对于患有身心症、情绪性疾病以及精神疾病的患者来说，诗歌有发泄精神和提高安定感的治疗功能，如同药物一样，和患者的感情、精神状态相适合的诗也可以成为有效的治疗处方。后来，诗歌创作的治疗功能和对患者的诗中投影出来的精神世界的分析逐渐引起治疗界的关注，到了 20 世纪 70 年代，诗歌疗法终于被公认为有力的治疗方法之一。

现在，诗歌疗法在精神病院、诊所、恢复治疗中心、矫正机构、养老机构，由精神医生、心理治疗师、诗歌治疗师、心理咨询师，以及教师、文化人员、诗人等各界人士广泛地开展了下去。

诗歌的治疗意义

诗歌疗法在美国主要是以非精神病者为对象，利用能够促进患者诗歌创作的诗篇来进行团体精神疗法。理论上可以通过精神分析学、分析心理学、力动精神医学、格式塔疗法、团体精神疗法等理论对其进行解释，为了同日本的俳句、连句疗法进行比较，在这里简单地就诗歌的治疗意义进行总结。

听诗和诵诗的意义

无论是诗人的作品还是其他患者的作品，只要是和自身的感情和精神状态相符合的诗都能够诱发患者的精神发泄，带来解放感和安定感。作品具有抚慰性、支持性、鼓舞性、统治性、教导性的作用，患者可以通过诗知道他人和自己一样怀有苦恼和心理问题(问题的普遍化)。还可以通过诗将自己和他人联系起来，分担个人的心理压力(分担)，同时还会出现情绪的修正反应。

反复进行这种体验可以帮助患者改善人际关系，学习面对心理矛盾的方法，解决自己内心的欲求和困难，进行自我强化。这些机制和儿童通过学习童话和传统故事而无意中获得关于生存方式的知识一样。

诗歌创作的意义

诗歌创作的过程类似于精神疗法的过程。例如，我们在怀有欲求和遇到困难的时候，或觉得精神上处于莫名的不安定情绪之中的时候，在懵懂和悸动之中进行诗歌创作的过程中，虽然欲求并没有实际得到满足，困难的问题也没有根本地解决，但是我们的心情会渐渐地平复，并获得一种充实感，此外还可以注意到一些过去没注意到的关于自己的细节和新的发现。

诗歌是我们潜意识当中的内容的"社会允许的"表现形式，压抑在我们心中的心理矛盾和欲求会投影在我们的诗歌当中，并被象征性地表现出来。这种诗歌创作不仅仅会带来情绪的解放和欲求的代偿性满足，还可以引起本人对自身心理问题的态度的转变——即使不能顺利地解决问题，也可以乐观地对待这些问题。格式塔疗法的创始人皮尔斯曾说过，作者本人即使不能注意到隐藏在诗歌中的自我暗示，但是由于诗歌创作活动本身就是解决问题活动的一部分，诗歌创作活动的完成使作者有一种问题得到解决的情绪，而使作者处于一种解决问题的新境界当中。反复进行诗歌创作是换个角度对问题进行审视的过程，本人可以从另一个角度看待自己和问题。

诗歌疗法的一个重要的方式就是，治疗师通过促进患者进行诗歌创作，进而对这种治疗机制进行援助和引导。

作为沟通工具的诗歌的意义

诗歌创作首先是和自己的内心进行对话，在加深自我认识的同时产生同他人的沟通欲望。在进行诗歌创作的时候，即使没有真实的听众，也总是在和"想象中的听众"进行对话。这是"复杂的自我"的一个侧面，一般是内面化的现实中的他人形象。如果患者创作的诗采用的是对他人开放式的对话方式，那么治疗师在听众的位置上作为现实中的他人代表来听取患者的心声，可以改进患者和治疗师的关系。

诗歌本身具有一种独特的韵律和音调，可以缓和紧张的治疗气氛，这种独特的语言表现可以给治疗师和患者带来和日常生活不同的有生气的反应。与此相关联，诗的双关性、比喻性和象征性可以引起听众丰富的联想，从而诱导出精神疗法中不可缺少的深刻的沟通。还可以对这当中出现的问题和无意识的内容进行分析，这种通过诗来进行分析的方式可以减少患者的抵抗，并可以通过象征对患者的内心进行洞察。

诗歌疗法在日本的开展

在日本，从 1977 年饭森介绍了诗歌疗法开始，诗歌疗法的实践和研究得到了广泛的开展。但是和外国相比它有两个明显的不同，一个是以日本的俳句、连句、短歌为代表的日本传统诗歌的广泛开展，另一个特点是对精神分裂症患者的实践。

这些丰富的成果在 1990 年以《俳句、连句疗法》为题进行了总结，诗歌疗法成为日本有代表性的艺术疗法中有力的新技法之一。这并不是治疗师的刻意追求，而是因为患者喜爱诗歌的治疗方式，而且日本具有喜爱传统诗歌的独特土壤。

我们通过诗歌表现内心，诗、辞世歌、寒暄诗歌，以及赛诗会、赛歌会等在日本历史悠久，它们不单单表达作者的情怀，还注重与他人的沟通，可以进行超越文字的内心交流，作者和听众可以就一个想法、体验以及感情进行深层次的交流。这样的交流可以带来非常优秀的精神治疗环境。可以想象在过去的时代有无数的人获益于传统的诗歌，由此我们也可以知道为什么许多精神病院都一直把俳句和短歌作为娱乐项目的一环而广泛使用。

这种在日本独有的土壤中萌芽的诗歌疗法，以俳句、连句的形式开花结果，期待今后能在国际舞台上看到这种治疗方式的进一步发展。

（饭森 真喜雄）

第二十九章 俳句疗法的实际应用

在夏目漱石的小说《草枕》中，主人公对于俳句创作的心理效用有以下叙述：

> 17 个字的诗体形式创作负担十分小，在洗脸时、上厕所时、坐电车时都可以轻松地进行创作。比如当你生气时，你作一首 17 个字的短诗，你的恼火就已经不在自己身上了，人不可能一边生气一边作诗，又比如你伤心欲泪时，如果能把泪水变成 17 个字的短诗，你的泪水就会离开你，而你会觉得自己是个有什么事都能哭出来的男人，并为此感到自豪。

夏木漱石用十分细腻的笔触解说了诗歌的治疗过程，其实我们在作诗的时候将自己无法压抑的心情用 17 个音符来雕塑出来，然后再从外面对它进行观察。这种将无形的情绪化为有形的诗的方法，可以使我们获得自我倾诉效果和自我客观化效果。同时，俳句的这种治疗效果不仅仅限于简单的感情的处理，而且可以引起更为复杂的心理状态的变化。但是要安全有效地达到这种效果，仅仅通过 5—7—5 的表现形式还不够，还需要有实际倾听者的存在。我们在精神医疗中有意识地设定这样的条件来促进这种表现，这就是俳句疗法。

适用范围

俳句疗法的适用范围很广泛，其中一个原因就是夏目漱石所说的这种“诗体的简便性”。这种简便性不仅是指它的长短。俳句这种表现形式和日本人的生活起居完全融为了一体。另外就是因为这种表现形式的安全性和保护性。这种疗法不只是处理个人的感情和心理矛盾，而且还可以在超越人际关系的领域中，培养人和宇宙世界的爱和共情（这是各种各样的心理疗法的基础）。因此只要注意使用中的注意事项，除了急性期的病患以外，对于各种各样的精神疾患都可以使用这种疗法（对于急性期的患者，不是说不能使用，而是说需要更多的经验和谨慎的态度）。俳句疗法的先驱者饭森真喜雄发表了一系列关于精神分裂症、躁狂抑郁症、神经症患者应用俳句疗法的文章，正如在文章一开始夏目漱石的小说中所叙述的，这种疗法在一般人的领域中也被很广泛地使用。另外，有人认为俳句是高龄人的爱好，所以治疗对象要以中高年为主。其实年龄并不是判断是否可以应用这种疗法的标准，因为大多数俳句名家都是在青年期开始创作的，而且我们也可以看到，当企业主办"儿童俳句大会"时，总是有许多参加者报名。

环境和用具

正如夏目漱石所述，进行俳句创作本身并不需要选择场地，只要准备好记录用的笔记本和记录用笔就可以了。另外记录着季语和季题以及例句解析的《几时记》，可以为创作提供灵感，而且它本身就可以引导创作者以新的视角去看待周围的世界。

但是，为了在精神治疗当中更好地使用俳句，有的时候我们要多多少少地对时间和场所进行设定。我们需要一个环境，让我们能将自己的朗诵和对对方的赞许响亮地传达给对方，让我们可以共享安静，让治疗不致中断。一般的精神治疗面谈都符合以上的条件，反过来说，如果能满足以上条件，即使在庭院或公园也可以进行俳句疗法。

如果是赛诗会形式的团体疗法，我们还要准备无记名的提交作品用的册子，还有提交诗句用的纸箱，有时还需要推敲诗句用的纸或黑板。

导入和具体的实施方法

俳句疗法的实施方法分为团体疗法和个人疗法。两者不是独立存在的，如在团体疗法中得到的经验可以用在个人疗法当中，二者可以有机地结合在一起。而且还可以将这种疗法和本书当中浅野欣也记载的连句疗法结合起来实施。

团体俳句疗法

利用俳句进行的团体疗法，在某种意义上说是日本最为古老的艺术疗法。由于这种文艺形式在日本有很渊远的历史，所以几乎每所医院都有一两名对俳句十分感兴趣的医疗人员，以这些人为中心，很多医院都以各种形式举办医院内部的俳句创作活动，包括院内赛诗会以及院内杂志的俳句征文活动，饭森将这些活动作为有意识的心理疗法总结了出来。

作为团体疗法的赛诗会

团体俳句疗法以最能发挥俳句优点的赛诗会形式最为适合。赛诗会形式有着悠久的历史，而且有着游戏的要素，是十分优秀的治疗形式。

和赛诗会相平行，饭森还主张举办俳句赏评会，这种在不同季节举办的共同欣赏诗句并获得创作启发的活动，主要是利用俳句这种语言交流形式，促进参加者在没有自我防护的环境下针对自己的感情进行交流。因为我对这种形式没有经验，在此仅对赛诗会形式的治疗方式进行介绍。

赛诗会可以对封闭式的团体实施，但是封闭的方式有其负面的影响(个人思维倾向及对治疗群体以外的患者的隔离)，所以采用开放式的自由参加形式比较好。但是如果人数超过10人，会消耗大量的时间而导致进度缓慢，因此很难顺利进行治疗。治疗人员除了负责主持和推进治疗的主治疗师以外，如果还能有一两名助理治疗师会更好。频度大致一两周一次为宜。在长期疗养型医院举行的每月一次的作诗会的形式也是较好的方式。

诗会的进行

以下是诗会的标准形式，但是还有许许多多不同的实施方法，请参照功刀等人的文献。

1. 提出诗题：在诗会之后，一般会提出下一次诗歌创作的题目。饭森一般采取三种提出诗题的方式，即指定季节语的题目(广义季节语如“秋日夕阳”，具体季节语如“医院房前的白菊花”)，指定季节题目(当季杂咏)和完全自由题目。

2. 提交诗句：每次诗会每个人提交的诗句以3句为宜。在出席者聚齐之后，每人都在3张短笺上写下自己作的1句诗句，以无记名的形式交到提交箱中。原则上诗句都是由每个人事先创作出来，但是当天可以安排一些时间让每个人修改和斟酌。提交的诗句数低于3句也可以，但是尽可能不要超过3句，因为超过3句的话，会导致诗会时间过长，尽可能要求参加者对自己的想法进行压缩和整理也是十分重要的治疗环节。

3. 清记：提交的短笺在无次序的状态下由每个人抽取。抽取的张数和自己提交的张数要一致。再将抽取的诗句在清记用纸上复写下来。这主要是为了不让大家从笔迹上看出诗句的作者。即使抽取的是自己的诗句也不要紧，仔细地复写下来即可。另外，在复写当中特别容易出现错字、漏字等现象，要注意检查，因为抄录的错误可能会给作者带来不快。

4. 选句：按照座位顺序，将每个人的清记用纸传递给自己身边的人，在阅读的过程中，选出自己喜欢的1～3句诗句。在此过程当中可以先将自己喜欢的诗句全抄写在自己的笔记本上，然后整理压缩为3句。事先可以略带幽默地说明一下：不管觉得自己的作品如何好也不要选自己创作的诗句。

5. 讲评：参加者逐个将自己所选的诗句朗诵出来。主持人进行计分。这时可以在黑板上将作品记录下来。在一般的情况下，在一首诗句第一次被朗诵出来的时候，作者会站起来说出自己的名字，但是，饭森提出，为了让所有人在诗句被朗诵后都能安静地共享诵读后的那种余韵，在所有的诗句都被朗诵出来后，再确认作者会更好。另外，这种由选择诗句的人朗诵的方式也是饭森提出来的优秀的方式。

6. 座谈：在结束之后，全体成员针对诗句进行讨论。首先由选择了同一诗句的人进行沟通交流。主持人(治疗师)要注意督促话题围绕诗句的内容进行,不能让话题过于深入作者个人的生活或内心世界。饭森提出,在讨论的最后,主持人可以以“这正是某某人的风格”或“这完全反映了某某人的心情”作为结束语。

诗会的注意事项

对没有得到投票的诗句如何进行讨论和评价是十分重要的问题。这一点是这种由治疗团体成员互相进行评价的方式的弱点。我的老师今泉准一在诗会的时候常常提到“在没有得到投票的诗句中常常有许多好的诗句藏在其中”。事实上,我们在事后再一次读这些作品时,常常会发现许多好的诗句在诗会的当时并没有得到关注,有时我们会觉得不可思议。所以,主持人要注意那些作品没有得到投票的作者,在最后要挑出他们的诗句,根据创作者的风格进行评价。

在这样的团体疗法当中,许多作品会流露出作者想针对诗句进行深入对话的想法,这是实施个人疗法的好时机。以下针对个人疗法进行讨论。

个人俳句疗法

导入

个人疗法的导入,除了上面介绍的以团体疗法为契机进行以外,在很多种情况下也可以导入俳句疗法。在中年的患者当中,有许多人喜欢进行俳句创作或有过创作经历。在掌握了这种情况后,可以用“有机会可以让我读一读您的作品吗”这样的语句进行诱导。有些患者通过其他患者的介绍知道某人在进行俳句疗法的研究,他们往往会将自己的作品或自费出版的作品集拿来和他交流。另外,对于某些患者,一般的治疗方式往往不能达到沟通的目的,如有些患者每次面谈都是围绕同样的内容,明明好像有想说的话,可就是不能顺利地表达出来,还有的患者滔滔不绝,可是内容不能收拢在某个具体的话题上,这时我们往往会引导患者:“我们试着创作一些俳句怎么样?”

治疗师的基本态度

俳句本来是连句的开头部分,后来独立出来形成的一种诗歌形式,它以 5—7—5 的 17 音的简洁语言形式来表述自己的内心世界,同时诗句中表达出来的内容和作者内心当中没有表达出来的内容是相联相通的。它就是俳句的呼唤性特征,它是俳句疗法的一个十分独特的治疗因素。当患者将自己的诗句拿出来时,治疗师首先应该具有的态度是接受患者的呼唤,倾听患者的表达,同时不局限于这短短的 17 个音节,而是将目光放在患者没有表达出来的内心世界当中(进行团体疗法的时候要注意尽量使团体成员都有这样的认识和态度)。以这样的态度通过俳句进行交流,最终往往能使沟通的内容达到日常会话所不能达到的深度和广度。通过处理这些内容当中的矛盾不但可以洞察治疗的效果，而且以这样的沟通为基础，可以培养患者和外界世界之间的爱和共感性（即饭森所述的“同人性的交感”）。

具体的方法

在治疗当中使用俳句的时候，首先最重要的是出声的朗诵和倾听。一般是由患者来朗诵自己创作的作品。通过这种形式，俳句作为一种有生命力的语言在两人之间形成沟通，它往往可以带来字面本身所不能表达的深层次的交流。同时，对于患者来说，这是一种通过自己的耳朵倾听自己内心声音的机会。在朗诵之后，患者往往会陷入短暂的沉寂，在征求患者的同意后，由治疗师来朗诵同样的诗句。朗诵的方式需要注意，要以品味作品的深意的姿势去朗诵。不只一遍，而是通过数遍的朗诵来表现治疗师在倾听治疗师自己的朗诵。也可以自然地闭上眼睛，颔首，附和。有极少数的患者不太喜欢出声的朗诵形式，这时要以同样的姿势进行默读。

原则上，在体会诗句的整体内容时一般要避免在面谈当中进行散文式的分析和解释。因为这样会削弱韵文的表现力。饭森提出，这时的交流要以对诗句本身的直观的感想为主。对诗句的感想要像连句的发句一样，在患者创作的诗句的基础上以同样感情的语句进行交流。但是安逸的、过度的共情可能会带来副作用，还不如静静的颔首更能帮助体会自己的心情。

虽然前面提到不能进行简单的分析和解释，但是关于诗句本身的对话是十分有必要的。可以针对诗句产生的情景、感情、创作的过程，以及从诗句中自然联想到的事情进行探讨。

诗句数一般每次一首或数首。根据患者的不同，可以在几首诗句中选择治疗师最喜欢的诗句用笔画上圈，然后再退还给患者。对于季节语重复、无季节语、季节语错误、多字、缺字等现象，只要不是深刻的病理表现，且不影响治疗进程就可以忽略不计。随着季节的变化，在每次进行俳句交流的同时，坚持不断地进行其他交流是俳句疗法的基本方式。

俳句疗法的灵活应用

除了上述的基本使用方式以外，俳句疗法还有许多灵活应用的方法。

“治疗性推敲”是由饭森开发的深化治疗的方法。治疗师和患者通过共同探讨诗句的创作过程和感情，在患者同意的基础上对诗句进行推敲和修正，以得到和情绪完全一致的版本。最好能在句子完成的时候向患者表达“这是您的风格的句子”。这个过程和简德林的“焦点疗法”的过程一样，可以促进内心和语言的连接，以实现语言表现的实体化。

俳句有着十分固定的模式，具有同外界世界和人相沟通的季节性和呼唤性。它作为治疗媒介是十分安全的。但是仍然要注意，由于诗句内容和现实世界的隔离性，它有可能会强化患者的自闭性。精神分裂症患者常常会有表述内容意思不明、形式杂乱无章的现象。饭森提出，这个时候可以将诗句翻译成散文，或用普通的语言重新进行描述。如果形式上完全没有章法的话，有必要建议患者中止诗歌创作活动。

日本有创作辞世诗句的传统，这对临死者的自我治疗是有帮助的。与此相对，田村通过让患者朗诵“追悼句”，成功地治愈了因亲人去世而产生心理障碍的病患。这是在思念亲人的同时面向未来思考的过程，它可以帮助患者在内心当中和亲人告别。

我在日常的临床当中对俳句疗法应用比较多。在日本的传统文学和书信中，在文章的最后总是以短诗的形式总结全文。对于大量写日记并交给治疗师看的患者，我建议其在文章的最后，以简单的 5—7—5 短诗的形式进行总结。另外，对于总是重复同样内容的患者，我提议在面谈的最后以短诗的形式结束。这种总结方式可以提高患者对面谈的回味，并加强与下一次面谈间的连贯性。

除此之外，还有和绘画疗法相结合使用(画赞)的方法，以及“互动俳句创作”方法等。

俳句疗法的整体注意事项

最后还要强调一点注意事项：治疗创作的目的不是为了创作出文学艺术上的惊世之作。这是艺术疗法需要共同注意的问题，而俳句创作相对比较容易忽略这一点。所以山中曾说，俳句疗法常常让患者不顾一切地拼命去进行诗句创作，这需要特别警惕。要注意不能让患者因为对俳句的执著，为了追求诗句的完整性、独创性、艺术性而失去了和世界的真正意义上的共感。大森从病迹学的观点出发指出，要严密注意俳句在治疗上的“双刃剑”特征，作品的艺术性和治疗效果往往成反比。太执著于作品的艺术性，语言会陷入空洞状态而失去实体性。如果过于注意俳句的语法技巧，就会脱离现实，丧失作品和现实世界的连续性和对沟通的呼唤性，这被称为“巧者之病”。如果治疗师在治疗当中注意到这一趋势的发生，那么在这种情况下，我会建议病人放弃俳句治疗而开始连句疗法。因为连句疗法能有效地防止俳句疗法的一些弊端，而且连句疗法能够促使患者从现实世界抽取适当的内容进行创作，强化这种“诗的分割能力”。

我们环顾自己的生活，可以发现没有哪一份报纸上缺少俳句的栏目，而且以俳句的形式创作的标语和标题到处可见。俳句在日本是种历史比较短的表现形式，但是其中蕴含了先人千年左右的锤炼和推敲，是最为符合日本人生活和性格的诗歌创作形式。对于日本人来说，俳句疗法是最为自然亲切的艺术疗法。在本文开头提到的《草枕》一文中，夏目漱石说“创作 17 个字的诗很容易，但是这种简便并不影响诗歌的深度和内涵，正因为简便所以才更有深度、更值得尊重”。期待着这种简便的治疗方式可以在今后的发展中得到更好的利用。

（星野 惠则）

第三十章 连句疗法的实际应用

连句形式

我主要使用“十二调”的形式进行治疗活动，首先我们来看一下作品。

十二调　朝露

浅野黍穗　等

一树梅花纯白，宛如清晨朝露　　黍穗
早春一曲赠乳儿，寄双亲挚爱　　庆子
落柿树旁农家内，疑似夜宴中　　美智子
老翁不知天命，叹余年知多少　　庆子
日华入泉水，遂成天然万花筒　　喜代
路有佳人牵白马，盈盈出小径　　照子
朝沏红茶一杯醒，与子君同饮　　美智子
月华芒芒照四野，夜依我窗前　　喜代
夜色清清三界静，虫鸣如美曲　　照子
昏黑中鞋袜如鬼影，冷然心惊　　美智子
赫尔辛基夜，飘过一曲圣诞歌　　喜代
寻乐探幽出行色，长旅不知疲　　庆子

平成七年三月四日首尾连句
于大阪 skyroom

第一句是关于季节的。然后是一句关于花的诗句，再一句关于月，然后是关于恋爱的诗句。

这篇作品是阪神大地震后，受灾者参加的“康复连句会”中的作品，内容稍微有一些灰暗。在实施个人疗法和团体疗法的时候要注意尽可能利用一些平和的内容。

这种十二调的形式在格式上的束缚是最小的，而且这种格式具有传统的诗歌创作的特征。12 句在治疗上作为一个分割单位是比较合适的，但是可以根据治疗现场的情况（团体治疗时成员的疲劳情况和创作热情）减为 8 句或增为 16 句、18 句，有时可以增加到 24 句、30 句。

治疗性连句活动的实效概念

以下叙述的实效概念是关于有效使用连句疗法的一些

概念。

相处的心

连句中两句之间的关系称为“相处”。这在定义上是很难的，但是照着实例做下去每个人都可以做得很好。

(1) 子规红花满堂前　　惟然
少女春花两相闲　　芭蕉
(2) 不聚邻人，静迎新人，执手也成婚　　野坡
屏风之后，一盘蔬果，独露一喜字　　芭蕉
(3) 滚滚红尘一路行来，唱恋歌百曲　　凡兆
浮世缘尽铅华洗去，只寂寞空留　　芭蕉

在接前句进行诗句创作时，要加入“接”和“转”两种相对立的要素，但是这两种实际上并不是对立的。“相处”其实就是在情绪相连的范围之内的跳跃，这是所有的快乐和生存意义中共同的性质。

这种实现了“相处”的诗句中的关系被称为“相处的心”。这和其他类似的概念不同，当诗句的本质内容偏离的时候，我们可以回到纸上重新确认。

座的构造

通过连句形成的人际关系以及参加者之间实际的关系合称为“座的构造”。

在纸面上形成的相处的关系会渗透到实际的人际关系当中。所以参加者在连句的同时，会进一步增进彼此的亲密关系。这就是所谓的“座”。参加者在找到自己的“座”后，通过“相处的心”互相探索彼此关系的质和距离，并有计划地采取行动参加到治疗活动中来。

这种“座”的治疗环境有两个治疗意义。首先治疗师通过对“座”的判断，来对治疗进程进行各种各样的调解。如在选择病例的时候，当然要考虑诊断的范畴和发病的经过，但是更重要的是要找到患者“相处的心”的支点和患者期待的方向，并尽量通过连句治疗来帮助患者实现期望的人际关系。决定治疗进程和治疗细节时，也同样要根据这些治疗现场的情况来进行判断和选择。治疗程序的规划并不是要选择“惟一的正确方式”，而是要根据“所能承受的范围”来决定治疗活动的内容。“座”的治疗性意义的第二点，是创造这种“座”的环境本身就是一个初步的目标。当我们无法接近某个患者的内心时，我们可以通过连句的方式来协调该患者和他人的人际关系，只要能建立起“座”，就可以培养“相处的心”，进而可以渐渐地接近患者。

个人连句疗法

适用范围

从诊断范围上看，个人连句疗法应用范围较广。在我 1981 年 3 月到 1989 年 1 月的 134 例患者中，精神分裂症 30 例，躁狂抑郁症 49 例，神经症 36 例，脑器质疾患 16 例，其他 3 例。

从“座的构造”的概念上来看，使用连句疗法的目的主要是为了培养患者的“相处的心”。

另外，连句疗法的治疗效果有以下特征：一般参加连句疗法的患者对周围环境的适应能力会首先提高，然后自身的症状会得到改善。可以根据这种特征来考虑患者是否适合连句疗法。

导入

在导入的时候就要考虑到“座的构造”。也就是说在导入时不能让对方感到很突兀。在说明治疗效果时，我常使用以下表现方式：“可以增加解决心理问题的能力”或“不必将心里的矛盾说出来就可以进行处理”。有时要对连句疗法的实施方式进行说明，有时还要讨论一些关于连句的话题。在进行这样的说明的同时察言观色，根据对方的反应自然地导入。

有的患者在面谈开始之初即可迅速导入连句疗法，而有的患者则迟迟不愿进行这样的治疗活动，对于这样的患者要耐心等待，有时需要一年左右的等待时间，其间需要反复进行以上的说明。这种治疗态度本身就是构建“座的构造”的工作的一部分。从“座”的角度来说明的话，我们可以这样认为：单单进行诗句的创作并不能算是参加了连句疗法，了解和认识连句疗法的沟通方式和氛围才是参加连句疗法的意义所在。所以这种导入性的说明本身也是有一定治疗意义的。

我的具体导入方法如下：首先向患者提供第一个句子(发句)，一般是将事先准备好的句子朗诵出来，然后以家庭作业的形式，要求对方创作出第二句(肋句)，下次面谈时再拿来。这时治疗师可以将自己创作的一个肋句作为样本交给患者，以供参考。

场所

个人连句疗法在任何地方都可以实施，门诊的患者可以在门诊的治疗室进行，住院患者可以在病房楼中任何可以进行面谈的场所进行。不一定要求绝对肃静。

之后说明的共同创作法中会提到在病榻上实施的方法，而且进一步可以发展到在日间护理病房或医院的散步庭院中实施。

家庭作业法

这是针对能够自主创作诗句的患者进行的个人连句疗法。治疗师当场进行创作，患者以家庭作业的形式创作下一句。比如以十二调的形式，由治疗师作首句，患者作次句。但是如果一直以这个顺序持续的话，治疗师总是作长句(5—7—5)，而患者总是作短句(7—7)。当中可以进行一次顺序调换，这样通过7次治疗，可以完成一首连句。从第二首开始，由患者自由选择长句或短句的分配。

连句治疗的时间间隔，一般门诊在1～4周，住院为1～2周。要保证患者的创作自由度，在“座的构造”中进行调节。

共同创作法

患者不能独立进行创作时使用的方法。一般不能独立进行创作的患者不是创作能力上有问题，而是心理上存在问题。

在实际当中，一般由患者说出自己的想法，然后由治疗师根据内容进行诗句的创作。如果是更为困难的患者，可以以最近身边发生的事、喜欢的食物、喜欢的衣服、家庭成员或生活史等为题，由治疗师进行诗句创作。

一般这种共同创作是在轮到患者创作时进行的。但是有时也对所有的诗句进行这种共同创作。对于沟通和交流能力十分差的患者也可以使用这种方法。某些话语很少的患者在通过这种方法进行诗句创作时，语言活动会表现得很活跃。

评价方式

虽然有的治疗师通过从诗句的内容中读取患者的心理矛盾来进行治疗，但是我并不采取这种方式。句子的内容可以是虚构的或是关于他人的一些想法，只有这种自由的选材方式才能引发患者各种各样的诗作表现，这是连句创作的精神主旨。

表现病理学式的评价根据不应该是诗句的内容，而应该是“座的构造”和“相处的心”的恢复程度。但是这两点很难用语言来进行描述。连句疗法的特征是对心理矛盾的分析不限于对内容的分析，而是对心理矛盾的过程进行测查。心理矛盾分析是将压抑的内心体验解放出来的过程，从这个意义上讲，矛盾的内容是有普遍性的，重要的是心理矛盾所处的阶段。我将这种对阶段的测查称为“对阶段的适应”，对这种达成程度的评价在主观上可以做到，但是客观上的记述方法还有待开发。

连句这种沟通方式，就像是通过触觉来辨别物体一样，是在没有前提认识的情况下进行交流的。通过这种交流，我们可以将习惯性的“压抑”的对应方式，逐渐改变为“灵活处理”的对应方式。对这种变化的客观评价方式作为今后的课题还有待进一步研究。

临床评价标准首先是人际关系得到改善，能够自发地处理心理矛盾，然后是临床症状的改善，但是这种症状的改善很难用语言来表达。如一个慢性头部外伤后遗症患者有很严重的叙述忧愁的习惯，其妻子说，通过连句疗法他得到了很明显的改善，但是当医生问起什么地方有了改善，他妻子却回答不上来。

团体连句疗法

在医院里举办的连句活动多以团体形式进行，在这里我介绍一些在医院和其他团体中的连句活动。

医院内连句活动的各种形式

1. 保护室连句活动。在保护室里以共同创作法进行的连句疗法，一般是个人疗法。

2. 病房连句活动。在病房大厅进行的连句活动。根据急性期病房、慢性期病房、老人病房、合并症病房等病房的特征不同，实施方式也不尽相同。采取自由参加的形式，一般参加者在 10 人左右。诗句一般以口头叙述为主，多采取工作法。一小时左右可以完成十二调的诗句创作。

3. 康复中心的连句活动。在医院康复中心进行的连句疗法。在康复中心的房间内进行的活动，一般有 3～5 人参加。句子都写在短笺上，这一点和病房内的连句不同，其多采用共同创作法。一小时可完成十二调的创作。

4. 日间护理连句。在日间护理室进行的连句活动，和一般的连句会接近。句子一般写在短笺上，一个半小时可以完成十二调的创作。

5. 访问连句。通过访问看护护士进行的连句活动，属于个人疗法。

康复连句会

我作为志愿者参加的医院外的连句活动，从平成三年(1991)开始，在大阪市、北九州市、高知市、神户市举行。它是对于精神保健有兴趣的人聚集在一起实施的连句会，是除了心理咨询师、一般的连句爱好者，还邀请精神障碍者及其家属参加的自助性活动。

（浅野 欣也）

第三十一章 故事疗法的理论与实际

概述

“故事”是指神话、传统故事、民间故事等口头传承的、有传奇性的散文形式的文艺作品。

神话学的凯伦依说：“神话都是在说明根据的，不过神话回答的不是‘为什么’，而是‘在什么地方’。”宗教哲学者伊利亚德说：“神话叙述的是神圣的历史，是原初之时神话时代发生的历史事件。”从这个意义上说，神话是“创造世界的神话”，人们通过神话来解释世界的起源，通过稳定社会的基础来保证社会的安定。

另一方面，除了这种突显“圣”的神话以外，传统故事和民间故事经过几代人的无意识的洗练，世代传递，经过不断加工和淘汰，只剩下故事的骨架还在代代流传。神话只是在特殊时期通过特殊的人的讲解降临人间，但是传统故事每天晚上都在被再创造。口承文学论的吕蒂指出：“传统故事带给我们的内容是永远，既不解释，也不说明，只是淡淡地叙述。”“传统故事是世界梦想的写照，是将现实世界诗化的结果”。

弗洛伊德派分析家，曾用传统故事治疗自闭症的贝特尔海姆说：“传统故事带给正在成长的儿童的最重要的东西不是教给他们现实世界的行动方式。传统故事在治疗中发挥的作用是：在传统的故事中我们看到自己内心的矛盾，并通过对故事的联想，最终自己找到解决问题的法门。”

在听故事、对故事进行联想、讲故事的时候，我们能够暂时从身边僵硬的现实中解脱出来。在精神疗法的框架中使用故事的时候，这种从现实当中的解脱是一种短暂的逃避，还是会成为改变僵硬现实的契机，要看这个故事在治疗师和患者之间是不是保护性的、自由的，也就是说，取决于患者能不能对他人开放自己的心扉，这个故事对于治疗师和患者是不是具有相互主观性。这是所有精神疗法、艺术疗法所共通的治疗原理。

心理测评和适用范围

故事讲述、故事创作治疗最为有效的治疗对象应该是具有神经症一类病态水准以及精神力动性疾病构造的病例。荣格派的治疗家卡斯特曾经说过:“故事创作可以减轻不安,让空想更为自由地流淌。”但是精神病水准的病患,特别是在精神分裂症急性期的病患不适合进行这种疗法。在进行故事创作时,与其说是“减轻不安”,不如说是突出了自我境界的脆弱性,而且会导致病态恶化,并向非常危险的方向发展。和其他艺术疗法相比,故事创作的工具是“语言”,但是这并不意味着它比其他方式更为安全。故事是一种语言表现,但是对患者来说,它同时也是一种和现实相隔离的“异空间”,它会使患者的病理凸现出来。这是我在对神经症病例进行故事疗法,绘画、箱庭疗法和其他艺术疗法后感受到的。

具体来说,拒绝上学、摄食障碍的青少年,神经症性抑郁的成年人,终末期的濒死患者等适合进行故事疗法,而且对(痴呆等)脑器质性障碍、酒精等物质依赖障碍、人格障碍等病患也可以实施故事疗法,另外,对精神病慢性期自发性低下、自闭、感情缺失的病人也可以考虑实施。在以上病例中,针对越往后的病例,故事疗法的作用越趋向于康复治疗。一般地,和单独实施故事疗法相比,采取与其他艺术疗法平行实施的形式对患者的侵袭性较小。

实施准备

极端地说,并没有什么必需的物品。治疗之初,问一下患者是否有“最喜欢的故事”或“很怀念的故事”,如果患者说有,那么可以让患者给自己讲一下那个故事。如果那个故事是你所熟知的,那么也可以一起讲这个故事。在这种情况下并不需要什么道具。这种没有道具的情况和后面提到“读故事书”的方式在气氛上有很大的不同,而且读文字故事的方式和读“连环画”的方式又有很大的差异。

在进行故事创作时,可以先由治疗师讲述故事的开头或前半部分,也可以事先将创作好的故事的开头或前半部分写在纸上交给患者。

设备、环境不要求是绝对的。一般是在面谈室里进行,但是如果患者的身体状态不允许,也可以和音乐或诗歌疗法平行实施。

导入、实施方法和流程

将故事作为艺术疗法来进行治疗的时候,其手法主要分为两类。

一类是在其他艺术表现(绘画)中获得故事灵感的方式。通过交互描绘法、线诱导法、动态家庭画法等创作一幅或几幅连续画,然后进行故事创作。作为这种手法的代表,山中所提倡的“互相描绘编故事法”是一种治疗师和患者互相描画后进行故事创作的方法。在日本有不少这方面的论文。

第二类是直接进行故事创作的方法。我从 1990 年开始提出了以下三种方法。

1. 讲故事法:治疗师讲故事,患者针对故事谈自己的感想,或者患者讲故事。
2. 中断联想法:治疗师创作故事的前半部分,由患者创作后半部分。

3. 创作法：由治疗师创作故事的开头，然后由患者进行故事创作。

我在进行导入的时候，一般主要使用已经深入人心的“传统故事”的情节，至于理由在其他论文中有叙述，读者可以进行参照。

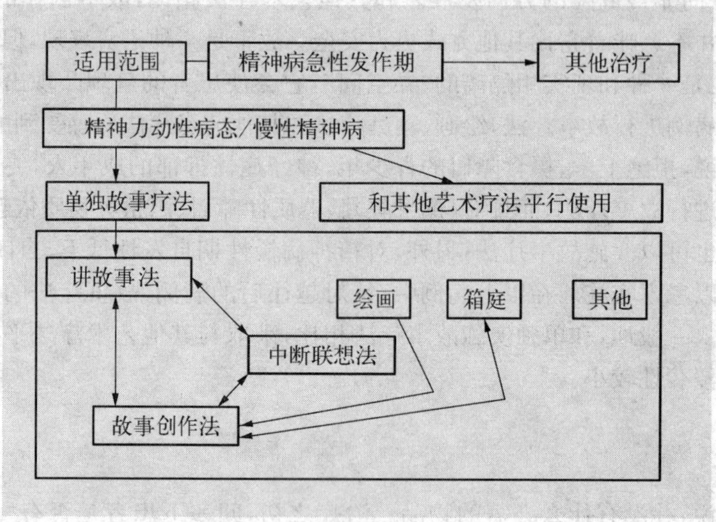

图 31-1

我一般以以下方式导入。首先在面谈初期，问患者“在孩童阶段听过的、读过的故事当中有没有特别喜欢的或至今仍觉得很怀念的故事”，一般的人都会记得一两篇。然后可以进一步问“那是一个什么故事”，很少有人能够把细节都很清楚地交代出来，有不少人对故事情节的记忆是错误的。这种改变当然在一定程度上反映了患者的心理。有些人只记得故事的名字，却不能想起故事的内容，这时，治疗师可以以“那个故事好像是这样的”为引线把故事讲出来。之后，可以问一下“重新想起这个故事或听到这个故事，你有什么感受”，大部分患者平时不会想起这种儿时的故事，因此会谈到新的认识和体验。我印象比较深的是，有一例过食症的患者提到日本的传统故事《不吃饭的妻子》，还有一例在其他医院被诊断为青春期边缘症的患者讲到安徒生的《红鞋子》的故事，这两个故事都和患者的病情十分吻合。

突然提出“一起来讲一个故事”，会让患者觉得是在对自己进行什么心理测试。这种情况在其他艺术疗法当中也会有。从表面上看，故事疗法处于言语式精神疗法和艺术疗法之间的位置，有时可以采取如互相描绘编故事法的方式，将其他艺术疗法和故事疗法合成为一种技法进行导入。当患者表现出对故事创作的兴趣后，再反复进行故事创作，至于如何选择创作题目，有以下几种方式：可以让患者持续讲述童年记忆中听过的故事，也可以由患者和治疗师共同进行选题，还可以由治疗师有意图地进行题目设定。

中断联想法是由治疗师创作故事的前半部分，然后询问“你认为之后的情节应该是什么样的呢”,进行简单的交流后,建议患者独立进行后半部分的创作。因为面谈的时间有限,因此多以家庭作业的形式实施。

创作法比中断联想法更具有投影性和洞察性。我多以世界上公认的“禁止窥视”的故事情节为开头,并建议患者进行创作。如日本的传统故事《仙鹤妻子》(又名《夕鹤》《仙鹤报恩记》)和格林童话中的《忠实的约翰尼斯》。《蓝胡子》中经常提到“不准偷看的屋子”的情节具体内容如下:

> 在很久很久以前,有个王国里住着一个国王和他的王后。他们有一个年幼的小公主。有一天,王后病倒了,她知道自己活不了多久了,就将小公主叫到自己的床前,对她说:“我要死了,我想把我的宝物传给你,这些宝物放在七间屋子里。但是你只能自由进入其中六间屋子,第七间屋子你一定不能进去看。如果你答应我,我就把这七间屋子的钥匙传给你。”小公主答应了她的妈妈,起誓绝不进入第七间屋子。王后将钥匙交给了小公主后就去世了。而小公主得到的那七把钥匙中,前六把都是铁制的,只有第七把钥匙是黄金铸造的。

这种“绝对不能看的屋子”,正如河合所指出的,象征了“平时无法看到的深层的内心世界”。患者在进行创作时,会自然地向着自己的内心深处探求故事的发展脉络。还有其他一些公认的故事情节,如和人以外的动物结婚的“异类婚姻”故事,以及丧失身体一部分机能后(象征着心理上的不成熟),主人公为了挽救自身的命运而进行探险的故事,这种故事的开头情节可以唤起患者的联想。治疗师不仅仅要为患者提供这些开头情节,还要和患者进行一些简单的探讨。当然,最能体现患者病理的方式就是这种创作法。换句话说,这种方式本身容易引起患者的精神力动平衡的变化。

注意事项

精神疗法的实质是从日常的价值观当中摆脱出来,重新认识自己的困难的过程。而艺术疗法的实质是从精神疗法中日常最常用的语言表现方式中解脱出来,进行治疗活动。也就是说,艺术疗法实际上是“剧中剧”。正因为这样,人的日常生活、精神疗法、艺术疗法之间存在着差距,所以艺术创作才能作为治疗活动发挥作用。所以我们在进行艺术疗法的时候,一定不能忘记这种层次上的差别。患者通过进入故事这种非日常的时空,从僵化的现实中解放出来,并且最终带来心理上的实际的转变。为了实现这一目的,我们必须注意巩固艺术疗法的基础,即加强日常临床治疗中的态度评价和言语式精神疗法中的评价。

(富泽 治)

第三十二章 舞蹈疗法的理论和展开

舞蹈疗法的定义

狭义的舞蹈疗法是指通过舞蹈和活动来改善人的身心不调状态的治疗行为。

广义的舞蹈疗法是指通过舞蹈和活动来维持、增进、恢复身体上、精神上、社会意义上的健康的治疗活动。

舞蹈疗法的历史

据说，在古时候人们经常会随心情的变化而翩翩起舞。高兴的时候，悲伤的时候，在劳动之前，在收获的时候，在战斗之前，在婚礼的时候，天气转冷或变热的时候，人们都会用舞蹈来表达自己的心情。跳舞会使人心情变得开朗，还可以减轻疲劳，增强团结力，人们有时还为了治疗疾病而积极地舞蹈。

但是，从某个历史时期开始，人们不再随便舞蹈。舞蹈变成了职业舞蹈家的工作，人们只是作为观众去欣赏他们的表演。而治疗疾病更成为医生的专业技术，利用各种医疗器械去检查和诊断，通过手术和药物进行治疗的方式成为主流。舞蹈的效用日渐被淡漠了。

将舞蹈和健康联系起来的活动再现历史舞台是在 20 世纪的中叶。1940 年左右，美国现代舞蹈家玛丽安·蔡斯利用舞蹈来治疗精神障碍患者的活动成为近代舞蹈疗法的开端。

1966 年，在美国西海岸和东海岸各自进行治疗和研究活动的人们济济一堂，成立了美国舞蹈疗法协会（ADTA），开始了对舞蹈疗法有组织的实践、研究活动。与此同时，欧洲等地的协会也相继诞生。

日本关于舞蹈疗法最初的介绍是在 20 世纪 60 年代。但是当时时机尚未成熟，进入 20 世纪 70 年代，也仅仅有少量的实践活动，到了 20 世纪 80 年代，日本各地相继开始了持续性的活动，但是它们相互之间几乎没有什么联系。1992 年，以梅田忠之为首任会长，日本舞蹈疗法协会正式成立，协会建立了相关人员的信息网，并开始定期召开大会和研究会。

1994 年，第一届世界舞蹈疗法会议在柏林召开，自此开始了舞蹈疗法的国际性信息交流。之后这一任务由美国舞蹈疗法协会的国际委员会(我是首任委员长)接手。每年来自欧洲、亚洲、非洲、美洲的二十几个国家的治疗人员汇集于该协会的年度总会,针对各种问题进行讨论。

治疗师的培养、资格和临床实践

在美国接受了研究生院专门教育后获得舞蹈治疗师资格的人,会在各种机构进行舞蹈治疗工作,或自己开业开展治疗活动。他们的理论和临床技术主要来源于美国舞蹈治疗创始阶段的代表人物蔡斯、埃文、埃斯宾娜、怀特蒙斯、斯库普、霍金斯等人。记载这些理论的入门书籍主要是雷力的著作,还有记载了蔡斯功绩的桑德尔的著作。

除美国以外,以色列比较盛行这种治疗方式,其他国家如英国、荷兰、法国等使用也较多。各国在美国舞蹈疗法的影响下,结合自身的文化和国民特色,开发出了具有独特风格的舞蹈疗法。法语文献中以魏雅瑟的著作最为通俗易懂。

日本还没有建立起完善的舞蹈治疗师培育制度和资格审核制度。所以想从事舞蹈治疗的人,或是自行开发自己的方法,或是求学海外,或是向前辈讨教,或是向日本的外籍舞蹈治疗师学习。斯库普、莱夫科、乔多罗等人的书籍也被翻译成日文出版。在这里需要强调的是,在美国的舞蹈疗法传到日本之前,日本本土也有通过舞蹈和身体活动来促进健康的治疗保健活动。最近,在学习美国知识的同时,日本开发研究的一些成果也被介绍到了国外,如芙二三枝子、岩下彻、增田明等人的研究。研究发表一般在日本舞蹈疗法协会和日本艺术疗法学会进行。虽然没有舞蹈治疗师的资格审核制度,但是当中许多人都有医师、护士、教师、健康运动指导师等和舞蹈疗法相关联的资格。

实施场所一般为大学、专门学校、中学、养护学校、医院、老年人日间护理中心、舞蹈学习班等,包括了教育、医疗、福利、艺术等领域。对象包括精神障碍者、身体障碍者、智力障碍者、身心症患者、神经症患者,还有老年人、普通社会成员、学生、家庭主妇等几乎所有阶层的人。

舞蹈疗法的理论基础

日本的舞蹈疗法还处于起步阶段。研究人员还在积极地进行技法和理论的开发,因此还没有处于绝对优势的指导理论,在此介绍大多数人公认的理论和概念。

1. 身心如一:心灵与身体是表与里的关系,它们互相影响。精神上的问题常常体现为身体上的不适,即表现在身体的症状和动作上。身体上的问题也同样会影响精神的健康。所以通过舞蹈和肢体活动可以对身心的健康状态进行推测,还可以通过舞蹈和肢体运动改善身体健康状况,并预防和治疗精神上的问题。舞蹈疗法在作为精神疗法的同时还是身体运动疗法。

2. 自然治愈力：生物体自身具有抵抗外界压力（防卫反应）和修复损伤（恢复平衡）的能力，这被称为自然治愈力。舞蹈疗法可以通过舞蹈动作和肢体运动，帮助我们最大限度地发挥自然治愈能力。

3. 自我内在沟通能力：在现代生活中，人们即使感到饥饿，常常也不能及时进食，而是继续工作；即使有些不舒服，也不肯停下来休息；即使想去游泳，也常常因为没有时间而放弃爱好。由于我们的大脑常常无视这些来自身体内部的信号，接受这些信号的感觉会变得日渐迟钝，信号自身也会渐渐变弱。这种状态成为"无体感症"或"无感情症"。舞蹈疗法可以促进我们这些感觉的恢复。

心理、社会因素以身体疾患表现出来的状态，我们一般称为身心症。我们相信舞蹈疗法在这一领域的应用会越来越广泛。身体不适的背后隐藏着心理、社会的原因。通过舞蹈和肢体运动可以改善身心健康。对于特定的身体症状，如果能够找到本人认可的心理、社会因素，身体症状也会较快得到改善。而身体症状的恢复也会给精神健康带来好的影响。

就像这样，舞蹈疗法通过舞蹈和肢体动作唤醒我们身心内部深层次的欲求，使我们保持身体欲求和精神愿望之间的平衡。以从事以现代舞为背景的舞蹈治疗的治疗师为中心，大家对"即兴"技法在这方面的影响进行了许多开发和研究。

4. 和他人的沟通：注意他人的存在，和他人构建良好的关系，这是现代社会生活中不可缺少的条件。在舞蹈疗法当中，通过舞蹈和肢体运动，我们可以了解个人在团体当中应该以什么样的立场出现，以什么样的风格行动。通过这些活动，知道自己和他人的位置关系，并获得培养良好共存关系的机会。这时，"即兴群舞"可以发挥很大的效用。

5. 从自我控制到自我实现：舞蹈疗法的最终目的是要"帮助治疗对象以自己的风格获得属于自己的幸福"。舞蹈疗法的舞蹈动作和肢体运动可以使我们获得身体上、精神上、社会意义上的健康以及良好的自我控制能力，并进一步思考自己的生活目标和生存意义。舞蹈疗法可以帮助我们培养健康的生和死的观念。

6. 好的心情和快乐："健康的东西都是和快乐有关的东西"。不管是因为健康而快乐，还是因为快乐而健康，舞蹈疗法带给我们好的心情和快乐的情绪。虽然有时为了净化心灵，人们以"愤怒""悲伤""不甘"等感情为焦点进行舞蹈活动，但是我认为这些其实是通向快乐的过程。

7. 非日常性的突出：人们的生活可以分为日常活动和非日常活动。"舞蹈"是非日常活动的典型，通过与日常工作和家务劳动不同的活动，我们可以从不同的观点看待问题，将平时压抑的情感表达出来以获得内心的平衡。日常活动和非日常活动相结合并反复进行，可以提高生活的乐趣和节奏。舞蹈疗法可以为我们提供非日常的活动机会。而我们可以认为灯节庙会上人们载歌载舞的行为实际上就是自然形成的舞蹈疗法。

关于技法

舞蹈疗法使用的舞蹈动作和肢体运动多种多样。重要的是"这种舞蹈和肢体动作对身体上、精神上、社会意义上的健康有什么帮助",至于动作的美观度、技术难度、动作是否到位等均是次要的。而且这些舞蹈动作在即兴度、故事性、游戏性、运动量上有很大的不同,另外,对音乐、语言、道具的使用也是千差万别。

在临床中使用这些技法时,最重要的是治疗要有"即兴"的特点。什么样的动作对健康有好处,是因人、因时而异的。所以治疗师要学会几种舞蹈动作,还要对治疗程序有充分的准备。但是,不能拘泥于这些准备,归根到底要根据患者的情况来制定治疗的方针。要做到"有备无患,随机应变"。

(町田 章一)

第三十三章 舞蹈疗法的实际应用

在现在日本的精神科医疗和心理临床当中,关于使用舞蹈和肢体运动实施治疗的实践和研究很多。这种治疗方式被称为"舞蹈疗法"(简称 DT)。关于舞蹈疗法的理论和技法,有来自不同方面的研究。本篇主要介绍受美国舞蹈疗法创始人玛丽安·蔡斯的影响,在日本长谷川医院开展的针对精神科患者的舞蹈治疗实践。另外,舞蹈治疗分为个人疗法和团体疗法两种,因为篇幅关系,本篇只介绍应用较为广泛的团体舞蹈疗法。

舞蹈疗法的目的和适用范围

舞蹈疗法是为身体的动作和交流以及情感体验提供表达机会的治疗形式,是以非言语的方式促进治疗进程变化的精神疗法之一。舞蹈疗法支持参加者的动作表现中适应度高的部分,并通过治疗师的共情促进这些适应性表现的发展。

舞蹈疗法有以下优点:

1. 参加者的紧张度和负担较低,适用的范围相对较广,甚至包括以语言为媒介的疗法当中很难实现共情的病例。

2. 因为是以动作这一前语言式的表现媒体为主,所以有些无法用语言表现出来的情感,会通过动作直接自然地表现出来,这对于心理防卫较强的患者很有效。

3. 因为情感表达是在训练有素、有经验的舞蹈治疗师的引导下进行的,所以治疗当中出现的由剧烈的感情波动而导致的动作也会随着韵律而自然地受到约束,危险度相对较低。

4. 在团体治疗当中,团体成员可以共享前语言式的、多种多样的情感表现和情感体验。参加者在团体的共情、容纳、支持之下,积累各种各样的情感体验,可以确认自己的情感的普遍性和妥当性。

治疗构造

场所

一般在可以进行轻量运动的大厅或体育馆举行。以入院患者为对象的开放式团体治疗可以在病房建筑的大厅中进行。

时间和实施次数

根据治疗目的的不同，一周可进行数次。如果要追求团体的质量和交流的深度，每周 1 次是最低限度。实施时间因次数、对象、实施场地的温度条件而异。对成人精神障碍者的治疗一般每周 1 次，每次 45 分钟左右。如果每周 1 次以上，或是以小儿、老年人为治疗对象，实施的时间可以再缩短一些。

参加人数

为了促进团体内有意义的相互交流，和言语性小团体疗法一样，以 6~8 人为宜。

治疗人员

团体由舞蹈治疗师进行管理和引导，根据需要可以设置助理治疗师，或请相关治疗机构的工作人员一同参加治疗。从我的经验来看，参加人数较少时，治疗师一个人应该可以应付，但是如果参加人数超过 8 人，或有机能低下的成员加入时，则有必要请助理治疗师或其他人员从旁协助，这些人主要是关注参加者的动向，协助舞蹈治疗师进行团体的运营，防止成员掉队。

会议

治疗人员在治疗活动前后要进行会议讨论。为了让治疗有意义、安全地进行，在治疗前的会议当中要收集关于患者个人及病房整体动态的信息。在治疗活动后，要针对治疗活动中患者的心理变化进行总结，尽量做到让治疗队伍共享所有的对治疗有益的信息。

成为治疗师的条件

舞蹈治疗师是使用舞蹈和其他身体动作进行精神治疗的人员。所以，在掌握舞蹈技术的基础上，还有拥有精神治疗师的资质和技能。即治疗师要拥有多种舞蹈技术，熟知舞蹈疗法理论，有对动作进行观察、分析、评价的技能，熟练掌握个人及团体的精神力动学理论，了解人体和各部分机能的基本知识，具备对各种精神疾病的理解能力、对治疗整体的认识能力等。另外，还必须定期接受治疗督导，以担当起治疗师的义务和责任。

治疗活动的推进方式

在开始进行治疗活动的时候，舞蹈治疗师必须尽力感受现场的气氛，并选择和现场气氛一致的音乐。动作以患者自发的动作为基础，即兴地强化患者的动作中有建设性的、健康的部分。不能每次都是用同样的音乐或是一成不变的动作。参加者的心理状态随时间的推移会出现许多不同的变化，治疗师要根据这些变化改变治疗的方向。一般治疗活动的具体内容如下：

1. 热身：创造出接纳的气氛。提高身体各部分的活性，增强身体活动的意识，尽可能引导出有表现性的动作。

2. 发展：促进表现性动作的发展，促进团体的感情表现和感情体验。

3. 终结：调整高涨的情感，以平静的气氛终止治疗活动。

主要技法

动作表现

从患者的自发动作中，选出适应性好、健康的部分，随着自然的节奏，即兴地进行动作表现。这时，在对参加者的情感进行共情的同时，还要促进感情表现的发展。动作的要素如右表所示：

表33－1 动作的要领

连贯性：	自由………有制约的
幅　度：	大…………小
力　度：	强…………弱
时　间：	快…………慢

音乐的使用

适当地使用音乐，可以在规范动作的同时，促进情感表达过程的发展。我为了满足参加者各种各样的需要，总是准备很多张CD，并根据治疗活动的进展而调整曲目。使用的音乐包括古典、爵士、流行、民族音乐等，原则上避免使用患者能够听懂歌词的曲子或有某种特殊意义的曲子，这样是为了避免与治疗进程无关的想法和念头出现，防止带来不必要的情感。

语言的介入

对团体共同进行的舞蹈动作的象征意义进行语言说明，可以促进参与者对动作意义的理解，帮助其通过动作最终实现情感表达。另外，对动作等非言语表达方式所表现的内容进行解释，这种言语表达自身就能够深化参加者对自我体验的意识。

治疗活动的实例

这是每周一次在女子急性期封闭式病房进行的舞蹈疗法的治疗。

参加者包括十几岁到三十几岁的精神分裂症、非典型精神病、边缘型人格障碍、摄食障碍等女性患者12名。以入院后几天到数周的患者为主，其中有的人是第一次参加舞蹈疗法。治疗人员包括主治疗师、助理治疗师、护士3人。

治疗前会议

首先由护士介绍了当日参加治疗活动的患者的一些情况，包括症状、性格特征等。然后，确认当日没有入退院等患者的移动计划，病房整体的气氛比较安定。

治疗活动的过程

热身

在要进行舞蹈疗法的广播播出后，5 名患者聚集到了大厅中央，另外 3 名患者坐在旁边的椅子上，1 名患者站在一个角落里。没有人交谈，也没有人移动，整体上十分安静，没有明显的感情表现。治疗师使用在气氛上比较中立、节奏较为缓慢的三拍的吉他和竖琴演奏曲。参加者在保持彼此距离的情况下组成了一个椭圆形，其中 D 女抬头四处张望，而 E 女却双手紧贴上身，身体显得很僵硬。

治疗师一只手放在胸前，扭转腰部，接下来在上身由前转向后的同时，将放在胸前的手向前方伸展。并辅以语言解释："就像自己在轻轻地拉开窗帘一样。"而 E 女迟迟没有伸出手臂完成动作，治疗师在语言上对她的阻抗表示理解："只要将窗帘拉开到想要的位置就可以了。"在反复的过程中，参加者渐渐伸展手臂，展开身体实施动作，同时开始交换视线。这时，舞蹈治疗师开始让参加者用双手进行以上动作，并将手在每个成员的面前呈弧线划过。这时的语言说明是："像要把某件东西交给每个人一样。"参加者开始注意到自己手的方向有其他人的存在，自然地开始向圆心靠拢。

发展

舞蹈治疗师为了促进团体的亲密性和活泼度而改变了音乐。其使用的是文艺复兴时代的舞曲，是以脚踏琴为主的悠扬的协奏曲。这时参加者变成了 7 个人。团体聚集起来，开始随着韵律进行手搭手的动作。E 女还是表现得踌躇不前。团体采取了聚在一起又分开，然后再反复进行的方式。在聚集在一起的时候，D 女和 F 女开始进一步向中央靠拢。这时，舞蹈治疗师将大家搭在一起的手称为"灌木丛中的隧道"，让大家一个接一个地从中间穿过。参加者随着 D 和 F 试着穿过隧道，然后再站在后面伸出手为下一个人搭隧道。在其他人都完成之后，E 女站在了隧道的入口，稍稍犹豫了一下后，E 女终于穿过隧道，还露出了微笑。大家互相握住对方的手，开始大声欢呼，团体中的爱他精神和友情开始苏醒。治疗师接着提出大家分对舞蹈，成员开始随着对方的舞步，自发地进行有创造性的、活泼的舞蹈。然后，全体成员分为两个小组，呈环状开始舞蹈。开始时两个小组分别独立地舞蹈，但是逐渐两个小组的脚步声开始互相呼应，一起向前踏步时发出很强大的声音，这种声音帮助他们意识到自己的存在。

终结

在一系列充分的身体活动后，团体聚成一个大圈，治疗师用语言表达：“这个团体有许多好的要素，大家要好好记住。”这时，有几个成员提出了“爱”“希望”“友情”等词汇。大家一齐向圆心伸出双手，然后放在自己的胸前。一时，大厅中一片寂静。这时，治疗师注意到因为接受点滴治疗而站在点滴架前的 A 和 B，于是，大家将组成的环状变成向着 A 和 B 开放的 U 字形。在队伍一端的治疗师一手搭在旁边人的肩上，一手放在胸前。其他参加者也一个接一个开始同样的动作。大家一边将团体中凝聚的情感收藏在心里，一边向这次的治疗活动告别，准备回到日常的治疗生活当中。当最后 A 把手放在胸前时，舞蹈治疗师说：“让我们记住这一刻的感情。”本次治疗活动结束。

总结

通过总结，治疗人员就治疗过程中感受到的内容进行共享，确认治疗团体的心理题目，共同评定参加者的态度、语言和非语言表现以及动作的特质。

首先，就整体的印象，各成员的感受分别是“心之环”“纽带”“怒海中的救生船”。同时还有“灌木丛中的隧道”“共同踏步的声响”，这些具有重要的治疗效果。

对个人的评价，以 E 女为例，列举如下：

参加状况：自发地参加了治疗活动。

行动：最初双手紧贴上身，双足呈立正姿势，全身处于封闭状态。总是落于大家的一步以后。但是在大家和治疗师的引导下，其进入到团体活动当中，全身的紧张也渐渐松弛下来。

解释：处于非常紧张的状态，对于向他人敞开心扉有阻抗。但是希望他人接纳自己的愿望很强烈。在建立了安心的关系后，紧张感也渐渐地消除了。

今后的目标：保持对团体的安心感，促进自我表现和交流。

治疗活动的评价

要对舞蹈疗法中发现的患者的变化进行适当的评价，并积极地应用于整体治疗当中。

评价主要通过舞蹈治疗师和观察者对团体的观察来实现。另外，还要参考来自参加者的反馈信息。

作为精神病治疗的一环，以舞蹈疗法为中心的身体层面的治疗作用日渐得到重视。在舞蹈疗法中，活动身体，进行活泼的自我表现，和他人共同分担欢笑和泪水的患者的样子非常美丽，让人感动。从中我深深感受到身体活动对于心理治疗的意义，期待今后这方面有更深层次的研究和发展。

（锻冶 美幸、香田 真希子）

第三十四章 心理剧的理论和展开

心理剧是以即兴剧形式进行的团体心理疗法。所以，在实践当中要求治疗师既要有团体精神治疗师的治疗能力，还要有舞台导演的演剧创作技能。和坐在一起谈话的团体精神疗法相比它更重视动作表现；和舞蹈、运动疗法相比它更重视语言的内在表现。也就是说，心理剧的表现手段和日常生活在状态上很接近，但是其表现样式又是特别的，是剧的形式。这种剧的性质是作为艺术疗法之一的心理剧成立的基础。剧和日常生活是有差距的。我们可以通过剧来进一步明确日常生活中的事物。不是用脑去理性地分析，而是用心去理解、去感知。通过这种方法，才会得到真正的认识。

《水之精灵》(*Undine*)中，宫廷侍卫长对诗人说："到了我们这个年纪，这世上的一切都像是一出愚蠢的戏剧，拖沓冗长，没有高潮迭起的情节。爱情都快要枯竭了，追求的人还没有走到舞台中央。人生进入老境还得不到一丝淡泊和宁静。"而与此相对比，戏剧"反而更加真实，有新鲜感。剧中的情节更胜现实中乏味的人生，没有让人恶心的腐肉的气味"(《水之精灵》第二幕)。心理剧就是利用剧的这种超过现实人生的优点来进行精神治疗。

心理剧的开端

心理剧的创始者是莫雷诺(1889～1974)，他是出生在布达佩斯的犹太人。他比弗洛伊德稍晚些，在维也纳学习精神医学，后移居美国。他在纽约北部，赫德森河畔的避暑地碧肯开展心理剧的实践与研究。

莫雷诺在维也纳的时候，维也纳正处于大变革的时期。奥匈帝国消亡，新艺术运动和"分裂主义者"提出"艺术为了时代，艺术为了自由"的口号。莫雷诺在当时也受到了这些社会环境的影响。在众多的社会文艺活动中，莫雷诺对演剧情有独钟。学生时代他常和孩子们一起说话并编排话剧，作为一名拒绝上学的儿童的家庭教师，他发掘了该女孩的戏剧天分，并最终促成了她的成功。他认为，演剧的创造性在于剧本的创作过程，之后反复的演出只是文化的遗产，没有更多的价值。他曾经质问正在演出的演员"你是真的剧中人吗"，并因此被警察逮捕并接受警告教育。其初衷都是因为对剧本的反复重演的不认可。对他来说，剧如果不是即兴的演出就是没有生命、没有意义的。

他最初执导即兴剧是在 1921 年 4 月 1 日。当剧场的大幕展开时，在放着一把椅子、王冠和长袍的舞台上，莫雷诺以一身滑稽服饰登台，向观众解释说明该剧是描写某一帝王家族败落后，人们寻找能治理维也纳的国王的故事。他邀请台下的观众上来表演，虽然有几个人进行了尝试，但是都不能胜任国王的角色。这次即兴剧的尝试以失败告终，因为在整个过程中，没有热身活动和辅助自我的帮助，失败本在情理之中。之后，他组建即兴剧团，以当天报纸中的新闻事件为内容进行演出，即“生动报纸”。在这些成员的名字当中，竟然包括了之后出演《卡萨布兰卡》的个性男演员彼得·洛。

当时，剧团某女演员的丈夫向莫雷诺诉说了婚姻生活之苦。原来，和在舞台上演绎的青春少女形象相反，该女演员在家中十分霸道，有很强的攻击性。刚好有一天，剧团演出一幕妓女被杀事件，莫雷诺让她任主角。情节是因为金钱纠纷，女主人公破口大骂，对方在暴怒之下绞杀了这名妓女。她演得十分出色，台下掌声雷动。之后，她相继演绎了社会底层的女子、丑恶的女人、性格暴烈的女人等角色。而她在家庭中的攻击性竟然渐渐地缓解了，在看台上的丈夫也渐渐地理解了妻子的心情。如此一来，莫雷诺干脆让她的丈夫和她同台演出，不是演报纸的新闻事件，而是让他们演他们自己的家庭纠纷。之后观众都反映，和血淋淋的新闻事件相比，他们的夫妇问题更能打动人心。这就是心理剧的开始。

之后，莫雷诺开发了中央高四周低的圆台形舞台，演出时观众也是身临其境，坐在舞台当中。莫雷诺在 1924 年的展示会上发表了这种构想。但是，与此同时，基斯勒也发表了让观众感觉仿佛是坐在火车上看剧的圆形舞台模型。莫雷诺认为这是对自己作品的剽窃而将之告上法庭，一时之间莫雷诺成为新闻人物。

1925 年，因为上述诉讼的借款和纳粹的迫害，莫雷诺移居美国。在美国，最初他作为磁带的发明人之一到处寻找机遇，但是在有声电影刚刚普及的好莱坞他并没有得到关注。虽然他在新新监狱的团体心理训练中开展的社会关系测评得到了认可，但是最终他还是在碧肯建立了疗养所，开始心理剧的实践研究。最初，弗朗肖·托恩、琼·克劳馥夫妇等好莱坞大牌明星均曾是座上之宾。但是，因为一般的演剧和心理剧的目的不同，最终以娱人之目为目的的演员们相继离开，那里成为精神医学和心理学者聚会的地方。

为了治疗自己姐姐的精神分裂症而造访莫雷诺，并最终成为心理剧专家及莫雷诺的第三任夫人的哲卡的出现，给心理剧的发展带来了巨大的生机。1954 年，她成立了国际团体精神疗法学会。

日本最初在 20 世纪 50 年代由松村康平和外林大作两人以角色扮演的形式介绍了心理剧。我以自己独创的方式开始实施心理剧是在 1965 年。1981 年，日本团体精神疗法学会成立之时，哲卡女士亲临日本，介绍了古典派的心理剧。心理剧在日本日渐盛行，1995年，日本心理剧学会正式成立。

心理剧的理论

自我表现和心灵净化(倾诉)

在心理咨询当中，由于治疗师的包容，患者可以自由地进行自我表现。这个过程被称为“心灵净化”(倾诉)。在团体精神疗法当中，参与者被团体容纳，能够向团体其他成员展现自己。而艺术疗法是以语言以外的形式进行自我表现。具体方式包括舞蹈、诗歌、绘画、陶艺、音乐等。莫雷诺认为，通过心理剧，人们可以获得整体的心灵净化(倾诉)。因为心理剧的倾诉方式和日常生活非常接近，是使用全身的表现能力的倾诉。

而且，通过舞台导演和演绎对方角色的“辅助性自我”(客位自我)的帮助，可以非常充分地实现自我表现。剧的主角在灯光下进行演绎，其他人帮助他创造舞台世界，这是剧的游戏规则。主角可以无所顾虑地表达自己。导演为他创造舞台条件，“客位自我”通过双面镜技术进行辅助。在这种情况下，即使是自我表达能力较差的人也能够实现倾诉。

自发性

我们在遇到平时不能应对的危机状态时，会产生新的有创造性的能力以战胜困难，这被称为“自发性”。在人发育的初期，因为自发性十分强，所以成长和发育不断进行。到了后期，有了固定的职业分工，或为人父母有了固定的责任，并具备了相应的社会地位，这时我们的行为会变得简单而有规律，生活单纯，没有惊险。我们的自发性会变得很微弱，并陷入单调的思维方式当中，一旦生活中出现了波澜，则无法对应。在这种情况下，我们可以利用舞台这一自由安全的空间，直面“剧”这种形式，刺激自我，调动自身沉睡的自发性。

在新角色中的洞察

在舞台这个自由、安全的空间当中，我们从平时社会生活中的责任和分工中解放出来，通过各种各样的角色来体验新的自我。可以将自身过去“生锈的”角色找出来，重新进行体验，也可以开发出新的角色。还可以通过角色交换，站在父母或配偶的立场，甚至以故乡的山或身边的家具等无生命的角色的视点，对自己进行观察。还可以跨越时空，去看望过去或是未来的自己。

Tele和沟通

从社会的分工和责任中解放出来，我们可以看到人的本色，加深相互理解和相互沟通，莫雷诺称之为“tele”。在这种情况下可以出现跨越理性的人性理解。如果不能顺利地做到这一点，导演和“客位自我”可以对主角进行援助，以促进团体的亲密性、相互作用及相互沟通。这可以在短时间内增加团体的凝聚力。

超现实

在“剧”的舞台上什么都可以实现。这个舞台是人心中的现实的再现。和物理世界的现实不同，在这个超现实当中，死去的人可以复活，过去可以重演，梦的世界可以成为现实。这一切在团体的观众中会得到实现，因此避免了幻想和白日梦的危险。

心理剧的构造

参加人员包括导演和男女各1名的“客位自我”(主角以外的演出人员，因为是辅助主位自我的角色，所以成为客位自我)，还需要1名记录员，合计4人。辅助自我可以从成员当中挑选。对构成人数没有什么限制，一般在10～15人。只要能理解舞台这一空想世界的人都可以参加。对舞台没有什么特殊要求，如果照明亮度分为数个级别会比较方便。道具只要有椅子即可。为了演绎天空和山峰，最好能有高一点的台子，为了渲染攻击性，可以准备击打时会发出很大声响的棍子。有的导演还要求有音乐磁带和渲染色彩用的有色的布。

心理剧的展开——团体活动

热身

从日常世界进入“剧”的世界要事先进行热身。连续治疗活动中，可以以第一次治疗活动为热身。每次10～30分钟，目的是为了缓解紧张，增加成员间的亲密感，促进成员的自我开示。另一方面，导演根据掌握的团体成员的情况，制订治疗活动的进度计划。热身的内容可以是运动、游戏、聊天、简单的自我介绍等。

主角的选择

主角的选择要求有自发性，或者选择最需要“剧”的人，或者重视团体治疗的进程，在得到本人同意的情况下，选择团体中与剧的内容最相符的人。在前面的情况下，有的人因为紧张而勉强演主角，这是需要注意的。只要做好热身准备，建立一个好的团体，自然而然主角就会被表演出来。

剧

在主角决定以后，确定本次治疗的目的，然后根据目的创造舞台环境。对手角色一般由主角从成员中选出，但是，如父母等重要角色，或在主角不能顺利表演时提供帮助的另一个自我，以及变身为主角演绎故事的“镜中自我”等角色，必须由有培训经验的人来担当。

要通过各种各样的演艺技术来构成主角真实的内心世界，其中最为有效的是和重要的人物、物品，或者是自己的一部分进行角色调换，从对方的立场上对自己进行观察。通过这种方式，可以得到新的视点，促进现实沟通的顺利进行。另外，还可以将现实中没能表达出来的东西，在舞台这个超现实的空间中进行表现。或回到过去，重新演绎人生故事，或让死去的人重新登场进行对话。还可以挖掘出自己内部的压抑的那部分角色来进行对决式的谈判，也可以将自己内部的角色进行整理、统合。这时主角的目的如果达到了，就可终止治疗。在沉重的主题剧中，适当地将辅助角色从任务分工中解放出来也是很重要的。

分担

在剧结束后，主角以外的人针对剧中看到的自身的问题进行交流，分担主角的心情。一般禁止客观的评价和感想。主角将自己的内心毫无保留地为他人演绎出来，那么要想安慰他，其他的人也必须将自己的内心敞开。通过这种分担，治疗的题目变成所有人共有的课题。

总结

和其他的团体精神疗法没有太大的区别，团体整体地对每个成员进行评价。

心理剧的种类

以神经症患者为对象的古典心理剧；内容浅显，写生形式的，可以由多人共同体验的短集系列心理剧；以老人问题、学校里欺凌弱小等社会问题为题目的社会心理剧；像SST一样的患者在特定状况下进行的尝试性的角色扮演训练。还有一种是最近发展起来的，由参加者说出自己的回忆和体验，再由经过训练的演员将故事以即兴剧的形式演绎出来，这和维也纳的“生动报纸”很接近，被称为“回演剧场”，它和实际的演剧是最为接近的一种方式。

（增野 肇）

第三十五章 心理剧的实际应用——精神病例

本篇介绍以精神分裂症为对象的心理剧的实际治疗案例，并结合案例阐述实施中需要注意的一些问题。

案例

（题目：母亲节）

下面介绍的案例是在我工作的医院精神科的日间护理中实施的心理剧。成员有 20 人左右，以精神分裂症的患者居多，其他包括癫痫、边缘症、躁狂抑郁症等患者。心理剧的负责人员包括临床心理医师 3 名（女性），社会工作人员 1 名（男性）。

热身

身体交流

在导演（以下简称 D）的指示下所有人做以下活动：

1. 和更多的人握手。
2. 抛接球练习（大家围成一圈）。

一边说自己的性格，一边将真实存在的球抛给其他人。一边说自己想去的地方，一边将想象中的球抛给其他人。在大家进行了一遍之后，D 选定一名男性成员隆夫（假名）的内容“想去富士山登山”。

3. 所有人表演去富士山登山。

语言交流

想一下母亲节要为母亲做什么，两个人一组互相介绍自己想到的内容，然后在大家面前阐述。以下介绍三个人的内容（成员名为假名）：

隆夫：请母亲吃一大碗全是叉烧肉的叉烧面。

俊男：去中国饭店（假名）帮母亲的忙。

一郎：给母亲点外卖。

D 接受“辅助性自我”（补充主角及所有参加人员的自我的不足部分，促进心理发育的治疗人员）的建议，“安排隆夫母子吃俊男做的叉烧面”，在征得本人同意的前提下，由以上三人为主角。

剧

三个主角自己选择扮演自己母亲的人员(隆夫的母亲：女性治疗人员；俊男的母亲：女性成员；一郎的母亲：女性成员)。其他成员以其他各种角色自觉地参加演出。另一名女性成员选择作为俊男的客位自我(双重自我，另一个自己)。然后，D向三名主角询问他们的母亲都是什么样的母亲。

场景一　中国饭店

(隆夫和母亲到店里来吃饭。俊男和客位自我同时接受点菜，做叉烧面)

隆夫：开始吃吧。

母亲：啊，这叉烧肉，1、2、3……8，这碗面有8片叉烧肉！

(角色交换。隆夫开始演母亲)

母亲(隆夫)：有好多的肉啊。

D：看到面里有这么多肉，你觉得怎么样？

母亲(隆夫)：很高兴。

D：隆夫是个怎样的孩子？

母亲(隆夫)：很听话，还肯帮我的忙。

D：有什么要和隆夫说的话吗？

母亲(隆夫)：吃到这么好吃的东西，就是死了也觉得很开心了。

(角色交换。隆夫又回到自己的角色上)

母亲：真好吃，没吃过这么好吃的叉烧面。

隆夫：真的吗？

母亲：两个人很久没一起来吃饭了。

隆夫：那我们下次再一起来吃吧。

母亲：有你这么孝顺的儿子我太幸福了。吃到这么好吃的东西，我死了也觉得很开心了。

隆夫：你可千万别这么说。

母亲：是啊，我还要多活几年，不能死。

场景二　一郎的家

(一郎给中国饭店打电话，点了两碗拉面。俊男和客位自我一起做拉面)

母亲：这么好吃的拉面，太好了。

(角色交换。一郎开始演母亲)

母亲(一郎)：好吃，你给我点的拉面真好吃。

D：你现在的心情怎样？

母亲(一郎)：很高兴。

D：你觉得一郎是个什么样的孩子？

母亲(一郎)：每天游手好闲，什么都不干。

D：那你觉得这样的孩子是好孩子吗？

母亲(一郎)：我自己也只爱看电视，什么都不管，也没帮他什么。

D：那么你觉得他到底是个什么样的孩子呢？

母亲(一郎)：(迷惑的表情)不知道。

一郎(女性成员)：妈妈你这么高兴，我们下次还一起吃中国饭店的拉面吧。

D：一郎这么说了，你想对他说什么呢？

母亲(一郎)：还是没有大人的样子。

D：这样的儿子，你愿意接受他吗？

母亲(一郎)：愿意。

(角色交换。一郎回到自己的角色)

母亲：我愿意接受(一郎)，谢谢你的拉面。

一郎：不用谢。

母亲：下次一起去店里吃吧。

场景三　中国饭店

(D面向俊男和母亲)

D：今天的生意如何，你的儿子怎么样？

母亲：他帮我干活，我很开心。

D：俊男，你的心情怎么样？

俊男：能尽孝心帮妈妈做事，很高兴。

(D面向着隆夫和母亲)

D：隆夫的母亲，你今天觉得怎么样？

母亲：母亲节儿子请我吃叉烧面，很好吃。

D：隆夫，你呢？

隆夫：我觉得很高兴。

之后在D的指示下，扮演客人角色的男性成员向俊男打了招呼，走出店去。然后，扮演门的角色的成员，向三对母子表达了作为门的心情。之后解除角色扮演，治疗结束。

分担

其他成员在谈到感想时有以下的意见："气氛很亲切""我也想领着母亲去各种地

方”等。

三名主人公的感想如下：

一郎：我觉得她(母亲角色的女性成员，是两个孩子的妈妈)演得很好，她就是一个典型的母亲形象。

隆夫：觉得很不可思议，剧中充满了现实感，无处可逃。

俊男：原来有这么多对母亲表示感谢的方法，很有感触。

注意事项

以上介绍了心理剧应用的一例。这个案例和短集式心理剧很接近，但是因为三个主人公各自演绎的“母亲节”合在一起构成了一个“剧”，从这一点上看，它和短集式的心理剧又有一些不同。

他们三人是精神分裂症患者。隆夫(男性，42 岁，大学毕业)和其他成员没有任何自发性的交流，总是待在角落里，背向着别人。俊男(男性，30 岁，高中毕业)，总是在同一张桌子上坐着，同人接触的意识十分淡薄。一郎(男性，32 岁，高中毕业)，缺乏对人的接触，消极被动。

这三个人有非常显著的自发性的低下，人际关系存在很大的问题，这是精神病患者特有的现象。所以说对他们的治疗方法是进行自我启发，改变内在问题，但在此之前首先要像莫雷诺所说的，进行“自发性的恢复训练”，通过自发性的训练改变人际关系的现状。这时我们需要注意的有以下几点。

从热身开始，进入“剧”的表现

热身中的“身体活动的沟通”和“语言的沟通”对精神病患者来说十分重要，因为这些活动中包含了“玩”的要素(表 35－1)。这可以缓解身心紧张，促进交流，还可以引导出成员的欲求。将这些欲求通过剧来表现出来，能够更加深刻地理解他们的内心。

选择主角

在案例当中，热身的最后根据“客位自我”的提案和导演的建议，确定了三人的“母亲节”的主题，本次是隆夫和俊男第一次演绎主角，在剧和分担的过程中，我们知道演主角有十分重要的意义。但是，在讨论感想时，隆夫也提出“现实感很强，觉得无处可逃”。这种感想对于演主角的人是十分危险的。所以说，如果没有人自发地演主角，导演必须根据“现在、这里”的判断和本人的意愿来慎重地选择主角。

着眼于对人接触的畸形方式

我认为纠正分裂症患者与人接触的方式，要从与人接触方式的差异入手，有效地

表 35-1 各种热身活动

以身体活动为中心的活动	1. 音乐广播体操及其他应用方式 • 音乐广播体操 • 分组体操(2 人组,3 人组) • 椅子体操 • 柔软体操 • 舞蹈 2. 运动 • 抛球运动 • 季节运动 • 运动会 3. 游戏类 • 解线 • 丢手绢 • 抢椅子 • 传音游戏 • 水果篮 4. 设定场所,用形象表现 • 小时候的游戏(跳马,跳绳) • 在游乐园(过山车,转轮,咖啡杯) • 风物诗(集体表现)
以身体活动为中心的活动	• 盖房子(团体每个人做柱子或房顶) • 姿势游戏(一个人做一个姿势,大家猜他做的是什么)
以语言空想为中心的活动	1. 相会,邀请 握手→打招呼→自我介绍→邀请 大家坐成一个圈。一个人到另一个人的面前,握手。后者让出自己的位置给前者,再去找其他人。所有人都做一遍后开始打招呼,以同样的方式开始。 2. 送礼物(生日,圣诞节,新年) 3. 空想门 闭上眼睛,在指定的时间内在想象中做想做的事 4. 七夕(许愿,和一年只能见一次的人见面) 5. 银河铁路 999(坐上可以去任何地方的火车远游)

利用“客位自我”,才能使治疗更为有效。案例中的三人都有明显的与人接触上的问题,首先是人际接触的稀疏。一直都很保守封闭的俊男是在客位自我的帮助下,才实现主角的扮演的。而且,扮演客人的很多成员都说“这好吃”,这种赞赏也为俊男提供了很多与人接触时的自信。

而平时依赖于治疗人员一对一的接触,在自己的四周筑起墙壁,把自己关在里面的隆夫和治疗师之间进行了角色交换。他在感想里说“现实感很强,无处可逃”,证明他通过角色交换,对自己平时的逃避行为有所注意。

一郎也是和俊男一样与人接触稀疏的患者。但是他在双重自我的援助下,曾经几次扮演主角,在角色中已经一定程度地找到了自我。在这次治疗中,导演通过角色交换,试图让一郎在母亲和自己的关系中找到自我,当然,母亲眼中的一郎并不是很好,但是这样的一郎仍然得到了母亲的认可。

技法的使用——在多大程度上接触

在针对精神病患者的心理剧中，重要的一点是在为患者提供安心感、安全感的同时进行治疗。在案例中，“母亲节”的题目并不能说是十分深刻的题目，但是隆夫和一郎通过角色交换，仍然得到了很深层的内容。

莫雷诺说，角色交换是社会化和自我统合的技法，是创造心理剧的世界时不可缺少的手段。角色交换是和患者的内面进行对话的方式，如果使用方法得当，就可以促进自我的统合。但是对于自我概念不明确、自我认知十分脆弱的患者来说，这种技法可能会导致角色的混乱，引起病情的恶化。

所以，对于俊男，该用和隆夫及一郎一样的方法去进行角色交换，还是尽量不接触其深层的内心内容，由双重自我同时进行演绎，需要根据实际情况进行分析，要慎重对待。又比如，当一郎的台词中出现了“游手好闲，什么也不干”“不像一个大人”等负面评价时，导演马上提出“接受不接受”的支持性问题，最终帮助一郎实现了自我统合。

以上介绍了针对精神病患者的心理剧的实际案例和实施心理剧的注意事项。在精神病患者中实施心理剧的第一步，是治疗人员和成员共同构建和拥有轻松愉快的空间，这是我们需要牢记的。

（茨木 博子）

第三十六章 心理剧的实际应用——非精神病例

这里介绍的是以神经症患者、一部分人格障碍患者，或者以自我启发为目的的健康者为对象的心理剧实践，也就是说是以病态水准低于精神病患者、相对比较健康的人为对象的治疗活动。

一般来说，以个人为焦点的心理剧治疗活动，治疗是以主角为中心进行的，通过剧的形式实现对主角生活史的再现、再构成，以达到洞察心理、面对矛盾、统合人格的目的。

适用范围

心理剧是团体精神疗法之一。要求对象是能够参加团体活动的人，如果不适合参加集体活动，即使病态水准很低也不能实施心理剧治疗。比如，对舞台环境有独占欲的自爱性性格障碍患者和一部分歇斯底里患者，又或者躁狂症等急性精神病状态的患者，就不适合进行心理剧的治疗。

实施的必要条件

主治疗师，其角色是导演、助理导演(最好和导演是不同的性别)，心理剧进行的场所——舞台(参加者坐成一圈后，中间的空间即可作为舞台)。

另外，参加者一般以 8～15 人为宜。根据治疗目的的不同，人数略有差异。如果以进行深层的分析为目的，那么团体应是封闭式的，同时限制人数。但是如果是以体验为目的的，那么可以是开放式的，并且人数可以增加。

治疗的流程

一次治疗大约分为三个阶段，即热身、剧、分担。治疗结束后，还要召开治疗人员会议进行总结。一般临床中进行的心理剧在 90 分钟左右，在研究会或自我启发团体中，一次可能超过两个小时。

热身

为了降低团体的紧张感，可以进行低强度的体操和游戏，又或者是发声训练。导演要注意尽量消除成员的紧张感，特别

表 36－1 治疗流程

热身 ← 形象模仿、选择主角
↓
剧 ← 热身
面对(confrontation)
统合(integration)
↓
分担
↓
总结(治疗人员会议)

是在团体刚刚成立之初，让所有成员觉得轻松是十分重要的。需要适当地增加这方面的时间比重。如果团体的凝聚力较高，没有很重的防卫气氛的话，可以适当减少这方面的时间。

在热身之后，治疗师要对成员进行联想训练，即对个人的内心世界进行介入，以帮助成员找到自己的课题。在成员都找到自己的课题后，从中征召当天的主角。出演主角要尊重个人的主体性，防止无形之中的强制。

以上的热身是从日常生活空间到剧的世界的桥梁。

例：

(在当中放一张椅子)

“在你的生活中，你最放不下的人是谁？想象他的形象，让他坐在这把椅子上。”

(放一把空椅子帮助联想的方式，被称为“空椅子”技术)

成员将自己的体验和生活史中的人物通过想象表现出来。可以是现实中一起生活的父亲、过去因为吵架而分开的恋人、临死前没有见到最后一面的祖母等。

(在最放不下的人物被列举出来后)

“如果有人想将自己和那个人之间的事情通过剧的形式再一次仔细地考虑清楚的话，请对我说。”(选择主角)

这里选择的主角是洋介(28 岁)。他想改变和关系不好的上司之间的关系。

剧

从团体到个人，在进行了充分的热身后，进入第二阶段，即剧的阶段。如果是以主角为焦点进行治疗的话，经过从热身到面对，再到统合的过程，治疗结束。

例：

洋介在实际当中是在什么时间、在什么情况下，和上司不能顺利相处呢？通过剧

来再现。(个人热身)

洋介:上周的星期五,要下班时,突然被要求加班。其他同事都拒绝了上司的要求,但是我没能拒绝。结果别人都走了,只有我一个人加班。其实加班也没什么大不了,但是在上司面前,我总是觉得惶恐不安。

于是,从成员中选出了演上司的人,演成功拒绝了上司的同事的人,和演洋介(双重自我)的人,对当时的情况进行了再现。

(对洋介)"你现在的心情是怎样的?关注你现在的心情。"

洋介:在上司面前觉得很"害怕",然后是"想直接拒绝他",但是偏偏不能,有"对方是自己的上司,不得不听命于他"的感觉……

"那么,选一个人来演绎你的'害怕'。"

于是,选择三个人分别来演绎"害怕""想直接拒绝他""对方是自己的上司,不得不听命于他"这三个洋介的内心状态,通过剧将这三个内心侧面体现出来,而洋介也分别对这三个内心侧面和上司的对话进行体验。

"以前你有没有过和这种情况相类似的经历?你想一想。"

洋介:这么说起来,我十分怕我的父亲,小学五年级的时候,我看到父母吵架,我想保护母亲,可是又不敢……(眼含泪水)

"我们来再现一下小学五年级时的场景。"

不放过对过去的回忆,导演将时间拨到洋介的过去。年幼时无法实现的想法,通过剧的形式在今天实现。剧情是洋介靠自己的勇气和坚强,在父母吵架的时候大胆地保护了母亲。这一系列的流程是"面对"的过程。然后,在对过去的体验进行了修正之后,接下来的剧情是"统合"的过程。

"我们再回到第一个场景,来表演面对上司的情景。这次和第一次不同,你可以尽情表达你要表达的情感。"

洋介:(面对上司,很果断地说)现在马上要到五点了,今天我要下班了,恐怕做不完了。我想下周一早上可以完成这个任务,你能等一等吗?

至此,主角终于得到了新的自我内心角色:果断的拒绝。这在心理剧中被称为"创造出来的自我角色"的获得。

洋介:原来对上司的慌张来源于对父亲的胆怯。真没想到我的父亲会在这里登场,我觉得很不可思议。其实,父亲现在已经老了,已没有当年的威慑力了。(笑)

导演最后又安排了一幕剧,内容是和现在的父亲一起回顾今天的剧中情节,让洋介和现在的父亲的角色进行了沟通。之后,治疗结束。

分担

参加者就主角的剧情谈了自己的感受,并结合自身的体验谈了自己的回忆。这里需要强调的是，这种表达共同体验的过程并不是进行理性的解释和分析的过程。这个过程的目的是为了从剧的世界回到现实生活中来。

在实际的治疗活动中，热身、剧的表现、分担之间没有明显的界限。一般，热身 20 分钟、剧 50 分钟、分担 20 分钟。

注意事项

在进行心理剧的治疗活动中，我们强调“大胆地面对，绵密地统合”。另外，作为剧的容器和载体，团体的凝聚力和亲切性是保证剧顺利进行的必要条件。在团体的准备没有做好时，我们无法进行个人焦点式的心理剧治疗。在这种情况下，要尽量增加热身的时间。在心理剧治疗中记述当然是重要的，但是更重要的是对团体的把握。

另外，精神治疗中十分重要的是治疗师的“游戏精神”，如果团体的领导能够创造出轻松愉快的游戏氛围，那么团体成员才会得到安心感。从这个意义上说，心理剧实际上是广义上的游戏疗法。

（高良 圣）

第三十七章 在心理诊所进行的艺术疗法

心理诊所的定位

在心理诊所中实施的艺术疗法在本质上和在其他机构中实施的艺术疗法没有什么区别。所以在这里对于艺术疗法本身不做太多说明。

我们一起来讨论一下心理诊所的定位问题。

大学附属医院、精神病医院、精神科、神经科、内科诊所，另外还有大学的心理咨询室，在有了这么多治疗机构的情况下，个人心理诊所的存在，一定有它的理由。

我最初和心理诊所接触是在1978年，那是一个"精神文明"被淡忘，逐渐向物质为中心的社会发展的年代。即使在20年以后的今天，这个问题仍然存在于大部分城市。当时还很少见的心理诊所，现在逐渐前去求治的人越来越多了。对于"精神"这个概念，人们现在通过各种途径收集信息，进行学习，并对其有了一定的了解。但是，正因为如此，有很多人对自己的精神健康状态开始觉得不安，所以来心理诊所寻求帮助。当然，也有许多人是带着严重的心理问题前来寻求治疗的。

和医疗机构相比，心理诊所的优点有以下几个方面：

1. 约定的治疗时间可以根据患者的要求进行调节（如患者外出比较方便的下午和晚上，又或者是周六或周日等）。

2. 可以自由地选择治疗师。

3. 采取预约制，减少等待时间。

4. 可以进行长时间的面谈，时间充裕，可以考虑艺术疗法。

5. 因为心理疗法无法使用保险，治疗费用相对较贵，但是这也可以促进患者积极地参加面谈治疗。

心理诊所的治疗范围

心理诊所的治疗范围包括：

- 不限年龄的男女（取决于治疗师的能力范围）
- 关于学业不振，恋爱，夫妻，就职，宗教等问题的面谈
- 神经症性的障碍：口吃，书写障碍，脸红紧张，遗尿，脱发，肌肉震颤，拒绝上学，少年犯罪，对人恐惧，缄默，强迫症，

不安即歇斯底里

- 人格障碍
- 精神病：精神分裂症，躁狂抑郁症，癫痫
- 摄食障碍
- 身心症

还有关于患者家属的面谈等。

如上所述，心理诊所的治疗范围较广。注意事项如下：

1. 当患者的疾病存在神经症性障碍以外的原因的可能时，在具备相关知识的基础上，要明确判断该患者是不是自己的治疗可以救治的，治疗人员有没有相关的能力，是否需要转由其他医疗机构进行治疗。

2. 对于自己能够进行治疗的病例，要慎重地考虑，积极地构思治疗计划。

心理诊所中艺术疗法的实施方式和注意事项

心理诊所的宣传册上如果印有“艺术疗法”的字样，患者有时就会提出这方面的要求。这和其他治疗机构略有不同。在这种情况下，对于治疗师来说，往往可以省去导入的过程。但是如果是不适合艺术疗法的病例，在对患者解释的时候会略费周章。

神田桥条治老师在《治疗的精神》中曾提到，他在医学部的解剖实习时，教授曾说：“大家要记住，对于没有抵抗力的对象所实施的行为，就是对自己的行为。大家在进行实习操作的时候，要记住这一点。”他将这句话作为座右铭一直牢记。我认为我们在进行治疗的时候，也必须以这种态度要求自己。

对于要求实施艺术疗法的患者

1. 可以通过艺术疗法来建立信赖关系。比如，向患者询问“在什么地方知道有艺术疗法这种治疗方式的”及“你认为艺术疗法是什么样的治疗方式”等问题。在询问的过程中，往往可以对患者的问题有所了解。重视过程，是最好的方法。

2. 笼统地说，艺术疗法细分起来包括绘画疗法、粘贴画疗法、箱庭疗法、诗歌疗法、音乐疗法等，治疗师不能对某些方法进行限定。

3. 但是如果是超越治疗师能力的要求，要明确地向患者进行说明。但是，这不是说自己不擅长的领域就不能进行治疗，在双方互相理解的情况下，实施某些不擅长的治疗方式，有时也可以收到意想不到的效果。

4. 通过最初的几次面谈，掌握患者的状态，然后再进行治疗方法的选择会比较好。

5. 艺术疗法是积极的治疗方式，但是对于有妄想性病症的患者，在进行自由化和形象化的治疗时，需要密切注意患者的状态，如果可能，尽量使用其他治疗方式会比

较好。

对于不适合艺术疗法的患者

1. 通过风景构成法的实施，可以明确判断是否适合使用艺术疗法。
2. 通过加框法，提供在一定程度上安心的领域，这也是一种方法。

以儿童为对象，作为治疗媒介使用绘画疗法的时候

可以使用线联想绘画法，交互线联想绘画法，课题画法（色彩分割法，圆与家庭，○△□，雨滴，树木，奇妙的话，房子、山、道路等），自由画等。

对于神经症患者

可以使用形象描画法或自由画法。主要是通过倾诉、共情以及同患者的共同感受来实现治疗目的。另外，以《桥》为题的课题画，可以根据患者的位置和行走方向，确认患者的心理状况。

对于精神病患者

交互色彩分割法是能够安心导入和使用的方法。

最后我们来考虑一下，在实际当中我们是如何开始实施艺术疗法的。对于有相当的心理学知识，能够在理论上进行自我分析的患者，以语言为媒介的面谈会花费较多的时间，但使用音乐、绘画、箱庭的话，会比较容易展开治疗话题。

一般来说，容易使用的是音乐，因为在各种各样的音乐形式中，如金属乐、摇滚乐、流行乐、民歌、爵士乐、轻音乐、古典乐等，无论是谁都有自己独特的体验，而这种体验往往是不伴有他人的评价的。非常遗憾的是，对于绘画，有很多人因为在从幼儿园到小学的过程中得到了他人不公正的评价，而丧失了对绘画的兴趣。但是对于音乐，即使在学校时对其失去了兴趣，往往还可以在其他时间获得自己独有的体验和喜悦。特别是青春期的患者，他们往往因为和自己喜欢的音乐相伴而成长。可以试着让患者将自己喜欢的音乐体验转化成颜色，通过这种活动，可以相对容易地进行绘画疗法的导入。

莫里斯·森达克曾说过："我是听着音乐来画画的，至于听谁的音乐，听什么风格的音乐，完全是本能在挑选。音乐常常对决定我的意识方向有着强大的效果。"在画纸上画出形状，然后涂色，再将形状擦掉，只剩颜色，看一下效果。像这样慎重地进行绘画活动，在治疗的后期会相对轻松。另外，有许多患者喜欢赏画，针对有共同感受的画进行讨论也是有力的沟通方式。

对表现能力较差的患者，有现实形状的箱庭会比较合适。利用在架子上摆着的树

木、动物、人的模型比较容易进行表现。

诗歌和文章对许多人来说是相当好的表达方式，通过欣赏他们带来的作品，大家可以共同感受到敞开的心扉。另外，有的口吃患者在朗读的过程中，也会让治疗师感到艺术疗法的魅力。

如果场地和时间允许，可以进行粘贴画疗法。但是如果面谈室过于狭窄，患者对于这种活动方式就会产生抵抗。

在心理诊所中治疗的注意事项

有许多患者是在经历了各个医院的治疗后来心理诊所治疗的。在这种情况下，不能因为患者对过去的治疗经历持有否定的态度而随声附和。因为不管怎样，过去的治疗经历是患者自己选择的结果。我们要做的是，要弄清楚为什么过去的治疗没有收到好的效果，而患者期待在这里得到什么样的治疗。对于有过度要求的患者，要适当地拒绝。

艺术疗法一般不会在整个治疗过程中一直使用，多数情况下，在意识化之前的阶段或自省的阶段中它使用得较多。

（西乡 景子）

第三十八章 作业疗法和艺术疗法

作业疗法中的艺术活动

在作业疗法中，我们将生活中的活动分为三类：社会生产活动、自我保健活动、娱乐活动。社会生产活动除了工作和劳动，还包括学业、职业团体或患者会的团体职务，以及没有收入但是对社会有贡献的志愿者活动。一般的成人从事社会生产活动的时间较多，而且这种活动在心理上的意义也最重大，一般个人的价值就体现在他在社会生产活动中的位置和分工当中。但是，精神上或身体上有障碍的人无法进行社会生产活动。所以这三种活动的比重处于不平衡状态，很多人在生活中以娱乐活动和自我保健活动的时间比重为最，在极端的情况下，他们几乎所有的时间都在进行娱乐活动和自我保健活动。为了得到生活的充实感，即自我有能力感和健康感，我们必须保持生活活动的平衡，通过活动的成果得到生活的满足。

所以，不管是否能够得到经济上对等的报酬，作业疗法治疗师对患者实施各种作业疗法，以帮助他们获得自我有能力感，拥有健康的生活，参与社会生产性的活动。治疗手段包括手工艺、陶艺、木工、绘画、音乐、体育、园艺、农耕、料理等项目，还有委托作业等生产性活动、自我保健及家务劳动等日常生活活动。

我们将这些活动再细分为实用性活动(生产活动和日常生活活动)和非实用性活动(创造性活动、体育活动、艺术活动)。有障碍的人需要重新学习生活上必要的技能，正如我们在幼儿时期通过游戏的方式学习生活技能一样，作业疗法治疗师通过艺术活动或创造活动等非实用性的活动，训练患者的生活技能。因为这些活动的内容和生活没有直接的联系，所以说失败也不会导致大的挫折感。通过这些练习学到的技能达到一定水准后，患者可以将其应用到生活活动的训练当中去。

和恢复性训练治疗中对艺术活动的利用不同，还有一种从无差别化和 QOL 的观点出发，作为纯粹的娱乐活动实施的艺术活动，通过卡拉 OK、器乐演奏、绘画等，开展轻松的娱乐活动，体会健康感。为了维持这些作为“生活者”的普通的体验，或者如果以往的生活中缺少了这些因素，那么可以通过提供素材和场地，来帮助他们构建"健康的生活"。

艺术活动的实践

案例一

24岁，女性，精神分裂症。高中毕业后，在复习高考时发病。体现出被害妄想和攻击性，在综合医院的精神科住院后，短时间治愈出院。其后，定期门诊服药治疗。计算机类的专门学校入学后两年毕业。曾从事计算机绘图工作，换工作后，不久即再次住院。住院后，通过作业疗法，开始进行景泰蓝制作，可以制作出十分精美的作品。十分认真地进行加工，虽然费时，但作品精美。工作人员和患者中求购者络绎不绝。本身因为与人相处困难，所以不能在普通公司就职，在家人的建议下，来到工艺作坊当徒工。开始时一边看病一边上班，后来渐渐好转，开始独立上班。

案例二

59岁，男性，酒精依赖症。高中毕业后，在大企业就职。开始时工作热情很高，但是因为和大学毕业者之间的待遇差别越来越大，35岁开始大量饮酒，旷工、迟到，工作态度表现散漫。45岁降职到分公司就职，工作状态日渐恶劣，49岁失去工作，离婚，开始单身生活。不工作，只是大量饮酒。后在亲戚的劝说下住院治疗。之后，一边接受社会福利救济，一边反复住院。54岁因多发性神经炎到康复医院治疗。作为医院中作业疗法的一环，到附近幼儿园进行木偶戏表演活动。十分热心地参与木偶和道具的制作。出院后，回到精神病院，开始参加作业疗法，积极参与做木偶和玩具的活动。作品有的送给工作人员或友人，有的在地区的福利展中展出。做木偶成了他的生活重心。

在这里省略了对人关系和治疗的其他过程，仅就艺术活动本身给他们带来的意义进行了介绍。在这些例子中，艺术活动与其说是洞察和自我表现的手段，不如说是生活的起点部分。在发挥升华和净化作用的同时，它作为生活的意义、乐趣以及生活的手段和教育体验，给患者带来了帮助。

以艺术活动为内容的作业疗法的实际应用

1. 备品和设备。根据内容需要准备一般的道具。结合患者的能力，有适合各个阶段的图工、技术、美术教材和工具会比较方便。

2. 环境。宽敞、明亮而又安静的屋子效果会较好。木工、陶艺需要专门的屋子，音乐、舞蹈也要有相适应的环境。一般来说，多功能室，小房间，以及陶艺、木工用的房间是必需的。

3. 注意事项。作业疗法需要有作业疗法治疗师。另外，其他领域的专家作为讲师参加活动会带来更好的效果。手工制作或舞蹈、音乐等的难易度要和患者的症状和理解能力相符。可以事先准备图或照片、录像带等。指导方法和实施方法要和治疗目的相配合,不可生搬硬套,要灵活机动,随机应变。

4. 活动的选择。原则上根据设备、材料和作业疗法治疗师的指导范围由患者自行选择。一般介绍在作业疗法室中能进行的项目后让患者选择。对于自己不能选择的患者,由治疗师给出建议。

5. 诊疗报酬。在达到精神科作业疗法或日间护理设施基准的情况下,可以收取指定的诊疗报酬。

(篁田 峰子、香田 真希子)

第三十九章 组队医疗中艺术疗法的意义和作用

艺术疗法在各种各样的领域中发挥着重要的作用，本章就精神病院、精神科日间护理病房等治疗机构中艺术疗法的意义和作用进行探讨。精神科入院治疗的患者一般病情较重，所以需要集中的、综合的治疗。且治疗并不是由治疗师采取单一的治疗方式进行，而是由多职种共同组建的治疗队伍进行多样的治疗。在这种多职种的治疗队伍中，艺术疗法以其独特的性质，发挥着独特的治疗功能。

这里通过报告长谷川医院的多职种治疗队伍中艺术疗法的意义和方式，介绍在组队医疗中艺术疗法应用模型的一种。

多职种治疗队伍的构成

在长谷川医院的入院治疗队伍中，原则上是由精神科医生进行药物治疗和精神疗法，由办事员负责在窗口和家属沟通，护士负责帮助患者自我护理的改善。在此基础上，根据患者的需要，还在队伍中配置了作业疗法（OT）治疗师、绘画疗法（AT）治疗师、舞蹈疗法（DT）治疗师和音乐疗法（MT）治疗师。艺术疗法渗透在各个病房的治疗进程当中。

在精神科日间护理的病人当中，大部分人都是无法适应地域生活的患者，所以，要以作业疗法治疗师、护士、心理工作者、社工人员为中心，在精神科医生的援助下，帮助患者进行相应的恢复性治疗。在这里同样根据患者的需要，由 OT、AT、DT、MT 治疗师一同定期地进行艺术疗法治疗。

统合式组队医疗中艺术疗法的意义

组队治疗中可以根据患者对各种治疗形态的反应，针对该名患者制定出合理的治疗方案。艺术疗法和其他精神疗法相比，最大的不同是采取语言以外的媒介进行沟通。因此对于防卫和抵抗很强，或因精神障碍无法回答治疗师提问的患者，也可以实施治疗。另外，艺术疗法可以让患者一边体会乐趣，一边接受治疗，因此有的患者是先接受艺术疗法后才接受其他精神治疗的。

组队治疗中最重要的不是哪种治疗形态最有效，而是哪种组合方式更能满足患者的需求。所以这就要求队伍成员对各种治疗形态及其效果进行沟通和交流。

接下来，就艺术疗法在组队医疗中发挥的作用进行阐述。

AT与组队医疗关系的案例

22岁的A男从高中开始，就因妄想性精神分裂症而反复入院。前一次出院后经历了短暂的单身生活，而后幻听和妄想再次发作，并入我院接受治疗。入院后A仍相信自己是救世主选中的特别使者，因为总是听到救世主的声音，因此A对治疗人员极度不信任，常常拒绝服药。A还认为主治医生利用处方对自己下毒，并曾尝试对主治医生行使暴力。

A与其他患者几乎没有任何接触，常独处一室。有一天，治疗人员无意中看到了他的写生本。征求他的意见后，该治疗人员翻看了其中的内容，发现A画得很好，画中流露出了他和善而又缺乏自信的一面。当就画进行会话时，A变得十分开朗。所以，治疗人员动员他参加病房内每周一次的绘画疗法。

通过每周参加绘画疗法，A对人际关系的紧张渐渐缓和。加上药物疗法的效果渐渐显露出来，A和主治医师的关系也日渐改善。在社工人员的帮助下，过去因为A的妄想和攻击行为而对其十分畏惧的父母，终于和他修复了关系。最近A自发地参加了团体精神疗法，开始根据同团体成员的意见，对自己的妄想和对将来的不安进行整理。

从A的画中可以看出，A少年时代开始反复入院治疗的经历造成他自信缺失的现状。他夸大的妄想和幻听同他自信的缺失其实是一表一里的关系，所以他才会有这么顽固的幻听和妄想。还有急性期入院的外伤体验也造成了他的恐惧心理。而对那个时候没有给他救助的父母的不信任感，最终发泄到了担当医院中的父母角色的主治医师身上。他的治疗在自信缺失和对他人不信任的恶性循环中没有进展。而AT为他提供了让他恢复自信的艺术活动，以及安全的、可以和他人交换意见的机会，这样，阻碍治疗的恶性循环被切断了。

DT与组队医疗关系的案例

某星期四，在急性期女子病房举行了DT，有十数人参加。其中最近处于躁狂状态的B(42岁)无视他人的节奏，自我陶醉式地舞蹈。在DT的发展阶段，B开始出现“孤独”“悲伤”“罪恶感”等阴性感情，这时B一边流泪，一边继续和大家一起舞蹈。在治疗师的援助下，团体内开始了以“虽然都很艰难，但是大家要互相爱护、互相帮助”为题的活动。在治疗活动结束的时候，包括B在内的所有人都围成一个圈，互相支持，彼此分担泪水。而在圈外，有刚才从圈中中途退出的患者，还有其他没有参加活动的患者，他们都看着组成的圈，感动得流下泪水。

次日，在大团体疗法前的工作人员会上，大家提到了前一天 DT 的情况。当天还举行了由 25 人参加的以“我与家人”为题的讨论会。大家一起谈到了和家人关系中的困难、家人的重要性，以及离开家人的孤独感。这时，B 突然说道：“大家想到过死吗？我想过好多次。”于是她说起自己有病，她的儿子很小却来照顾她，她的儿子受了很多苦等，并说个不停。

之后，一名治疗师说：“你的话题离今天的内容有点远了。”从而打断了她的话。整场突然变得沉默无声了。这时，另一名治疗师用一句话对 B 进行介入：“你因为和家人的关系，让自己的儿子吃了很多苦，所以有罪恶感，心里很难过吧？”B 看着这名治疗师说：“谢谢你。”然后，治疗师马上说：“B 对我们说了她心中很珍贵的话，你们有什么看法呢？”讨论会由此被带回正题。然后其他患者也提到了因为治病而给家人带来的不幸，所以，要安心接受治疗，一起努力。讨论会在很受支持的气氛中结束了。

在这个例子当中，B 处于躁狂状态，还不是十分安定。其语言拖沓冗长，用词华丽，表现过激，无视他人感受。但是，通过 DT，她和其他成员最终成功地分享了彼此的想法，并互相支持。这种 DT 的团体活动为治疗提供了好的心理基础。急性期的患者容易出现阴性感情，但是这种感情在 DT 团体中表现出来并获得支持，因此并没有引起病态恶化，反而成为成员间互相支持的基础。这是十分重要的经验，也是组队治疗中重要的信息。正因为共享这种信息，在大团体疗法中，当躁狂患者独占发言机会、排挤其他成员时，治疗师能进行正常的介入，因此仍然能够在参加者互相支持的平台上将讨论修正到原来的轨道。而且正是因为有了前一天的体验，大团体疗法最后也在相互体谅、互相分担、互相支持的气氛中结束了。对于每一名参加者来说，这都是一次非常有意义的治疗体验。

在组队医疗当中，因为艺术疗法的非言语特性及创造性的活动特征，因此它具有特殊的地位和治疗意义。特别是当其他疗法遇到困难的时候，它可以为我们提供新的治疗路径。但是即便如此，艺术疗法最重要的作用仍和其他疗法一样，是作为满足患者需要的多种技法中的一种，是统合治疗方式中的一个组成部分。

（游佐 安一郎、长谷川 美纪子）

第四十章 在保守治疗机构进行的艺术疗法

实施保守治疗的机构包括(癌症晚期)缓解保守治疗病房、晚期病房、一般病房。还有一些终末期患者在家中或在老人院接受护理。这类终末期的医疗,现在在日本仍以疼痛对策等身体方面的治疗为主,对其进行心理援助和精神疗法的应用还处于摸索阶段。

至于艺术疗法如何在这个领域发展下去是今后的一大课题。这里,就将来的可能性进行简单阐述。

在保守治疗中艺术疗法的目的和作用

终末期一般是指死亡前六个月。在此不限定时间的长短,将对象放宽为罹患致死性或难治性疾病,在最近的将来面临死亡的患者。

面对死亡的患者的问题和困难是多种多样的,其共同点总结如下:

1. 将到死亡时限,所剩的时间很短。

2. 有特殊的心理状态,包括愤怒、恐惧、抑郁、绝望、悲叹、自责、后悔等,几乎全是痛苦的心理情感。

3. 失去健康的身体状态,处于终末期特有的身体状态(疼痛、失眠、食欲不振)。

4. 因为疾病而失去了许多社会上、经济上的资源。

如果用一句话来概括这种状况,那么可以说,他们生活质量低下,处于非良好状态。身心的痛苦如世界卫生组织所报告的,包括身体上、精神上、社会上的痛苦,还包括灵之苦(spiritual pain)。也就是说,在保守治疗中,精神疗法的目的和作用是在精神层面上提高生活质量,缓解精神上的痛苦和灵之苦(灵之苦源自灵之需要,二者均来源于西方文化的概念)。

而一般来说,艺术疗法的目的是通过患者自身的创造性,活化自我表现,并通过艺术表现和作品与治疗师进行交流。在保守治疗中,艺术疗法有以下几个方面的作用:

1. 娱乐:患者因为接受治疗和检查,行动受限而不得不过着与世隔绝的生活,在这种情况下,艺术活动所带来的娱乐功能比健康时要有力得多。

2. 安抚情绪:艺术表现只需要很少的能量和动机就可以

面对自己内心的悲伤和抑郁，使混乱的情绪稳定下来。正是有了这种心灵的抚慰，患者才能平静地度过每一天，并最终以平和的心情迎接死亡。

3. 激活身体活力：艺术活动可以刺激身体纤细的感觉功能和运动功能，使人的表现活动能力苏醒。

4. 恢复患者的能动性和尊严：创作的作品的完成，可以使被动地接受治疗，并作为“一名患者”困在医院里的创作者恢复主观能动性，重新认识自身的价值和尊严。

5. 内心的表达和理解：将内心的想法用有形的作品表现出来可以促进内心的愤怒和悲伤的表达，既可以加深自我的理解，也可以向他人表达自身的感情。

6. 针对人生的意义和生、死进行思考：多卡认为，将死的人有三个“灵之需求”，即(1) 探求人生的意义，(2) 迎接可以接受的死亡，(3) 追寻死后的希望。艺术创作活动可以帮助我们满足这些需求。弗兰普顿指出：“临近死亡的患者大多数已经失去了目的和价值观。我们的目的是让他们重获自信和创造性。怀有目标和对自身有正确的价值判断本身就有治疗意义。这种观念的改变，可以促进人对生与死的意义和目的的更深层次的挖掘和思考。”而且艺术创作活动可以让患者的视点从“别人为我做了什么”转移到“我自己做了什么”。跨越作为“一个病人”的狭隘的自我认识，而作为一个完整的人来思考生与死的问题。

7. 发现死亡的意义，接受死亡：发现死亡的意义、接受死亡是“灵之需求”之一的“迎接可以接受的死亡”的内容。经常在艺术疗法中登场的神话或宗教的形象，可以促进人们从积极的观点看待人生的终点。饭森曾说，接受死亡以一个词概括就是“谛”(放弃)。而“谛”的辞源是“明”(明察、辨明)。也就是“明察自己的内心”。艺术创作可以使患者通过象征的方式明白自己的内心，理解自己的人生，并最终为自己的人生画上句号。而且，在“谛”的过程中，必须要有人在身边当听众，在身边守护，只有这样才能保证接受死亡的人的尊严。艺术疗法当中作品的媒介作用可以为患者提供这种保障。

8. 作品有“礼物”或纪念性的“遗物”的作用：弗兰普顿说：“人们写一些东西把自己表现出来，并不只是因为闲来无聊，而是因为有将作品送给什么人的欲求。”为这个世界留下一些纪念自己的遗物的想法，相信是每个将要死去的人都有的。对于接受者来说，作为遗物留在这个世上的东西固然有很多意义，对于即将面对死亡的人来说，这种馈赠，其实是对自身的救赎。

适用范围和注意事项

理论上对于所有希望得到艺术疗法帮助的人都可实施。但是要注意满足以下三点：

1. 在身体状况允许的情况下。
2. 有良好的护理条件。
3. 对于艺术疗法、医疗人员及患者家属有足够的理解和支持。

艺术疗法导入的基础是不带任何强制性。在日常生活中想进行绘画或造型时，能够使其自然地实施的环境是必要的。尽可能多准备一些表现手法和素材会比较好，这样可以在一开始刺激患者自身的创造性。

不能漠视、无视作品(所以3是很重要的条件)。治疗师虽然可以对患者所表现的内容、作品表现出共情，但是不可以用语言妄加解释和分析。另外，不要过分地表现出对他们的共情，因为这样可能会损伤他们的尊严。

把患者的作品作为世上独一无二的珍物去接受、品味、爱护、理解，珍惜和他们之间的超语言的深层次的交流，这样可以激活患者的创作性。一幅画、一首诗比任何雄辩的语言表达都更能传达患者的内心声音。这是艺术疗法带给我们最大的恩惠。

这里所说的“超语言的交流”并不是指轻视语言的作用。正因为面前的是一幅无声的作品，它所包含的语言才是最丰富的。一同分享作品带给我们的宁静往往是最好的交流和沟通。对于人生的最后的明察，往往就在这种宁静中完成。

我们还必须记住，无论这个人创作了多少作品，他最终还是要走向死亡。“大惊之后常不语，深思者无墓志铭”(《白鲸》)中所示的那份安详，我们不应该忘记。

手法、设备和物品

根据患者身体状况和所处环境的不同，实施方法略有不同。身体状态好的时候固然有更多的选择空间，但是在患者的床畔，也同样有各种不同的方法。

1. 绘画、粘贴画、造型、箱庭。在床边实施或在其他场所实施的意义有所不同。在床边进行时，患者和治疗师个人的深刻交流是最重要的。在固定的地点，固定的六七个成员用各种各样的材料一起进行绘画和造型活动时，团体的环境会给患者带来很大的影响。但是无论如何，治疗师要和患者共同创作，共同分享作品，在这一点上没有什么不同。

2. 音乐。音乐可以以各种各样的形式使用，即使是在床边，也可以通过播放机或耳机实施，这对患者没有负担。

3. 舞蹈、肢体运动。在身体状态允许的条件下，舞蹈、肢体运动因为可以直接刺激患者的身体，可能会带来身体机能的恢复，还可能会减少慢性的疼痛。

4. 诗歌、文章表现。对身体状态不好，只能进行床边面谈的患者来说，这是负担最轻的方法，而且效果很好。日本有作辞世歌的传统，而俳句和短歌能够表现人的内心世界，促进深层的交流。这种表达内心的方式，在终末期的保守治疗中会很有效，因为诗歌的词汇简洁，在床头就可以进行创作。

5. 日间护理、在家护理的患者。在日本，对医院以外的终末期患者的护理比较少。在英国，对日间护理的终末期患者实施陶艺、粘贴画、插花等疗法。在家的情况下，卧床的患者可以进行养花、刺绣、插花等创作活动。

(饭森 真喜雄、富泽 治、八卷 藏人、平林 直次)

参考文献

理 论 篇

第一章

Bader, A., Navratil, L. (1976) Zwischen Wahn und Wirklichkeit Verlag C. J., Bucher

Billig, O., Burton-Bradley, B. G. (1978) The Painted Message Schenkman Publishing Company

エーレンツヴァイク・A. /岩井・高見・中野訳(1974) 芸術の隠された秩序 東京同文書院

Fleshman, B., Fryrear (1981) The Arts in Therapy Nelson-Hall Inc.

Jakab, I. (1956) Zeichnungen und Gemälde der Geisteskranken Verlag der Ungarisches Akademie der Wissenschaften

Kiell, N. (Ed.) (1965) Psychiatry and Psychology in the Visual Arts and Aesthetics A Bibliography The University of Wisconsin Press

ケイス,C. ・ダリー,T. /岡昌之監訳 (1997) 芸術療法ハンドブック 誠信書房

MacGregor, J. M. (1989) The Discovery of the Art of the Insane Princeton University Press

松井紀和編著,古賀・鈴木・土野著(1995) 音楽療法の実際 牧野出版

Müller-Tahlheim, W. (1996) Krankung macht erfinderisch! KRÄNKUNG, ANGST und KREATIVITÄT Verlag Integrative Psychiatrie

村井靖児(1995) 音楽療法の基礎 音楽之友社

中川保孝(1993) 実践芸術療法 牧野出版

ナウムブルダ, M. /中井久夫監訳・内藤訳(1995) 力動指向的芸術療法 金剛出版

大森健一・高江洲義英・徳田良仁(1985) 芸術療法講座 3 星和書店

Plokker, J. H. (1996) zerrbilder schizophrene gestalten Hippokrates-Verlag GmbH Stuttgart

Prinzhorn, H. (1972) Artistry of the Mentally Ill Springer-Verlag Berlin

Rennert, H. (1960) Die Merkmale Schizophrener Bildnerei VEG Gustav Fischer-Verlag Jena

Rubin, J. A. (Ed) (1987) Approaches to Art Therapy Brunner/Mazel, Publishers

徳田良仁・式場聡編(1982) 精神医療における芸術療法 牧野出版

徳田良仁(1984) 芸術療法 精神分裂病の治療と予後 精神科 MOOK NO. 9 金原出版

徳田良仁(1998) 芸術療法 図説臨床精神医学講座 精神科治療学 2; pp. 102 - 141

徳田良仁(1991) 表現病理学と諸芸術療法の展望 imago 2(3); pp. 66 - 75

徳田良仁(1994) 芸術療法における各種療法の治療的トポス(Topos)とその背景の力動について Japanese Bulletin of Arts Therapy 25. 1. pp. 103 - 112

参考文献

徳田良仁・村井靖児編著(1995) アートセラピー 日本文化科学社

Volmat, R. (1995) L'ART PSYCHOPATHOLOGIQUE Presses Universitaires de France

第二章

中井久夫(1970) 精神分裂病者の精神療法における描画の使用 芸術療法 2; pp. 77 - 89

中井久夫(1971) 描画をとおしてみた精神障害者とくに精神分裂病者における心理的空間の構造 芸術療法 3; pp. 37 - 51

中井久夫(1972) 分裂病の寛解過程における非言語的接近法の適応決定 芸術療法 4; pp. 13 - 25

中井久夫(1974) 枠づけ法覚え書 芸術療法 5; pp. 15 - 19

Balint, M. (1968) The Basic Fault - Therapeutic aspects of regression, Tavistock

Sullivan, H. S. (1947) Conceptions of Modern Psychiatry, William Alanson White Psychiatric Foundation 中井久夫・山口隆訳(1976) 現代精神医学の概念 みすず書房

Naumburg, M. (1966) Dynamically Oriented Art Therapy: Its Principles and Practice, Grune & Stratton

Langer, S. K. (1942) Philosophy in a New Key - A Study in the Symbolism of Reason, Rite and Art; Mentor Books, 1952 矢野万里ほか訳(1960) シンボルの哲学 岩波書店

Wittgenstein, L. (1961) Notebooks 1914 - 1916. Basil and Blackwell

Wittgenstein, L. (1961) Tractatus Logico-philosophicus, Routledge & Kegan Paul

中井久夫(1976) 精神分裂病者における「焦慮」と「余裕」 精神経誌 78; p. 92

野村るり子(1976) 分裂病者等の治療場面における粘土造形について 芸術療法 7; pp. 73 - 79

第三章

河合隼雄(1980) personal communication

Liddell. H. G. (1889/1978) An Intermediate Greek-English Lexicon; founded upon 7th. Ed. of Liddell &Scott's G-E Lexikon, Oxford

Naumburg, M. (1966) Dynamically Oriented Art Therapy, Its Principles and Practice, Grune & Stratton, N. Y. ナウムブルグ/中井久夫監訳・内藤あかね訳(1995) 力動指向的芸術療法 金剛出版

中井久夫(1984) 精神分裂病状態からの寛解過程 中井久夫著作集 1 分裂病 岩崎学術出版社 p. 119

中井久夫(1985) 絵画療法の実際 中井久夫著作集 2 治療 岩崎学術出版社 p. 165

中井久夫(1985) ウィニコットのスクイッグル 同上 p. 232

中井久夫(1985) 相互限界吟味法を加味したスクイッグル法 同上 p. 236

徳田良仁・山中康裕編(1980) 芸術療法講座 2 星和書店

山中康裕(1971) 創造療法的精神療法過程における象徴表現について 名市大医雑 21(4)

山中康裕(1976) 写真映像をメッセージとした思春期心身症の精神療法過程 芸術療法 7

山中康裕(1984) 箱庭療法と絵画療法 佐治守夫ほか編 ノイローゼ第 2 版 有斐閣

山中康裕(1990) 芸術・表現療法 上里一郎ほか編 臨床心理学大系 8 心理療法(2) p. 111 金子書房

山中康裕(1992) 風景構成法・枠付け法・スクリブル・スクイッグル・MSSM 法 村瀬孝雄ほか編 臨床心理学大系 6 人格の理解(2), p. 158 金子書房

Wehr, G. (1985) Carl Gustav Jung, Leben, Werk Wirkung, Muenchen, Koesel-Verlag ゲルハルト・ヴェーア/村本詔司訳(1995) ユング伝 創元社

Winnicott, D. W. (1971) Therapeutic Consultation in Child Psychiatry, Hogarth Oress

第四章

平野潔(1995) 精神の生成の母胎としてのデイ・ケア―沖縄での経験から―福岡県デイ・ケア研究協議会編 精神科デイ・ケア研究ふくおか pp. 137 - 146

参考文献

Naumburg, M. (1966)　Dynamically Oriented Art Therapy, Grune & Stratton　中井久夫監訳・内藤あかね訳(1995)　力動指向的芸術療法　金剛出版

Ostwer, G. D. & Gouid, P. (1987)　Using Drawing in Assessment and Therapy, Brunner/Mazel

Oury, J. (1980)　Once heures du soir a la Borde, Galilee

Oury, J. 精神分析と病院精神医学及び精神療法, Kaufmann, P. (1993)　L'apprt Freudian : Elements pour une encylopedie de la psychoanalyse. Bordas ; Paris　コフマン, P.　編/佐々木孝次監訳(1997)　フロイト&ラカン事典　弘文堂　pp. 552 - 560　所収

高江洲義英・高江洲田鶴子・吉田正子・国分京子・橋本宏子(1977)　慢性分裂病者への絵画療法の場における「間合い」　日本芸術療法誌 8;pp. 7 - 15

高江洲義英(1987)　絵画療法とその他の芸術療法　山口隆・増野肇・中川賢幸(編)　やさしい集団精神療法入門　星和書店　pp. 217 - 233

高江洲義英(1989)　芸術療法　土居健朗・笠原　嘉・宮本忠雄・木村敏編　異常心理学講座 9　治療学　みすず書房　pp. 229 - 256

高江洲義英(1996)　芸術療法とそれをつつむ場　日本芸術療法誌 27(1);pp. 134 - 143

高江洲義英(1996)　芸術療法(第 92 回日本精神神経学会　セミナー 10)　精神神経学雑誌　98(10); pp. 694 -700

高江洲義英(1997)　園芸療法覚書—園芸療法の理解と実践のために—,園芸療法研修会:園芸療法実践者の会

Yalom, I. D. (1985)　The Theory and Practice of Group Psychotherapy (3rd. Edition). Basic Books; New York

第六章

Blankenburg, W. (1988)　Anthropologische Konzeptionen in der gegenwärtigen Psychiatrie. In: Zur Lage der Psychiatirie - Erreichites und Erreichbares (Hrsg. E. Lungenschausen u. R. J. Witkowski), Schattauer Schattart-New York

この点については,花村誠一(1991)　分裂病の臨床と病跡学の基礎—記号論的端緒　日本病跡学雑誌 42; pp. 9 - 21

Muller-Suur, H. (1962)　Das Schizophrene als Ereignis. In : Kranz, H. (Hrsg) Psychopathologie heute. Thieme, Stuttgart, S 81 - 93

Muller-Suur, H. (1980)　Das Sinn-Problem in der Psychose. Hogrefe, Göttingen-Tronto-Zurich

Feldmann, H. und Schmidt-Degenhardt, M. (1997)　Strukturale Affinitäten des Univerständlichen im schizophrenen Wahn, Nervenarzt, 68; pp. 226-230

宮本忠雄(1974)　空間と空間的思考　言語と妄想—危機意識の病理所収　平凡社

Varela, F. J. (1984)　The creative circle ; Sketches on natural histry of circularity. In ; Watzlawick, P. (ed) The Invented Reality. W. W. Norton & Company

Maturana, H. R. and Varela, F. J. (1980)　Autopoiesis and cognition. The realization of the living. Reidel Publishing Company, Dordrecht, Holland. 河本英夫訳および解題(1991)　オートポイエーシス—生命システムとはなにか　国文社

この症例については,花村誠一(1980)　夢幻様体験形式のイコノグラフィー—転機と円環.　臨床精神医学　9; pp. 97 - 106

Weizsacker, V. v. (1940. 1950)　Der Gestaltkreis. Theorie der Einheit von Wahrnehmen und Bewegen, Tieme, Stuttgart. 木村敏・浜中淑彦訳(1975)　ゲシュタルトクライス—知覚と運動の一元論　みすず書房

花村誠一(1991)　夢体験の解釈と分裂病の理論—記号論的端緒　臨床精神医学 20; pp. 567 - 577

花村誠一(1998)　精神は分裂せず,ただ転態するのみ—オートポイエーシスの格率　精神神経誌 100;

参考文献

pp. 177 - 185

花村誠一(1997) 感情障害と創造性ーフーコーとウィトゲンシュタイン 笠原嘉ほか編 感情障害ー基礎と臨床 pp. 482 - 496

第七章

Prinzhorn, H(1992) Bildnerei der Geisteskranken; Ein Beitrag zur Psychologie und Psychopathologie der Gestaltung. Verlag von J. Springer, Berlin. Neudruck der 2. Aufl., Huber, Bern. 1968

中井久夫(1971) 精神分裂病者の言語と絵画 ユリイカ3(2); pp. 87 - 95

中井久夫(1971) 精神分裂病者の精神療法における描画の使用 芸術療法 2; 77 - 90

中井久夫(1972) 描画をとおしてみた精神障害者 芸術療法 3; pp. 37 - 51

中井久夫(1973) 精神分裂病の寛解過程における非言語的接近法の適応決定芸術療法 4; pp. 13 - 25

伊集院清一(1989) 拡大風景構成法における天象・地象表現と精神的視野 芸術療法 20; pp. 29 - 46

Minkowski, E. (1968) Le Temps vécu : études phénoménologiques et psychologiques. D'Artrey, Paris, 1933. reimpression, Delachaux et Niestlé, Neuchâtel, Suisse. 中江育生・清水誠・大橋博司訳(1972 - 1973) 生きられる时間 1, 2. みすず書房

伊集院清一(1991) 絵画療法における構成的空間表象の病理 imago 2(3); pp. 167 - 177

伊集院清一(1996) 拡大風景構成法 山中康裕編著 風景構想法その後の発展 pp. 111 - 143 岩崎学術出版社

第九章

河合隼雄(1967) ユング心理学入門 培風館

Kohut, H. (1985) Self Psychology and the Humanities W. W. NORTON & COMPANY New York 林直樹訳(1996) 自己心理学とヒューマニテイ 金剛出版

小此木啓吾(1973) フロイトその自我の軌跡 NHKブックス

町沢静夫(1984) 精神の科学 9 創造性 岩波書店

丸田 俊彦(1992) コフート理論とその周辺 岩崎学術出版社

第十章

待島浩司(1993) 箱庭療法に風景構成法を併用した喘息女児の一例 箱庭療法学研究 6(1); pp. 15 - 26

山中康裕(1991) 老いのソウロロギー 有斐閣

待島浩司(1993) 小児科における「関係性」の検討 小児科臨床 56(2); pp. 297 - 300

岩宮恵子(1997) 生きにくい子供たち 岩波書店

第十一章

アリエテイ, S. /加藤・清水訳(1980) 創造力 新曜社

飯田眞・佐藤新(1997) 老年精神医学論集 岩崎学術出版社

クラーク・K. /高階秀爾訳(1973) 芸術家と老年 季刊芸術 講談社

久保田競(1983) 脳力を手で伸ばす 紀伊國屋書店

スプリンガー, S. P., ドイチュ, G. /福井・河内監訳(1997) 左の脳と右の脳 第 2 版 医学書院

品川嘉也(1985) 脳と創造性の謎 大和書房

馬場・福島・小川・山中編(1984) 創造性の深層 有斐閣

Mckee, P., Kauppinen, H. (1987) The Art of Aging A Celebration of Old Age in Western Art INSIGHT BOOKS

徳田良仁(1978) ステー・ルイ 原始回帰への巡礼者 芸術の人間学 美術出版社

徳田良仁(1986) 芸術を創造する力 紀伊國屋書店

第十二章

藤原勝紀(1984) 三角イメージ療法 文献 7)に収録

参考文献

岩井寛他(1971) イメージとイメージセラピー 芸術療法誌 3; pp. 25 - 30

岩井寛(1984) イメージ絵画療法 文献 7)に収録

水島恵一(1967, 1968) イメージ面接による治療過程 臨床心理学研究 6(3); pp. 7 - 2

水島恵一(1985) 人間性心理学大系 第 3 巻 イメージ・芸術療法 大日本図書

水島恵一(1988) 人間性心理学大系 第 9 巻 イメージ心理学 大日本図書

水島恵一・小川(1984) イメージの臨床心理学 誠信書房

田嶌誠一(1984) 壷イメージ療法 文献 7)に収録

徳田良仁(1971) イメージと絵画療法 芸術療法誌 3; pp. 13 - 24

徳田良仁(1982) 精神医療における芸術療法 牧野出版

徳田良仁(1984) イメージ絵画療法 文献 7)に収録

第十四章

ケイス, C. ・ダリー, T. /岡昌之監訳(1997) 芸術療法ハンドブック 誠信書房

中井久夫(1973) 精神分裂病の寛解過程における非言語的接近法の適応決定芸術療法 4

ナウムブルグ, M. / 中井久夫監訳,内藤訳(1995) 力動指向的芸術療法 金剛出版

高江洲義英・徳田良仁(1981) 絵画療法の諸技法とその適応決定—集団絵画療法を中心に— 芸術療法講座 3 星和書店

大森健一・高江洲義英・徳田良仁(1985) 芸術療法講座 3 星和書店

家族画研究会(1986) 臨床描画研究Ⅰ 特集 描画テストの読み方 金剛出版

徳田良仁・武正建一(編)(1979) 芸術療法講座 1 星和書店

徳田良仁(1977) 絵画療法(イメージ絵画精神療法)の立場から サイコセラピー 文光堂

徳田良仁(1988) 絵画療法 図説臨床精神医学講座 2 精神科治療学 メジカルビュー社

徳田良仁・村井靖児(編著)(1995) アート・セラピー 日本文化科学社

Rubin, J. A. (Ed)(1987) Approaches to Art Therapy, Brunner/Mazel, Publishers

第十五章

Bowyer, R. (1959) The Importance of Sandin the World Technique: An Experiment. Brit. J. Educ. Psychol. 29; pp. 162 - 164

カルフ, D. / 河合隼雄監訳(1972) カルフ箱庭療法 誠信書房

カルフ, D. (1988) Beyond the Shadow 箱庭療法学研究 1(1); pp. 87 - 97

河合隼雄(1969) 箱庭療法入門 誠信書房

Lowenfeld, M. (1931) A New Approach to the Problem of Psychoneurosis in Childhood. Brit. J. Med. Psychol

岡田康伸(1984) 箱庭療法の基礎 誠信書房

岡田康伸(1993) 箱庭療法の展開 誠信書房

岡田康伸(1994) 心理療法の理論 河合隼雄編著 臨床心理学入門 pp. 73 - 77 日本評論社

岡田康伸(1998) 河合隼雄—箱庭療法 現代のエスプリ pp. 56 - 59

奥平ナオミ(1988) 日本における箱庭 箱庭療法学研究 1 - 1; pp. 74 - 86

サミュエルズ, A. /山中康裕監修(1993) ユング心理学辞典 創元社

ミドノ, M. ・デイヴィス, M. 編/氏原寛・山下景子訳(1992) 子供の個性化—ユング派の子供の心理治療 培風館

第十六章

Altshuler, I. M. (1948) A Psychiatrist's Experience with Musik as a Therapeutic Agent. In: Sullivan, D., Schoen, M. (ed.): Music and Medicine. Schumann

Decker-Voigt, H. -H., et. al. 編(1996)/阪上・斉藤・真壁他訳(1998) 音楽療法事典 人間と歴史社

参考文献

Knill, P.（1990） Das Kristalisationsprinzip in einer musikorientierten Psychotherapie. In: Frohne-Hagemann, I.（Hrsg.） Musilk und Gestalt. Klinische Musiktherapie als integrative Psychotherapie. Junfermann Verlag

Maranto, Ch. D.（1992） A Comprehensive Definition of Music Therapy with an Integrative Model for Music Medicine. In :Spintge, R., Droh, R. Music Medicine. MMB Music Inc.

Moreno, J. J.（1987） Der Musiktherapeut als moderner Schamane. Ganzheitliche Welttraditionen bei Heibehandlungen (mit musikalischen Elementen). Musikthr. Umsch. 8;pp. 108-123

Nordoff, P., Robbins, C./桜林 仁・山田和子訳(1973) 心身障害児の音楽療法 日本文化科学社

Ruud, E./村井靖児訳(1992) 音楽療法—理論と背景—ユリシス出版部

阪上正巳(1995) 音楽療法の現況と展望—ドイツ語圏を中心にした—(その1) 臨床精神医学 24(6); pp. 737-746,(その2)同 24(8); pp. 1097-1105,(その3) 同 24(9); pp. 1243-1253,(その4) 同 24(10); pp. 1367-1373

阪上正巳(1998)〈代替不可能な時刻(とき)〉の成立—来るべき音楽療法を考える—日本バイオミュージック学会誌 16(2)(印刷中)

Smeijsters, H.(1996a) 現代の音楽療法的諸方法に関する歴史的背景 Decker-Voigt, H.-H., et. al. 編 阪上・斉藤・真壁他訳 音楽療法事典 人間と歴史社

Smeijsters, H.(1996b) 心理療法的音楽療法の諸方法 Decker-Voigt, H.-H., et. al. 編 阪上・斉藤・真壁他訳 音楽療法事典 人間と歴史社

Spintge, R., Droh, R.(1992) Music Medicine. MMB Music Inc.

Strobel, W.(1998) Klang-Trance-Heilung. Musikthr. Umsch. 9(2); pp. 119-139

丹野修一(1988) 合奏による音楽療法 徳田良仁・村井靖児編 アートセラピー 日本文化科学社

Timmermann, T.(1987) Musik als Weg. Verlag Musikhaus Pan AG

Tüpker, R.（1998） Ich singe was ich nicht sagen kann. Zu einer morphologischen Grundlegund der Musiktherapie. Guztav Bosse Verlag

实 践 篇

第十七章

加藤清(1993) 分裂病者と生きる 金剛出版

中井久夫(1984) 精神分裂病状態からの寛解過程 中井久夫著作集 1 分裂病 岩崎学術出版社

徳田良仁・山中康裕編(1980) 芸術療法講座 2 星和書店

山中康裕(1971) 創造療法的精神療法過程における象徴表現について 名市大医誌 21(4)

山中康裕(1977) 自己臭体験を中核とした対人恐怖症,あるいは境界例の精神療法過程と女性の《内空間》の形成についての試論 安永浩編 分裂病の精神病理 6 東京大学出版会 pp. 185-216

山中康裕(1978) 少年期の心 中公新書 p. 515 中央公論社

山中康裕(1996) イメージで癒す 藤波襄二他著 生命のゆらぎ 雲母書房 pp. 19-36

第十八章

堀範子(1992) アートセラピーにおける作品保管(袋) の治療的意義 日本芸術療法学雑誌 23; pp. 68-75

宮本忠雄(1974) 太陽と分裂病—ムンクの太陽壁画によせて— 分裂病の精神病理 3 東京大学出版会 pp. 233-263

宮本忠雄(1997) 病跡研究集成 金剛出版

中井久夫(1979)　造形療法ノートより　芸術療法講座1　星和書店　pp. 115－126
中里均(1978)　交互色彩分割法　日本芸術療法学雑誌 9;pp. 17－24
大森健一(1990)　メランコリーと表現　現代のエスプリ　pp. 78－86
高江洲義英(1979)　絵画療法の実際—実践をとおしての覚え書き—　芸術療法講座 1　星和書店 pp. 99－117
徳田良仁(1979)　躁うつ世界の表現病理　躁うつ病の精神病理 3;pp. 209－256　東京大学出版会
矢幡洋(1991)　分裂病者への交互色彩分割法の試み　日本芸術療法学雑誌 22;pp. 81－89
吉野啓子(1994)　自画像　臨床精神医学 23;pp. 1163－1170
ケイス，C.・ダリー，T./岡昌之監訳(1997)　芸術療法ハンドブック　誠信書房
ナウムブルグ,M./中井久夫監訳,内藤訳(1995)　力動指向的芸術療法　金剛出版
吉野啓子(1994)　後姿の表現病理　こころの科学 4;pp. 56－62

第十九章

ケイス，C.・ダリー，T./岡昌之監訳(1997)　芸術療法ハンドブック　誠信書房(Caroline Case and Tessa Dalley 1992 The handbook of art therapy. Routledge.)
ガードナー,H./星三和子訳(1996)　子供の描画—なぐり描きから芸術まで　誠信書房(Gardner，H. 1980 Artful Scribbles-The significance of children's drawings. Basic Book，Inc.，New York.)
森谷寛之(1990)　チックの心理療法　金剛出版
森谷寛之(1995)　子供のアートセラピー—箱庭・描画・コラージユ—　金剛出版

第二十章

ケイス,C.・グリー,T./岡昌之監訳(1997)　芸術療法ハンドブック　誠信書房
Kanas，N. (1992)　精神分裂病患者の集団療法：短期,均一のアプローチ　集団療法 15;pp. 83－92
関・山下・内藤(1995)　アートセラピーにおける素材の意味　臨床描画研究　金剛出版
関則雄(1994)　精神科入院病棟におけるグループ・アートセラピー　集団療法的アプローチ　集団精神療法叢書　pp. 230－243
徳田良仁(1994)　集団絵画精神療法について　集団療法的アプローチ　集団精神療法叢書 pp. 273－277
Winnicott，D. W./橋本雅雄訳(1979)　遊ぶことと現実　現代精神分析双書Ⅱ—4　岩崎学術出版社
Yalom，I. D. (1970)　The Theory and Practice of Group Psychotherapy Basic Books Inc.

第二十一章

服部令子・杉浦京子(1992)　対人恐怖に対するコラージュ療法　日本芸術療法学会誌 23;pp. 76－83
入江茂(1996)　コラージュの治愈力　イマーゴ7(4);pp. 138－143
近喰ふじ子・杉浦京子・服部令子(1993)　家族コラージュ法による相互作用の効果　日本芸術療法学会誌 24(1);pp. 70－83
近喰ふじ子(1994)　気管支喘息男子へのコラージュ療法の経験　小児の精神と神経　34(4); pp. 227－237
Lerner，C. J. (1979)　The Magazine Picture Collage：Its Clinical Use and Validity as an Assesment Device. American Journal Occupational Therapy 33(8)；pp. 500－504
森谷寛之(1988)　心理療法におけるコラージュ(切り貼り遊び)の利用　(抄)　精神神経学雑誌 90(5); p. 450
森谷寛之(1989)　抑うつ神経症のコラージュ療法　愛知医科大学基礎科学紀要 17;pp. 1－23
森谷寛之(1990)　心理療法におけるコラージュ(切り貼り遊び)の利用—砂遊び・箱庭・コラージュ— 日本芸術療法学会誌 21(1);pp. 27－37
森谷寛之・杉浦京子・入江茂・山中康裕共編著(1993)　コラージュ療法入門　創元社

参考文献

西村則昭(1997)　コラージュ療法の外界への創造的適応　心理臨床学研究 15;pp. 258 - 269

岡田敦・河野荘子(1997)　コラージュ表現とその治療的意義について　名古屋造形芸術大学・短期大学紀要 3;pp. 61 - 72

下山寿子(1992)　訪問面接にコラージュ療法を試みて—表現との関わりの促進として　立教大学教育学科研究年報 36;pp. 53 - 64

杉浦京子・入江茂(1990)　コラージュ療法の試み　日本芸術療法学会誌 21(1);pp. 38 - 45

杉浦京子・森谷寛之・入江茂・服部令子・近喰ふじ子(1992)　体験コラージュ療法　山王出版

杉浦京子(1994)　コラージュ療法—基礎的研究と実際　川島書店

第二十二章

河合隼雄(1969)　箱庭療法入門　誠信書房

木村晴子(1985)　箱庭療法——基礎的研究と実践　創元社

岡田康伸(1984)　箱庭療法の基礎　誠信書房

菅佐和子(1988)　思春期女性の心理療法——揺れ動く心の危機　創元社

第二十三章

武野俊弥(1982)　分裂病寛解期の箱庭療法　河合隼雄・山中康裕編　箱庭療法研究 1　誠信書房 pp. 164 - 184

入江茂(1987)　一分裂病者の寛解過程と箱庭療法　河合隼雄・山中康裕編　箱庭療法研究 3　誠信書房 pp. 190 -211

神田橋條治(1990)　精神療法面接のコツ　岩崎学術出版社　pp. 9 - 26

中井久夫(1997)　創造と愈し序説——創作の生理学に向けて　アリアドネからの糸　みすず書房 pp. 294 - 308

河合隼雄(1992)　心理療法序説　岩波書店　pp. 241 - 260

入江茂・大森健一(1990)　箱庭療法における人物表現　芸術療法 21(1);pp. 71 - 80

入江茂,大森健一(1991)　相互ブロック作りを介した場面緘黙児の精神療法過程　芸術療法22(1); pp. 50 - 60

入江茂(1993)　箱庭療法の時空間をめぐって　日本総合教育研究会編　箱庭療法事例集　千葉テストセンター　pp. 170 - 180

飯田義國(1991)　彫刻家—創造への出発　岩波新書　p. 233

高江洲義秀(1997)　精神のエコロジーとしての芸術療法　こころと社会(日本精神衛生会)28(4); pp. 70 - 76

秋山さと子(1994)　永遠の子供たち,ユンゲ・ブッダの夢　法藏館

箱庭療法学研究(1988 - 1977)日本箱庭療法学会誌　第 1 巻第 1 号より第 10 巻第 2 号

発達：No. 71，Vol. 18(1997)　ミネルヴァ書房

河合隼雄・山中康裕編(1982,1985,1987)　箱庭療法研究 1,2,3　誠信書房

日本総合教育研究会編(1993)箱庭療法事例集　千葉テストセンター

第二十四章

中川保孝(1973)　陶芸療法と社会復帰事業部設立の目的およびその経過　九州芸術療法研究会誌 pp. 22 - 26

中川保孝(1982)　陶芸療法　精神医療における芸術療法　牧野出版　pp. 120 - 142

中川保孝(1993)　実践芸術療法　牧野出版

中川保孝(1997)　陶芸療法　毎日ライフ4;pp. 96 - 97

第二十五章

松井紀和(1992)　精神療法としての音楽の活用　音楽療法 2;pp. 13 - 20

松井紀和編(1995) 音楽療法の実際 牧野出版

第二十六章

馬場俊一・南谷茂他(1995) 大学病院精神病棟におけるドラムを用いた音楽療法の実践——精神分裂病のリズム特性を中心として 日本芸術療法学会誌 26(1);pp. 113-119

村井靖児・堀合牧子他(1977) 三年間の治療コーラス作りの体験——治療理論の変遷と選曲について 芸術療法 8;pp. 85-92

村井靖児(1991) 25年たって思うこと一精神病院の音楽療法 音楽療法 1;pp. 31-36

村井靖児(1997) 音楽療法とVR—現実と仮想世界— VR'97 第5回産業用バーチャルリアリティ展専門セミナー抄録集

阪上正巳他(1989) 精神分裂病者に対する音楽療法の可能性——「志向性トレーニング」を超えるもの 臨床精神医学 18(12);pp. 1845-1855

原村C子(1992) 患者さんと共に歩んだ音楽療法の40年 音楽療法 2;pp. 107-113

第二十七章

福田俊二編著(1991) 昭和の歌謡史 柘植書房

櫻林仁(1995) 音楽療法原論 岐阜県音楽療法研究所講演記録誌

96年長良川セミナー記録誌(1997.3) 岐阜県音楽療法研究所

日野原重明著(1996) 音楽の愈しのちから 春秋社

村井靖児著(1995) 音楽療法の基礎 音楽之友社

クレア著/栗林文雄訳(1997) 音楽療法入門 一麦出版

レスリー・バント著/稲田雅美訳(1996) 音楽療法 言葉をこえた対話 ミネルウァ書房

小泉文夫(1977) 音楽の根源にあるもの 青土社

芝池昌美(1991) 芸術学フォーラム「音は生きている」 音楽の哲学 音楽的時間論 勁草書房

第二十八章

Heninger, E. (1981) Poetry Therapy. In: American Handbook of Psychiatry, 2nd ed., Basic Books, New York: pp. 553-563

飯森眞喜雄(1981) 詩歌療法の諸技法とその適応決定 芸術療法講座3 星和書店 pp. 89-110

Leedy, J. J. Ed. (1969): Poetry Terapy. Lippincott, Philadelphia

Pietropinto, A. (1977) Poetry Therapy. In: New Dimensions in Psychiatry Vol. 2, Wiley-Interscience, New York: pp. 214-239

Rosenberg, A. (1972) Poetic process and psychotherapy. Psychiatry 35: pp. 238-254

徳田良仁監修,飯森眞喜雄・浅野欣也編(1990) 俳句・連句療法 創元社

第二十九章

星野惠則(1996) 切ることと繋ぐこと—俳句・連句療法入門 Imago7(4);pp. 144-151

飯森眞喜雄(1978) 精神分裂病と詩歌,第1報 芸術療法 9;pp. 95-103

飯森眞喜雄(1979) 精神分裂病と詩歌,第2報 芸術療法 10;pp. 13-21

飯森眞喜雄(1981) 詩歌療法の諸技法とその適応決定 芸術療法講座3 星和書店 pp. 89-110

飯森眞喜雄(1986) 詩歌療法における導入技法と治療的諸問題 芸術療法 17;pp. 93-98

飯森眞喜雄(1990) 俳句療法の理論と実際—精神分裂病を中心に—俳句・連句療法 創元社 pp. 128-205

功刀浩ほか (1992) 俳句会の治療的役割—特に単極性うつ病者について 芸術療法 23;pp. 127-135

夏目漱石(1906) 「草枕」新潮文庫版 p. 32

大森健一(1990) 病跡学からみた俳句創造と俳句療法 俳句・連句療法 創元社 pp. 88-111

田村宏(1991) 俳句・連句・自然感情—慢性分裂病者の表現特性とその言語論的理解 芸術療法

参考文献

22;pp. 160 - 165

徳田良仁監修,飯森眞喜雄・浅野欣也編(1990)　俳句・連句療法　創元社

山中康裕(1980)　あるそううつ病者と俳句—日常診療のカルテより—　芸術療法講座 2　星和書店 pp. 115 - 144

山中康裕(1990)　芸術療法と俳句・詩歌療法—精神科外来における俳句療法の一例から　俳句・連句療法　創元社　pp. 64 - 87

第三十章

浅野欣也(1998)　芸術療法的連句活動の諸形態——飯塚記念病院における展開　精神医学研究　田村敦子教授退任記念特別号　pp. 121 - 128　東京女子医科大学精神医学教室発行(1998)

浅野欣也(1998)　詩歌療法　臨床精神医学講座第 15 巻　精神療法　中山書店

第三十一章

Kerenyi, K. (1951)　Einfuhrung in das Wesen der Mythologie 4 Auflage, Rhein, Zurich. 杉浦忠夫訳(1975)『神話学入門』晶文社

Eliade, M. (1963)　Aspects du Mythe, Gallimard, Paris. 中村恭子訳(1973)『神話と現実』せりか書房

Luthi, M. (1947)　Das Europaische Volksmarchen. A. Francke, Bern. (1969)　小澤俊夫訳『ヨーロッパの昔話』岩崎美術社　pp. 151 - 152

Bettelheim, B. (1976)　The Uses Of Enchantment: The Meaning and Importance of Fairy Tale. Raines and Raines, New York. 波多野完治・乾愉侑美子訳(1978)『昔話の魔力』評論社

Kast, V. (1986)　Marchen als Therapie, Walter, Olten. 吉本千鶴子訳(1989)『童話を活かす心理療法』創元社

山中康裕(1984)　絵画療法と箱庭療法,MSSM 法の提倡　ノイローゼ　有斐閣

富澤治(1991)「昔話」のもつ精神療法的意義について—食行動異常の一症例を通じて—日本芸術療法学会誌 22;pp. 42 - 49

Tomizawa, O. (1997)　Eating Disorders: Folk Tale Therapy. Arts Medicine: pp. 141 - 146, MMB Music, Saint Louis

河合隼雄(1982)　昔話と日本人の心　岩波書店

老松克博(1993)　交互なぐりがき物語統合法における治療的な力のありかについて　日本芸術療法学会誌 24;pp. 12 - 19

田中勝博(1992)　なぐりがきと＜ものがたり＞　臨床描画研究Ⅶ　pp. 147 - 165　金剛出版

富澤治(1992)「昔話」のもつ精神療法的意義について(第 2 報)—"創作法"にみる表現病理と治療過程—日本芸術療法学会誌 23;pp. 51 - 59

富澤治・安藤治・鈴木康一ほか(1993)　食行動異常入院治療における芸術療法の役割　芸術療法 24;pp. 20 - 29

山中康裕(1986)　絵本と童话のユング心理学　大阪書籍

第三十二章

Chodorow, J. /平井監訳(1997)　ダンスセラピーと深層心理—動きとイメージの交感—　不昧堂出版

芙二三枝子(1998)　芙二三枝子のダンス・セラピー　大修館書店

池見酉次郎(1990)　体と心をととのえる　セルフ・コントロール健康法　日本放送出版協会

Lefco, H. ,平井監修(1994)　ダンスセラピー,グループセッションのダイナミクス　創元社

Levy, F. J. (1992)　Dance/Movement Therapy, A Healing Art, NDA, The American Alliance for Health, Physical Education, Recreation, and Dance

宮原資英(1989)　ダンス療法入門　体育科教育 9;pp. 28 - 30　大修館書店

Sandel, S. L., Chaiklin, S. and Lohn, A., Eds. (1993) Foundation of Dance/Movement Therapy, The Life and Work of Marian Chace, The Marian Chace Memorial Fund of the American Dance Therapy Association
増田明(1995) ボディートーク入門,体が弾めば心も弾む 創元社
Schoop, T. /平井・川岸・三井訳(1988) からだの声を聞いてごらん—ダンスセラピーへの招待— タイムス
Vaysse, J. (1997) La danse-thérapie, Histoire, techniques, théorie, Desclée de Brouwer

第三十三章

Chodorow, j. /平井監訳(1997) ダンスセラピーと深層心理 不昧堂出版
鍛冶美幸(1997) ダンス療法 毎日ライフ4;pp. 94-95 毎日新聞社
Laban, R. (1950) The Mastery of Movement Northcote House Publishers Ltd., UK
Levy, F. J. (1992) Dance/Movement Therapy NDA, AAHPERD
荻原美幸(1994) 集団ダンス/ムーブメント・セラピー 山口他編著 集団精神療法的アプローチ 集団精神療法叢書 pp. 245-255

第三十四章

増野肇(1977) 心理劇とその世界 金剛出版
増野肇(1990) サイコドラマの進め方 金剛出版
ポール・ホームズ/台利夫他訳(1995) 心の世界と現実の世界との出会い ブレーン出版
ルネ・マリノー/増野肇他訳(1995) 神を演じ続けた男 白揚社
ケラーマン,P. F. /増野肇他訳(1998) 精神療法としてのサイコドラマ 金剛出版

第三十五章

増野肇(1994) 精神分裂病のための心理劇 山口隆・浅田護・菊地寿奈美編著 集団精神療法的アプローチ 集団精神療法叢書
Moreno, J. L. (1972) Psychodrama, vol. 1. Beacon House, N. Y.
Moreno, J. L. (1978) Who Shall Survive, Foundation of Sociometry, Group Psychotherapy, and Sociodrama. Beacon House Inc., Beacon, N. Y.
Moreno, J. L. (1975) Psychodrama, vol. 2. Beacon House, N. Y.
成澤博子他(1979) 分裂病者への心理劇の試み(その3)—補助自我の治療的意義をめぐって— 芸術療法 10;pp. 39-46

第三十六章

増野肇(1979) 心理劇とその世界 金剛出版
増野肇編(1984) サイコドラマ 現代のエスプリ198 至文堂
高良聖(1985) 古典的心理劇技法からの展開 集団精神療法 1(2);pp. 213-218
台利夫(1982) 臨床心理劇入門 ブレーン出版
台利夫・増野肇監修(1986) 心理劇の実際 金剛出版

第三十七章

岩井寛編著(1986) 実地臨床に活かす精神療法 ライフ・サイエンス・センター
片山登和子(1990) 特論 開業心理臨床家の問題 臨床心理学大系 12 金子書房 pp. 307-329
神田橋條治(1992) 治療のこころ2 精神療法の世界 花クリニック神田橋研究会 pp. 114-115
傳田健三(1998) 非言語的アプローチを始める前に 子どもの遊びと心の治療 金剛出版 pp. 62-75
中井久夫(1984) 中井久夫著作集別巻 風景構成法 岩崎学術出版社
三上直子(1995) S-HTP法 誠信書房
山中康裕編著(1996) 風景構成法その後の発展 岩崎学術出版社
R. E. Hays, Ms., ATR and S. J. Lyons, Ms., ATR(1981) The Arts in Psychotherapy Vol. 8: pp. 207-

参考文献

217

D. H. マラン，D. H. /鈴木龍訳(1992)　心理療法の臨床と科学　誠信書房

センダック，M. 著/脇明子・島多代訳(1990)　センダックの絵本論　岩波書店

第三十八章

Kielhofner，Gary/山田孝監訳(1990)　人間作業モデル　協同医書出版

Matulsuyu，J. (1969)　The Interest Check List amj Occup Thrr

井上正吾(1973)　精神科作業療法の理論と実際　医学書院

Miller，B. Rosalie Johanna. Seig，Kay，W. /岩崎テル子監訳(1995)　作業療法実践の為の6つの理論　協同医書出版

Mosey，Anne Cronin/大丸幸也訳(1986)　モゼイ・作業療法　協同医書出版

日本作業療法士協会編(1985)　作業その治療適応用　協同医書出版

日本作業療法士協会編(1985)　作業療法学全書第 2 巻　基礎作業学　協同医書出版

Remocker，A. Jane，Storch，Elizabeth T. /篠田峯子訳(1994)　身振りで語ろう(第 5 版)　協同医書出版

第三十九章

Gabbard，G. O. (1990)　Psychodynamic Psychiatry in Clinical Practice，American Psychiatric Press

長谷川美紀子(1989)　力動的集団としての治療チーム(その1)—難治患者のチーム治療の考察を中心として　集団精神療法 5(2)；pp. 135 - 139

長谷川美紀子(1994)　入院における精神力動的チーム医療について　全日本病院協会雑誌5(3)；pp. 337 - 338

第四十章

Frampton，D. R. (1989)　Arts Activities in United Kingdom Hospices. Journal of Palliative Care 5(4)；pp. 25 - 32

平林直次・飯森眞喜雄(1998)　ターミナルケアにおけるスピリチュアルケアの必要性　総合病院精神医学 10(1)；pp. 55 - 59

飯森眞喜雄(1996)　岸本論文に対するコメント——死を前にして歌を詠むことの意味　精神療法 22(1)；pp. 65 - 67

Mayo. S. (1996)　Symbol，Metapher and Story：The Function of Group Art Therapy in Palliative Care. Palliative Medicine 10(3)；pp. 209 - 216

中根千景・入江茂(1997)　乳癌の一女性にみられた創作活動の変遷——その作品と心理的表現のもつ意味　日本芸術療法学会誌 28(1)；pp. 5 - 16

后　记

今年秋天，日本艺术疗法学会在会长（本书的编者之一）大森健一教授的领导下，将迎来第三十次大会。

虽然三十年不过是弹指一挥间，但是纵观艺术疗法的现状，其研究范围日渐宽广，在各个领域其重要性和必要性都得到了认可。在德田良仁理事长的提议和努力下，日本艺术疗法学会由一个少数人的研究会发展到了今天的规模，这不得不让人觉得这三十年是个值得回顾和纪念的时间。回顾过去，展望未来，我们觉得将这三十年的曲曲折折以一种有形的形式保存下来是必要的。

艺术疗法本来就好像是临床、保健、医疗门庭中的一棵树。它的果实都奉献给了所有的患者。如果要评价这三十年来的成果，我们从那些受益、成长了的患者身上就可以看得到。这棵树是在这三十年里，静静地被浇灌成大树并结出果实的，并没有任何速成的方法。但是为了那些今后要尝试艺术疗法的人，或想回顾这三十年历程的人，我们要将这三十年来代代相传的智慧和手法，以文字的形式保存下来。

出于以上理由，我们决定出版本书。其实我们还有三个更为现实的理由。

艺术疗法的理论、技法、适用范围，治疗师的职种，实施的场所等内容正在不断地深化、扩大，并一再地分化。最终，“什么是表现的意义”“表现出来的内容的意义又在哪里”这样的问题的答案渐渐开始变得烦琐。我们有必要将和表现有关的事物和表象全部包容起来，然后重新回顾艺术疗法的意义并总结过往的研究成果。

每年夏天举办的为期三天的艺术疗法研修会，今年是第十二次了。每年报名人数都在不断增加，远远超过八十人的定员。参加人员包括精神科医生、小儿科医生、心疗内科医生、护士、作业疗法治疗师、临床心理治疗师、心理咨询师、教师、音乐家、画家等。这样多领域、多职种的人聚在一起，而且讲师们的课程内容又是各有千秋，因此自然需要有体系的教科书。

当初，艺术疗法是从表现病理学这一高度专业的科学理论衍生而来的一个独特的领域。但是今天，有许多和日本艺术疗法学会没有关联的人，纷纷在艺术、音乐、绘画之后添上了“疗法”两个字。这种艺术疗法的普遍化背后，是对艺术疗法的基础——精神病理学和表现病理学的无视。作为学会，必须对各种技法的实施方法、适用范围进行明确的规范化、标准化。艺术疗法对于实施的人和接受治疗的人来说好像十分简单，但是其中有很纤细的理论和精细入微的操作法则。要想有效地实施，必须要了解基础理论并拥有解决心理问题的知识。

出于以上理由，我们请众多专家动手编制了这本书籍。第一部分是至今为止积累的智慧理论，第二部分为具体手法的介绍。

希望本书能进一步促进艺术疗法的发展，并在临床使用中发挥作用。

最后感谢各位执笔人的辛勤劳动，感谢为我们出版发行提供援助的岩崎出版社。还要感谢负责策划工作的西田信策氏。

大森 健一
饭森 真喜雄
1998 年

译后记

《艺术疗法》的中文版马上就可以出版了，我感到由衷的喜悦，因为这本书从开始翻译到正式出版经过了两年多的时间，凝集了中日双方多位有志于推广艺术疗法，抱持学术共享和互相促进思想的人士的辛勤努力，在此先致以深深的感谢。

2007年8月，在苏州召开了中国首届表达性心理治疗国际学术研讨会。由于我是苏州人，和苏州大学有过几次合作，并长年在日本从事心理咨询实务，于是大会秘书长，苏州大学教育学院副教授陶新华老师跟我联系，希望能请到一些日本专家来参会。我与日本艺术疗法学会联系之后，学会立刻表示愿意派遣日本艺术治疗的第一任者（首席大师）山中康裕先生来参会并作讲演。山中康裕先生在大会上作了精彩的报告，并见到了时任苏州市副市长、现任民进中央副主席朱永新先生。朱先生曾到日本进修，对日本学界的研究成果有相当深入的了解。两人相谈甚欢，山中康裕先生遂赠送了《艺术疗法》一书给朱先生。朱永新先生看了该书后大为赞赏，认为该书在艺术治疗的理论和临床操作方面有着重要的指导性意义和丰富的实践参考价值。他对本书给予了高度评价，并决定翻译出版。当时朱先生正在组织国内外教育学、心理学方面的著名专家翻译国外最优秀的教材，鄙人承蒙信任，很荣幸地接下了主持翻译的重任，两年来诚惶诚恐，现在总算初步完成了任务。

光阴荏苒，时间到了2009年。第二届表达性心理治疗国际学术研讨会于苏州周庄如期成功召开。此届会议特聘山中康裕先生为海外大会主席，并延请了来自日本、美国、英国、新加坡、中国台湾和中国香港等地的艺术治疗界大师和学者参会，大师们热情地分享了他们积累多年的丰富的实践经验，进一步向国内同行推广艺术疗法的技术。经过此次会议，我们能看到艺术治疗深受心理治疗和咨询界同仁的支持，并期盼能获得更多的指导和分享。基于这样的情况，我更深感本书作为一部艺术疗法方面的指南性书籍出版的必要性和重要价值。

日本心理咨询学界早在20世纪60年代即引入了艺术治疗理论，并在大量实践经验的基础上，结合本国文化研发了以风景构成法和加框法为代表的治疗方面的基本理论。粘贴画疗法、诗歌疗法(俳句、连句疗法)、沙盘(箱庭)疗法、陶艺疗法、故事疗法、舞蹈疗法、书信疗法、照片疗法等各类艺术治疗技法的理论和实践也在不断发展。本书作为日本艺术疗法学会30周年纪念和总述成果的作品,由日本艺术疗法领域数位大师集多年理论研究和治疗实践的心血编纂而成,通过通俗的语言和具体的案例,为读者展现了一个丰富而充实的艺术与艺术治疗的世界。

在翻译的过程中,我感到艺术治疗作为比较新的心理治疗手段,在国内还没有得到推广,国内现有的著述多译自西方作品,与东方文化的契连还有待进一步深化。虽然艺术疗法根源于西方心理治疗思想,然而论到对艺术的理解和表达,则是东方文化更为深邃含蓄,这与西方文化还是有相当大的差异的。在此背景下,同属东方文化的日本同行们积极吸收艺术疗法的理论精华,并结合本土文化大力进行实践,创造了数种颇具日本特色的艺术疗法。这样的经验和历程,也有助于推进我国艺术疗法的本土化进程。倘能如此,也是我们这些在海外从事临床心理工作者的莫大慰藉。

本书由我统稿、校对、修改和审定。感谢顾佩灵、铁拳、黄正国、穆旭明、金开宇给予我的大力协助。具体的翻译分工如下:顾佩灵(九州大学大学院研究生院,人间环境学府人间共生体系专攻 ,临床心理学指导研究学科,博士一年级)翻译了序文、1～2章、6～14章、16章;铁拳(九州大学大学院研究生院,人间环境学府人间共生体系专攻,临床心理学指导研究学科,博士二年级)翻译了4～5章;穆旭明(关西大学大学院社会学研究科,社会学专攻,博士二年级)翻译了3、15章;金开宇(广岛市立大学国际学研究科,硕士一年级)承担了理论篇的整体修改和校对;黄正国(广岛大学研究生院,教育学研究科,硕士一年级)承担了实践篇的全部翻译工作。

最后,希望本书的出版能为表达性心理治疗的推广和实践提供一份力量,并希望表达性心理治疗能在中国得到普及,为人民大众的心理健康作出贡献。

吉沅洪

2010年2月1日

于日本广岛市立大学